大学生素质教育通识教材

生殖健康与优生

主　编　张金萍　张雷家

副主编　沈忠飞　余文富

编　者　(按姓名拼音为序)

傅晓艳(金华职业技术大学)

高喜仁(湖州师范学院)

刘文庆(绍兴文理学院)

刘学红(绍兴文理学院)

沈忠飞(嘉兴大学)

石运芝(泰山医学院)

孙　铮(泰山医学院)

吴建红(绍兴文理学院)

徐　营(嘉兴大学)

杨最素(浙江海洋大学)

余文富(衢州职业技术学院)

张金萍(绍兴文理学院)

张雷家(绍兴文理学院)

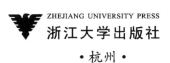

ZHEJIANG UNIVERSITY PRESS

浙江大学出版社

·杭州·

前 言

2006年4月,绍兴文理学院元培学院开展了"大学生青春健康教育系列"活动,调查结果表明,有50%以上的大学生获取生殖健康知识是通过"书籍和正规的影视资料",还有近10%的学生是通过"色情影片或网络"。大学校园里的有关问题,越来越强烈地提醒人们,对大学生的性问题再也不能视而不见、充耳不闻了! 虽然大学生的生理已基本发育成熟,但是心理仍稚气未脱,特别是对性的认识差异很大,自控力不强,情感和行为极易发生偏激,情绪波动大,经不起外界诱惑。通过开设"生殖健康与优生"和"性健康教育"通识课程、"大学生性健康知识"讲座和"生殖健康咨询"热线,对我震动很大,引发了我很多的思考:要对大学生进行生殖健康教育,让性知识走进课堂,使他们初步掌握性的基本知识,消除性愚昧和性无知,预防性传播疾病,促进性生理和性心理正常发育,以及健康人格的形成;指导大学生树立健康的性观念和性形象,规范他们的性行为,建立和谐的人际关系,并为恋爱、择偶、婚姻家庭生活做好准备,促进个人素质提高和社会文明进步。

优生是关系到人口质量的大事。因此,要教育在校大学生,从自己做起,从现在开始,了解优生知识,承担优生责任,避免和减少痴呆儿、残疾儿等出生缺陷,减轻由此给家庭和社会带来的负担,这对提高人口质量,改善人民生活,保证全民素质的提高和中华民族的繁荣昌盛,具有迫切的现实意义和深远的影响。

我们组织了国内部分高等院校长期从事生殖医学研究的教师,为大学生编写了这本《生殖健康与优生》通识教材,以生殖健康为主线,加入了优生等内容。本教材根据大学生生理和心理特点,弥补其贫乏的性健康知识,使大学生在生理、心理与社会之间逐渐达到协调状态,倡导大学生加强性道德的修养,树立科学的性观念,形成健全的人格素质,以良好心理状态去适应社会,缔造新的生命。

本教材自2007年使用以来,先后进行了3次修订,得到了广大教师和学生的真诚关心和大力支持,在此表示感谢!

限于编者水平原因,书中难免有疏漏与缺憾之处,请同道不吝指教,使本教材更臻完善。

张金萍
于绍兴文理学院

目 录
CONTENTS

上篇
生殖健康

第三章　人体胚胎发育 …… 52

第四章　青春期避孕 …… 71

下篇
优 生

　　生殖健康的概念最初是由世界卫生组织高级顾问 Dr. Fathalla 于 1991 年提出来的,随后得到不断的深化和完善。1994 年联合国人口发展大会接受了世界卫生组织提出的生殖健康的定义:生殖健康不仅仅是生殖过程没有疾病和失调,而且是一种身体、心理和社会的完好状态,在此状态下完成生殖过程。

　　生殖健康是针对人类生殖功能与过程中所涉及的所有问题而逐渐发展起来的新型学科。随着社会经济的发展,人类对健康尤其是生殖健康的需求在不断地增强。目前,不仅与妇女有关的妊娠、分娩、避孕等健康问题仍普遍存在,而且由不安全性行为引发的非意愿妊娠,青少年性行为的提前和未婚性行为的增加,人工流产、不孕症、以及生殖道感染和性传播疾病,特别是艾滋病在全球范围内的肆意蔓延等,都使得妇女、男性和青少年的生殖健康面临着前所未有的严重威胁。

　　生殖健康是人类健康的核心,新的生殖健康概念涵盖了母亲安全、计划生育、性健康与性传播疾病预防、儿童生存与发展等多个方面,涉及生殖医学、内分泌学、妇女保健、儿童保健、妇产科学、儿科学、胚胎发育学、遗传学、流行病学,以及社会学、心理学、法学、伦理学等许多学科。生殖健康不仅包括了人一生从出生到死亡的各个年龄阶段的保健,即婴幼儿期、儿童期、青春期、育龄期、更年期及老年期保健,还涉及特殊目标人群的保健,即青少年、男性的性健康和男性参与生殖健康及其责任与义务,同时包括社会、经济、心理、环境、人权、法律、伦理等相关领域。因此,要促进和改善生殖健康,就必须为妇女和男性提供贯穿其整个生命周期各阶段的优质生殖保健,也就是要为他们提供能满足其生殖健康需求的各种最广泛的信息、技术和服务。

第一章
男性生殖健康

第一节　男性生殖健康概论

一、男性生殖健康的主要内容

1994 年，联合国"国际人口和发展"大会提出，必须制订方案向青少年和成年男子提供生殖健康信息、咨询和服务，必须既富有教育意义，又能使男性在计划生育等方面担负责任，在预防性传播疾病方面愿意担负主要责任。中国政府为此制订了专门的行动计划。世界卫生组织（WHO）确定每年的 10 月 28 日为"世界男性健康日"，要求世界各国重视男性健康。21 世纪男科疾病正以每年 3％的速度递增，并已成为威胁男性健康的第三大疾病，已经成为国内外关注的公共卫生问题。从 2000 年开始，国家计生委作出决定，每年 10 月 28 日为我国"男性健康日"，并设立活动主题，开展宣传活动，促使男性参与计划生育和关注男性生殖健康。

男性生殖健康的主要内容包括：①有良好的生育与性生活能力；②性生活安全，不使自己及性伴侣患性病；③对自己的性与生殖行为有社会和家庭的责任感，保护自己的妻子无意外妊娠；④主动获得适当的保健服务。

二、关注男性生殖健康的意义

生殖行为是在男女两性结合的基础上完成的。让男性享有生殖健康的权利，有助于家庭的和谐幸福，有助于妇女和儿童的健康。关注男性生殖健康，不仅使男性自身受益（男性平均寿命低于女性），而且也使妇女儿童受益，有助于全社会生殖健康水平的提高。

第二节　男性生殖系统结构与生理

男性生殖系统包括内生殖器和外生殖器。内生殖器由生殖腺（睾丸）、输精管道（附睾、输精管、射精管和尿道）和附属腺（精囊、前列腺、尿道球腺）组成。外生殖器包括阴囊和阴茎（图1-1）。

一、睾丸

睾丸是男性生殖腺，具有产生精子和分泌雄激素的功能。

睾丸位于阴囊内，左右各一，呈扁椭圆形（图1-2），可在阴囊表面明确地触及，每个重约10.5～14g。睾丸外覆有两层鞘膜，分脏层和壁层，脏层紧贴睾丸表面，壁层贴附于阴囊内面，脏、壁两层在睾丸后面相互移行，围成密闭的鞘膜腔，内含少量液体，起润滑作用。睾丸实质分许多睾丸小叶，每个小叶含数条生精小管（图1-3）。

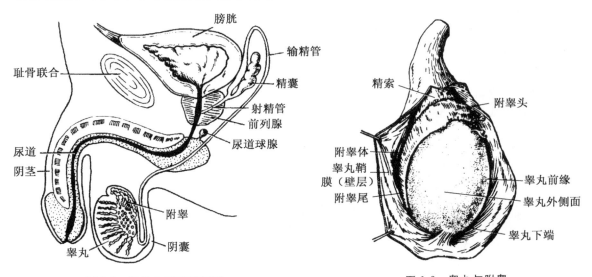

图 1-1　男性生殖系统概观

图 1-2　睾丸与附睾

生精小管又称曲细精管，是产生精子的场所，为高度盘曲的管道。管壁主要由生精上皮构成。生精上皮由生精细胞和支持细胞组成（图1-4）。

生精细胞包括精原细胞、初级精母细胞、次级精母细胞、精子细胞和精子。从青春期开始，生精细胞不断发育成精子。从精原细胞到形成精子的过程称精子发生，在人类需要64天左右，经历了精原细胞的增殖和分化、精母细胞的成熟分裂和精子形成3个阶段。

精原细胞是最幼稚的生精细胞。青春期后，精原细胞开始不断增殖，一部分精原细胞经数次分裂后，体积增大，发育为初级精母细胞。初级精母细胞经过第一次成熟分裂后，形成两个次

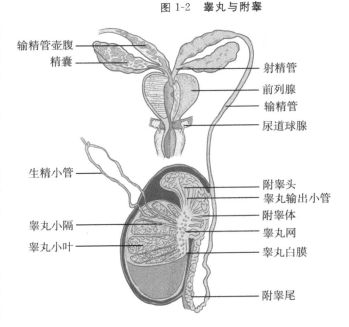

图 1-3　睾丸、附睾的结构及精子排出径路

级精母细胞。

次级精母细胞迅速进入第二次成熟分裂，一个次级精母细胞形成两个精子细胞。成熟分裂又称减数分裂，见于生殖细胞的发育过程中，经过两次成熟分裂，其染色体数目减少一半。

精子细胞不再分裂，经复杂的变态后形成精子，这一过程称精子形成。一个精原细胞经过多次分裂，在一个生精周期能产生近百个精子。

精子形似蝌蚪，长约 $60\mu m$，分为头、尾两部（图1-5）。头部主要是浓缩的细胞核，核前部的顶体内含有多种水解酶，在受精中起重要作用。尾部是精子的运动装置。成年人每克睾丸组织一天可产生约 10^7 个精子，双侧睾丸每天可产生上亿个精子。

生精细胞对体内外某些因素的影响较敏感，如病毒、放射线的照射、微波、酒精、高温、某些药物、性激素等。无精症、少精症或畸形精子增多，可导致男性不育。

生精小管与血液之间存在着血-睾屏障，其主要作用是：①为精子产生创造良好环境，保证精子生成过程有正常的微环境；②防止血液中有害物质，如药物等干扰精子的生成和损害已形成的精子；③形成免疫屏障，阻止精子的抗原性作用，避免机体产生抗精子抗体而发生的自身免疫反应，造成自身免疫性不孕症。某些化学物质，如镉能选择性地破坏血-睾屏障，可造成生精功能障碍，从而患不育症。

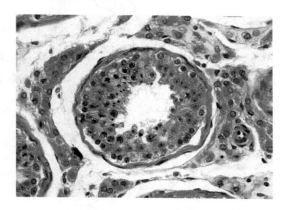

图1-4　生精小管与睾丸间质

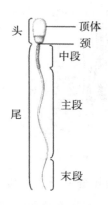

图1-5　精子结构模式图

支持细胞主要对生精细胞有支持、营养和保护等功能。

生精小管之间的睾丸间质内有间质细胞，具有合成和分泌雄激素的功能。雄激素的生理作用是：

1. 促进男性生殖器官的生长发育。

2. 促进男性第二性征的出现。青春期男子出现的特征有毛发分布、骨骼粗壮、肌肉发达、喉结突出、声音低沉等。

3. 影响代谢。主要是促进蛋白质合成，特别是肌肉和骨骼以及生殖器官蛋白质的合成。青春期由于雄激素促进蛋白质合成作用，身体发育显著增快。雄激素还刺激红细胞生成。

二、附睾

附睾位于睾丸的后侧面，分为头、体、尾部（图1-1、图1-2）。头部由睾丸输出小管组成。

输出小管由从睾丸网发出的多根弯曲小管构成，末端与附睾管相连（图1-3）。

附睾管是一条蟠曲的管道，远端与输精管相连。管腔内含有大量精子和分泌物。上皮可分泌促进精子成熟的物质,增强精子的运动能力。

附睾是精子最终成熟和贮藏的部位。睾丸产生的精子无运动及受精能力,经直精小管、睾丸网、输出小管进入附睾管,精子在此停留8～17天,在雄激素及附睾上皮细胞分泌的肉毒碱、甘油磷酸胆碱和唾液酸的作用下,经一系列成熟变化,获得运动能力,达到功能上的成熟,并贮存于附睾。附睾尾部的平滑肌受神经支配,在性交射精过程中收缩,将贮存在附睾内的附睾液和其中的精子排出附睾或遗精向外排出;若长期无机会排出,附睾能吸收其中的一部分。附睾功能异常,可影响精子的成熟,导致不育。

三、输精管

输精管是附睾管的延续,成对始于附睾的尾部,终止于包埋在前列腺中的射精管,长约50cm,左右各一,是输送精子的管道(图1-1、图1-3)。输精管按行程分睾丸部、精索部、腹股沟管部和盆部四部分。精索部介于睾丸上端与腹股沟管之间,此段位置表浅,易触及,是临床上施行输精管结扎术的常用部位(图1-3)。

输精管接近前列腺的部分变膨大,称输精管壶腹。壶腹的末端狭小,与邻近的精囊一起合并成射精管。

输精管的管壁有很厚的平滑肌(图1-6),有很强的收缩力,射精时输精管会出现协调有力的收缩,迅速地把精子输送到射精管。

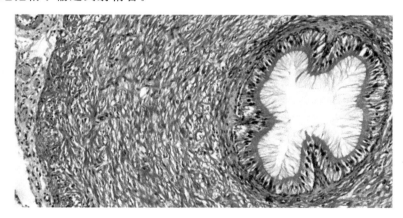

图1-6　输精管

四、射精管

射精管由输精管末端和精囊的排泄管汇合而成,长约2cm,穿过前列腺,开口于尿道前列腺部。

精索为一对柔软的圆索状结构,从腹股沟管腹环穿经腹股沟管,出皮下环后延至睾丸上端。它由输精管、睾丸动脉、输精管动脉、静脉丛等外包被膜构成。静脉丛的扩张、迂曲可影响精子的产生和精液的质量,是男性不育症的因素之一。

五、精囊

精囊又名精囊腺,为扁椭圆形囊状器官,位于膀胱底之后(图1-7),左右各一,其排泄管与输精管末端合成射精管。

精囊的分泌物是精液的主要成分之一,呈浅黄色的黏稠液体,内含丰富的果糖,可供精子运动所需的能量。

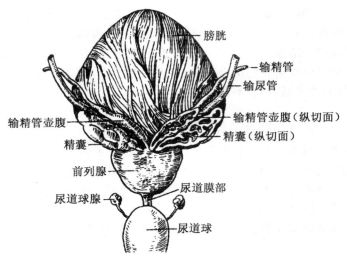

图 1-7　精囊、前列腺和尿道球腺

六、前列腺

前列腺是一实质性器官,位于膀胱下面(图 1-7)。呈栗子形,上端宽大,下端尖细,重约 20g,中间有尿道穿行;体后面有一纵形浅沟为前列腺沟,活体直肠指诊可扪及此沟。前列腺一般可分成五叶(图 1-8),即前、中、后和两个侧叶。

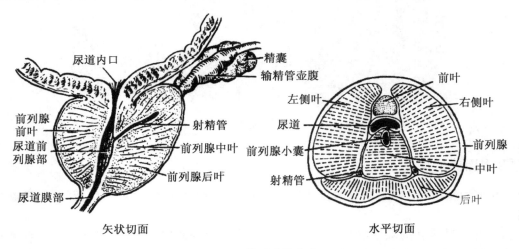

图 1-8　前列腺的分叶

前列腺主要由腺泡组织组成,腺体内有 15～30 条前列腺管通向尿道。前列腺腺腔中分泌物常浓缩形成板层小体,称前列腺凝固体,有时在此基础上钙化后形成结石,称前列腺结石(图 1-9)。前列腺结石的患病概率会随年龄的增加而增大。

前列腺的分泌物构成精液的主要成分,前列腺液具有营养精子和协助精子活动的作用,呈乳白色的稀薄液体,内含丰富的酸性磷酸酶、纤维蛋白溶酶等。纤维蛋白溶酶可使凝固的精液液化,以便精子在精液内自由活动,有助于受精。前列腺上皮具有较强的酸性磷酸酶活性。主腺癌变时,此酶活性显著增高。取患者前列腺液和血液做酸性磷酸酶含量测定,有助于前列腺癌的诊断。慢性前列腺炎时,纤维蛋白溶酶异常,引起精液不液化,影响精子的运动及受精能力。

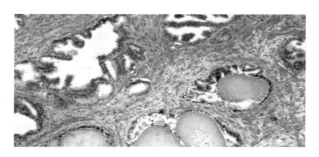

图 1-9　前列腺分泌部

小儿的前列腺小,腺组织不发育。性成熟期腺组织迅速生长。老年人的前列腺中央的腺组织增生肥大,严重时甚至压迫尿道,导致前列腺肥大性排尿困难。前列腺肥大是老年男性的多发病和常见病,严重时可引起尿潴留。

七、尿道球腺

尿道球腺是一对豌豆大的球形腺体,埋藏在尿生殖膈内(图 1-1),其排泄管开口于尿道球部。

八、阴囊

阴囊位于阴茎后下方,是由皮肤、平滑肌等组织构成的一个囊袋(图 1-1)。中间由阴囊中隔分开,左右容纳两个睾丸。

阴囊的皮肤有明显的色素沉着,生有稀疏的阴毛。阴囊对睾丸起保护作用,阴囊柔软富有韧性,在受剧烈运动或外力冲击的时候,有缓冲作用,可减少睾丸受损伤的机会。阴囊的另一重要作用是散热,以保证生精功能的适宜温度。人类睾丸产生精子需要的适宜温度通常比体温低 1.5~2.0℃,要达到这种“低温”要求,一方面阴囊将睾丸游离于体腔之外,避开体腔内相对较高的温度;另一方面靠阴囊的皮肤随温度变化发挥的调温作用,冷时收缩保温,热时舒张散热。

九、阴茎

阴茎是男性外生殖器中最显著的部分,担负着性兴奋、性交、排精和排尿等功能。

阴茎分阴茎头、阴茎体、阴茎根三部分(图 1-10)。阴茎头呈蕈状,也称龟头,前端为尿道外口。龟头有丰富的神经支配,对性刺激十分敏感。龟头与阴茎体连接处呈环形的冠状沟,阴茎皮肤在此反褶形成包皮,包裹龟头。在阴茎头腹侧中线上,包皮与尿道外口下端相连的皮肤皱襞,称包皮系带。在做包皮环切手术时,注意勿伤及包皮系带,以免影响阴茎的正常勃起。

阴茎体呈圆柱状,悬垂于耻骨联合的前下方。阴茎根部位于会阴部尿生殖三角区。阴茎和龟头的形状存在个体差异,可呈试管形等。阴茎的主体结构是被坚韧的白膜等所包裹的海绵样血窦组织(图 1-10),内含丰富的血管和神经纤维。

阴茎是男子的性交器官,性交时阴茎勃起。勃起是一种反射,可由种种刺激引起。勃起时,阴茎动脉扩张,阴茎海绵体充血,体积膨大,海绵体窦腔内压力增高,使阴茎变硬。同时,海绵体扩张压迫阴茎静脉,使静脉回流受阻,更加剧了海绵体窦的充血和阴茎的勃起,阴茎的长度、直径都有明显的增加。物理、生理和心理的刺激作用,都能反射性地引起阴茎勃起。夜间睡眠期间,也可出现与睡眠周期相关的间歇性阴茎勃起现象。

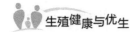

射精是性兴奋高潮时,将精子与各附属腺分泌液的混合物排出体外的过程。射精过程分为两个时相:第一时相为移精,即把精液由附睾、输精管、射精管驱入后尿道;第二时相为射精,即把后尿道的精液射出体外。

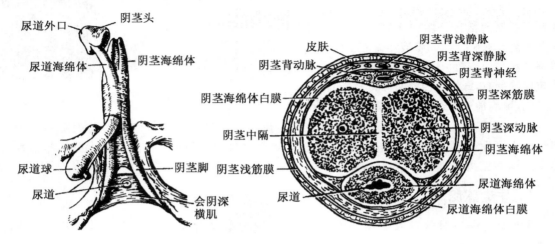

图 1-10　阴茎的形态和结构

十、男性尿道

男性尿道兼有排尿和排精功能(图 1-1、图 1-11)。起于膀胱的尿道内口,穿行于阴茎尿道海绵体中,止于阴茎头的尿道外口,成人长 16～22cm。全程分为前列腺部、膜部和海绵体部三部。膜部可控制排尿。此部位置较固定,外伤性尿道断裂易发生于膜部。前列腺部和膜部称为后尿道,海绵体部称为前尿道。

男性尿道较长,有三处狭窄,分别位于尿道内口、尿道膜部和尿道外口,其中尿道外口最狭窄,尿道结石易滞留狭窄处。

十一、精液

精液由精子和精浆组成,其中精子占 10%,其余为精浆。精浆富含果糖和蛋白质,是精子的营养物质。另外,精浆中还含有前列腺素和一些酶类物质。正常的精液呈乳白色或淡黄色,有一定的黏稠性和气味。正常成年男性一次射精 2～5ml,含精子 3 亿～5亿个。有活动能力的精子占总数的 60%以上。畸形精子应在总数的 10%以下。成熟的精子在男性生殖管道可存活数周,排出体外的精子一般存活 24～72小时,而精子的受精能力最多只能维持 20 小时。精子的功能状态,在评价男性生育能力方面更为重要。

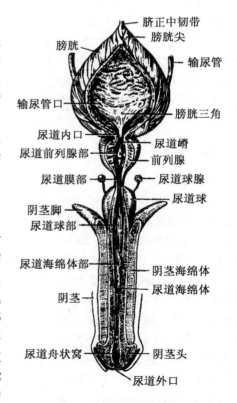

图 1-11　膀胱和男性尿道(前面)

国内生殖医学专家们最近的调查和研究发现,男性每毫升精液所含精子数量的下限与三四十年前相比,已经降到了 2000 万个。截至 2007 年 4 月底,郑州大学第三附属医院检查了 116 名在校男性大学生的精液,仅有 17 人合格。中国性学会的负责人透露,他们在当月抽查了 110 多名男性的精液,结果显示,约七成被检测者的精子异常,影响生育。北京大学第三医院泌尿外科和男科门诊的洪锴博士说,"男性不育患者越来越多,他们不育的原因都是一个:精子数量少,质量下降。"

中国国家人口和计划生育委员会科学技术研究所在对 1981—1996 年间公开发表的,来源于北京、上海、天津等 39 个市、县 256 份文献共 11726 人的精子分析数据进行研究后同样发现,中国男性的精液质量正以每年 1％的速度下降,精子数量降幅达 40％以上,而且,现代化程度越高的地区,精子质量下降速度越快。

影响精子质量的因素很多,电磁辐射、放射线、阴囊温度、服用药物、微量元素缺乏(尤其是锌)、接触化工用品、农药等等都会影响精子的质量。

判断精液是否正常可以从以下几方面进行分析:精液量、精液颜色、精液酸碱度、精液液化时间、精液黏稠度、精子计数、精子形态、精子活动力、精子存活率等。如果取精液检查,应在检查前 5 天内不排精。收集精液最好用手淫取得,用阴茎套性交时收集也可以。精液取到后应盛放在干燥、清洁的瓶内,并立即送检。

第三节　男性青春期的性生理及性心理

青春期主要是以生理上的性成熟为标准而划分出来的一个阶段,它与从心理或社会方面划分出的人生阶段有重叠。青春期目前在各国并没有一致的年龄范围,一般把男性的青春期年龄范围确定为 14、15～18、19 岁,偏早或偏晚 1～2 年,都属正常现象。在心理学上,它又称为青年初期,以身体的急速成长为特征。青春期不仅在生理上有了明显的变化,而且心理上也常会发生很大的变化。

一、男性青春期的性生理

男性青春期的性生理特征是随着垂体促性腺激素分泌的增加出现的。首先是睾丸发生迅速生长,睾丸分泌睾丸酮增多并开始有生精细胞的发育;接着附属性器官开始发育并出现第二性征。性生理的变化顺序特点是:先是睾丸开始发育,阴茎增大,阴囊皮肤加深变红,阴茎明显变粗增长,接着出现阴毛与首次射精,最后性器官和生殖功能逐渐达到成熟。

(一)睾丸的增长和精子生成

男性青春期的最早变化是睾丸体积的增大,这主要是由生精小管的发育引起的。青春期前,睾丸的体积很小,仅有 1～3cm³,且增长缓慢;生精小管狭细,管壁上一般只有支持细胞和精原细胞。进入青春期后,在垂体促性腺激素的刺激下,生精小管开始增长,精原细胞开始分裂增殖并逐渐发育演变成精子。在管壁上可看到处于不同发育阶段的各级生精细胞:精原细胞、初级精母细胞、次级精母细胞和精子细胞。

睾丸的发育过程,从年龄上可分为 3 个时期:第一期发生于 9～12 岁,生精小管少而细,管壁刚开始分化,除含少数支持细胞外,仅有精原细胞和精母细胞;第二期为 12～15 岁,生精小管管壁直径显著增大,出现精子细胞和少数精子,间质细胞开始分化形成,睾酮分泌增加;第三期约 15 岁以后,生精小管管壁的分化更完全,支持细胞增多,生精细胞排列整齐,间质细胞也大量增加,睾丸体积增至 20cm³ 以上,与成人睾丸已无多大区别,精子生成的数量和质量已接近成人(有可能生育),血浆睾酮的含量也接近成人水平。

(二)附性器官的发育和第二性征的出现

青春期前附性器官处于一种静止的幼稚状态,进入青春期以后,随着睾丸的发育和睾酮分泌的增加,阴囊、阴茎等也开始发育。性器官发育的顺序一般是睾丸和阴囊的增长最早出现,接着在睾丸体积增大约一年后,阴茎发育变长;随着睾丸、阴茎的继续增大,阴囊皮肤颜色变深并出现皱褶。到青春期的后期,外生殖器的形状和大小基本接近成人型,其他附属性器官如前列腺、精囊腺与附睾也基本发育成熟,并开始分泌液体。

在性器官发育过程中出现第二性征的发育。阴毛的生长出现在阴茎增大的过程中,开始呈稀疏的茸毛状,以后逐渐增多变粗,在青春期的后期,阴毛即呈成人型。其分布形式可呈倒三角形、盾型或菱形。腋毛及胡须常在阴毛开始生长后两年出现。其他的变化还有喉结突起、音调变低沉,一般发生在阴茎生长停止之后,可能分别是睾酮刺激喉软骨增长和声带变厚引起。此外,近半数的男孩可出现乳房发育现象,可能是体内睾酮增加并转化为雌激素所致;男孩的乳房发育一般在 1～2 年内退化消失。

1.阴茎勃起 阴茎勃起是一种反射,来自感受器神经末梢的刺激和条件反射刺激都能引起阴茎勃起反射。参与控制勃起功能的神经成分包括大脑皮层至阴茎血管壁神经肌肉终端的结构。精神性刺激可明显引起勃起。

2.遗精 遗精是男性生殖系统发育过程中出现的一种正常生理现象,也是男性性成熟的标志。当精液在体内贮存一定时间与数量后,如果没有被体内吸收,可排出体外。首次遗精在 14～16 岁,男青年一般每月发生 1～2 次,有的长达数月一次。据统计,约 80% 的未婚男青年有遗精的经历。绝大多数男孩是在睡觉做梦时发生遗精。如果遗精太频繁,则可能有问题,应请专科医生诊治。没有遗精也不是性生理发育不良,因为精液可以排入尿道,随尿液排出。有生殖器官异常并伴有第二性征不发育的男性,如果从来没有遗精,应到医院请专科医生诊治。遗精也会因其他因素引起,如频繁自慰、生殖器官炎症(如包皮炎、尿道炎、前列腺炎等)、包皮过长、包茎及包皮垢刺激。因此,进入青春期的男性,要了解必要的性知识,懂得遗精的道理和自慰的危害。消除精神心理上的负担,适当节欲,建立正常的生活方式,多参加文体活动,把精力集中在学习和工作上,睡时不要俯卧,被盖不要太厚,内裤不要太紧。遗精后要及时换洗内衣裤,并清洗外生殖器以免发生炎症。如包皮过长或包茎,应手术治疗;生殖器官有疾病也应及时治疗。

二、男性青春期的性心理

(一)青春期性意识发展的四个阶段

1.疏远异性期 指青春期初期的两性疏远阶段,此期性功能尚未完全成熟,性别意识刚刚萌芽。他们发现性别的差异,便产生明显的性不安,如少男害怕被人看到开始长出的阴毛。他们对两性间的接触持疏远和回避态度,如因学习或工作需要,双方接触时感到拘束和难为情。他们认为两性间亲近、恋爱是可耻的。

2.向往年长异性期 此期他们对性问题仍然处于一知半解的朦胧状态,可对成年或老年异性出现依恋。

3. 对异性的狂热期　此期少年男性的特征是精神兴奋程度高,常对异性带有幻想色彩,很少考虑会面临的困难和阻力,因而情感发展的速度较快,迅速达到炽热的阶段,即热恋。从初恋到热恋是少年男女双方感情逐步深化的过程。狂热期间双方相互吸引力加强,激动程度高,有相互了解的迫切要求,真诚和信任感增强,而且思维方法和活动方式也发生改变。

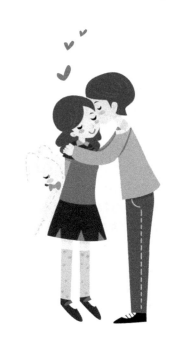

4. 浪漫的恋爱期　此期特点是划清恋爱和婚姻的界限,不可逾越,不要放纵地亲昵,正视对方的缺点,认真和负责地沟通,增加了解。和谐爱情的逐步形成,是基于双方遵守承诺和共享建立起来的美好前景。通常在激情消退后,会发现对方存在以往未曾注意到的缺点,能够比较冷静地看问题。心理和谐的爱情(心理相容性)有两方面含义,一是双方的生活志向、理想和目标大体一致,它是婚后共同生活的思想基础;另一是双方的性格、爱好、兴趣、生活习惯和文化修养的和谐,它是婚后共同生活的感情要素。

(二)男性性成熟的心理特征主要表现

1. 钟情心理　即男性对于女性的注意力增强,越来越喜欢与异性交往。它通常体现在男性对异性纯洁的、朦胧的思念、幻想,带有热切和浪漫的渴望,自觉不自觉地在精神感觉上产生与女性相处的幸福向往。特别是当他所钟情的女性在场时,此种感觉更为强烈。

2. 自我表现心理　由于钟情心理的推动,男性愿意和自己钟情的异性接近,于是就产生了需要引起异性注意的心理和行为,如:注意自己的仪表;注意倾听、理解、揣摩钟情异性的言谈举止、心境和情绪,总想为她做点什么;喜欢在钟情的异性面前逞能,以展现自己的博识和才华。

3. 紧张感　在性成熟初期,男性与异性青年交往中,总含有难以自制的紧张情绪,原因既可能是迫于外界的压力,又可能是怕对方瞧不起自己,但最主要还是在男性自己,他既要表现自己,又难以自如地控制自己的心境和情绪,缺乏对自己的自信心;他想了解对方,但又苦于缺少这方面的经验和知识,在这双重的压力下,紧张感油然而生。然而,随着两性之间的了解增多、友谊的建立,这种紧张感会逐渐地消失。

(三)男性性成熟的主要行为表现

1. 对性知识的追求　由于性成熟,他们非常渴望了解性知识,这是青少年性心理发展的正常表现。而男性与女性不同,他们很少从学校与家长那里获得性知识,而大多从网络、报刊和医学书籍中满足自己对性知识的需求,这与青春期男性内心闭锁的倾向性有关。在秘密探求有关性知识的过程中,有可能得到一些非科学的、不健康的所谓性知识,甚至可能被坏人利用。

2. 对异性的爱慕　进入异性接近期后,他们对女性普遍好奇,对漂亮的女性更是喜欢。他们要在女性面前展示自己的才能,以吸引对方注意自己。特别是在自己喜欢的女性面前,做事特别卖劲儿。希望自己在异性心目中成为英雄、崇拜对象。男性在异性面前的情感是外露和热烈的,而稍嫌粗犷;也有男性虽钟情某一女性却不敢表露出来。

3. 性欲望与性冲动　在青春期,随着性成熟和性心理的发展而表现出性欲望和性冲动,是青少年发育中常见的生理和心理现象。青少年性欲望的生理诱因是性激素的作用,性激素控制和促进了人的第二性征和附性器官的发育与维持。与性有关的感觉、情感、记忆和想象,是引起性欲望的心理因素。在青春期,每个生理发育正常的人都有性心理的欲求,每个青少年都不可避免地会伴有性冲动。

性冲动常伴有生殖器官的充血勃起以及心理上的激动和愉快,是生理和心理的综合反应。性冲动的产生与表现有明显的性别差异。第一,青年男性的性冲动随时可以引起,显得极为经常和强烈,而且往往能自然产生。第二,青年男性的性冲动容易被视觉刺激所引起,青年女性的"性欲区"的暴露而带来的视觉刺激极容易引起青年男性的性兴奋。第三,青年男性性冲动引起后,常会很容易快速地渴望性交。第四,青年男性的性冲动一经引起,极容易在短时间内达到高潮,甚至射精,性冲动的消退也较迅速,性冲动维持的时间比较短。

青少年性冲动常见的有三种表现形式:性幻想、性梦与自慰。

1. 性幻想　人在清醒状态时,在没有客观实际性欲刺激的情况下,通过想象产生性兴奋甚至达到性高潮的现象称性幻想。处于青春期的青少年对异性的爱慕渴望很强烈,但又不能与异性发生性行为,这样,便把曾在电影、电视、杂志、书籍中看过的有关两性性爱的镜头或文字,经过大脑的重新组合而编成自己的性过程。他们可以虚构出自己与爱慕的异性在一起约会、接吻、拥抱、性交。在进入角色后,还伴有相应的情绪反应,可能激动万分,也可能伤心落泪。性幻想于入睡前及睡醒后卧床的那段时间以及闲暇时较多出现。这种性幻想在人的青春期是大量存在的。青春期的性幻想是青少年性成熟过程中的正常现象。性幻想有疏导性冲动的作用,但更有强化性冲动的作用,如果过分沉溺于其中,可能会对身心带来不良后果。

2. 性梦　性梦是指在睡梦中与异性发生性行为的现象,性梦绝大多数可达到性高潮。据国外资料报道,性梦的发生率男性多于女性;男性多发于青春期,女性多发于青春后期。性梦是在青春期性成熟过程中出现的正常的心理、生理现象。但是,男女两性的性梦内容和表现有所不同。一般男性的性梦常伴有射精,即梦遗,有肉体的快感,醒后感到轻松。梦中的情人多为不认识或仅仅见过面的女孩,很少梦见自己所爱的人,醒后常回忆不起梦境的细节。性梦的发生与睡眠的姿势以及膀胱的积尿量没有明显关系,而与睡前身体的刺激、心理的兴奋和情绪的激发有关,主要和精囊中精液的充积量有关。

3. 自慰　自慰是指在没有异性参与时通过自我抚弄或刺激性器官而产生性兴奋或性高潮的一种行为,这种刺激可以通过手或是某种物体来诱导发生。

手淫在青春期男、女性均可发生,是青少年和未婚成人普遍的性冲动现象。国外一般调查报告认为,男性 80%～90%,女性 50%～60% 都有过手淫行为。有专家认为,我国青少年中至少有一半人有过自慰行为。自慰不算疾病,也不属于道德败坏。在青少年性迅速成熟后,性冲动难以抑制,又没有合法的满足途径时,自慰是一种性满足方式,在一定程度上有宣泄能量、缓解性紧张、保持身心平衡、避免性犯罪行为的作用,无害于他人。适当有节制的自慰对身体无害。长期以来,社会上宣传自慰是"危害健康的不良习惯",是"不道德行为"或"犯罪行为",使有自慰行为的青少年背上了沉重的思想负担,每次自慰前后心理冲突强烈,伴有高度心理紧张、忧郁、恐惧、焦虑、悔恨、自责等,这种心理矛盾可引起大脑神经过程的高度紧张而导致神经系统功能的失调。在现实生活中,也确有一些青少年因手淫而精神萎靡,学习成绩下降,甚至悔不欲生。有些青少年还由此对自己的人格价值、意志品行产生怀疑,自尊感降低,产生强烈的自我否定倾向,甚至抑郁成疾,陷入"自慰恐怖"中不能自拔,个别青少年甚至产生自杀意念。

可见,自慰的最大危害在于心理上的自我挫伤。当然,过度自慰会影响身心健康。自慰时大脑的想象活动要比性交中紧张得多,过多的自慰会增加疲劳感,有的还会影响睡眠,使人变得颓废、消沉、神思恍惚,对学习和工作造成影响。如果将自慰看作获取满足的唯一手段而过分依赖时,意味着其心理发育和社会适应能力遇到了问题。频繁的自慰可使盆腔慢性充血,引起遗精、滑精、前列腺炎,还可有会阴、尿道下坠感、阴茎痛和排尿困难等症状。经常手淫又不注意卫生,男子容易发生龟头炎、尿道炎等,还可引起性中枢、勃起中枢、射精中枢功能障碍(转向抑制),严重的可能发生阳痿、早泄或射精困难。我国医学专家吴阶平教授对于如何对待自慰的这段话是很有启示性的:"不以好奇去开始,不以发生而烦恼,已成习惯要有克服的决心,克服以后就不再担心,这样便不会有任何不良后果。"

三、婚前性行为及心理

大多数热恋中的年轻人,随着爱情的深化,出现一定程度的亲昵行为,如拥抱和接吻是可以理解的,也是社会可以接受的。但实际上,在目前情况下有部分青少年男女按捺不住,发生了婚前性行为。据报道,婚前性行为的发生率为 $61\%\sim76\%$,未婚人群占总人工流产的比例为 $30\%\sim40\%$,一项 2002 名未婚人工流产青少年生殖健康情况调查显示,有多次人工流产史者占 35% 。当今多数成人认为婚前性行为不可取,少女受孕打胎,对身心都带来有害影响,故应采取措施防范。研究结果表明,夫妻婚前有性行为者,婚后不和睦的发生率高。婚前性行为往往导致性关系随便、道德观念淡薄、性生活紊乱以及性病的传播等。

婚前性行为一般是在隐蔽状态下进行的,双方常伴有紧张、害怕、恐慌等心理和不道德感与羞愧感,极易引起性反应抑制和性焦虑的发生,从而导致心理性阳痿、早泄和性欲障碍。在校学生应树立正确的人生观,培养高尚的情操,学会自尊、自重、自爱和自制,使自己的性行为符合社会道德规范,用健康的思想和法制观念来指导自己的行动,切不可使一般边缘性性行为发展为越轨的婚前性行为。

第四节 安全性行为

性行为赋予人类繁衍后代功能的同时,为人们提供了无法替代的乐趣,它是家庭形成的重要基础,对人类社会的稳定、文明与发展起着十分重要的作用。正常性行为的完成有赖于生理、心理等各种机能的良好状态。

一、安全性行为

安全性行为包含预防性传播疾病、避免意外怀孕和各种危险的性行为,如忠于性伴侣,控制性伴侣的人数,在性伴侣健康状况不明时,最好不要接触到性伴侣的血液、精液、阴道分泌物等,坚持使用避孕套。

二、计划生育男性参与的重要性

(一)男性参与计划生育的概念

提倡计划生育男性参与是为了促进男女平等,使男子在计划生育、抚养子女和家庭劳动方面与妇女共同承担起责任,共同了解有关生育、生育调节和生殖保健方面所需的信息,共同对有关行为做出决定,选择一个适合于他们自己的避孕方法,当妇方采用女性避孕方法时,丈夫应鼓励和支持她们,尤其是在出现避孕副反应时。

（二）男性参与计划生育的依据

一是鼓励男性对自己的性行为和生殖行为负责,增加社会和家庭责任感,克服旧的生育观念,在控制他们性行为和该行为产生的结果方面承担主要责任。二是妇女生殖健康需要。避孕及节育、生育及不育是两性均有责任的问题,但在多数社会里妇女承受了更大的社会和心理负担,因此男性参与计划生育是妇女生殖健康的需要。三是男性避孕方法使用和研究现状的需要。男性学成为独立学科较晚,可供男性避孕的方法较少,男性参与有利于开发新的男用避孕方法。总之,动员社会的力量促进男性参与,无疑是社会进步的一种标志,也是历史发展的必然趋势。

（三）计划生育与性

在有效避孕方法问世以前,夫妻性生活常常由于担心怀孕而备受干扰,为避免意外怀孕采用体外排精等,对夫妻正常性生活构成不利影响,久而久之可产生早泄和勃起功能障碍。有的男子抱怨避孕套降低了性快感,使用麻烦,其实男性避孕套被证明是目前预防性病最为有效的方法,有避孕和防病的双重作用,还能延长性交时间,使妻子获得性满足。

第五节　男性性功能障碍

性功能障碍是指阻碍人类男女性功能正常发挥的一类症状,这类症状是人类所特有的。

男子的性功能包括性欲、阴茎勃起、性交、射精和性欲高潮,是一系列条件反射和非条件反射构成的复杂的生理活动。要完成这些正常的生理过程必须具备正常的精神心理状态、正常的生殖器官、正常的生殖内分泌代谢、生殖器官有良好的血流动力学基础和神经支配等。它们互相影响,互相协调,任何环节的异常,均可干扰男性正常的性功能,造成不同程度的性功能障碍。男性的性功能障碍主要包括性欲异常、阴茎勃起异常、射精异常等几方面。

一、性欲异常

性欲异常主要指性欲减退和性欲亢进。

（一）性欲减退

性欲积累到一定程度,会激发男子的性兴奋阴茎勃起。性欲包括皮肤的接触欲和精液的排泄欲。一般来说,性欲消失或减退的发生率是变化不定的。无论男女,在性交之后都有一段正常的性欲消失期。几乎所有男子到 40～50 岁都会出现性欲减退,只是有人没有在意,有人却十分紧张,其实性欲是一种本能,它一般不会完全消失,但很容易受情绪的干扰,所以重要的是消除抑制因素,使尚存的性欲能尽可能长久地得到表达。

1.病因

（1）器质性病变。几乎所有严重的全身性病变和生殖器官病变都会引起性欲减退。

（2）药物因素。长期服用镇静剂、抗高血压药等。

（3）心理精神因素。如性伴侣关系紧张、性生活不和谐等。

2．诊断　主要根据患病前后性生活的次数、遗精次数和自慰次数来诊断。

3．治疗

(1)尽量找出病因,治疗原发疾病,消除影响因素。

(2)精神心理治疗,找出精神心理因素,如改善夫妻关系、改变周围环境。

(二)性欲亢进

一般性欲较强的人,初婚时每周有3～4次性交,只要不影响健康,也属于正常范围。一天多次性交也不能满足性欲要求者为性欲亢进。

1．病因

(1)脑部病变。特别是影响到大脑皮质性中枢或丘脑下部皮质下性中枢的病变。

(2)内分泌腺病变。如脑垂体或睾丸发生肿瘤的早期,由于促性腺激素及性激素(睾丸酮)分泌过多,可出现性欲亢进。

(3)精神病患者,由于精神神经失调,抑制能力下降,可出现性欲亢进。

2．治疗

(1)病因治疗。应该详细检查,查明性欲亢进的原因,进行病因治疗。

(2)对症治疗。可试用镇静剂和雌激素疗法。

(3)减少刺激。在未发现异常病变的情况下,可暂时分居一段时间,以减少性的刺激,或在医生指导下进行心理治疗。

二、阴茎勃起异常

阴茎勃起异常可分为阴茎勃起功能障碍和阴茎异常勃起。阴茎勃起功能障碍俗称"阳痿",即阴茎不能达到或保持足以完成性交的勃起。阴茎异常勃起是指阴茎持续勃起,不能消退并可产生疼痛。

国际上阴茎勃起功能障碍(ED)的定义为:性交时阴茎不能有效勃起致性交不能满足,而且在性行为中发生的频率超过50%。偶尔一次失败不能称勃起功能障碍。阴茎勃起功能障碍发病率占8%～10%,具有患病率高、心理压力大等特点,严重影响生活质量,甚至导致家庭破裂。

1．病因　阴茎勃起功能障碍的原因很多,可分为两大类:一类为精神心理性勃起功能障碍,另一类是器质性勃起功能障碍。精神心理因素是导致阳痿最常见的原因,占阳痿总数的85%～90%,主要是由于神经系统功能改变(特别是大脑中枢的活动障碍)。此类原因发生阳痿,多为一过性,经过治疗可以完全恢复。近年来发现器质性病变呈上升趋势,且随着年龄的增长,性功能会发生质和量的变化,勃起功能障碍发生率亦随之增高。

(1)精神心理性勃起功能障碍,如压制性教育、性教育缺乏、性创伤史、家庭关系困扰、过度紧张、悲痛、忧愁、焦虑、抑郁等。

(2)器质性勃起功能障碍,包括全身重要脏器疾病和生殖器官疾病,如心、肝、肾病变,糖尿病、脊髓损伤、先天性两侧睾丸缺损、睾丸肿瘤或结核病等。疾病间接或直接影响性功能而出现阳痿。

(3)药源性勃起功能障碍。随着医药的发展,药品日益增多,药源性阳痿的危险性越来越大。可引起阳痿作用的药物有许多,常见药物有下列几类:

1)作用于中枢神经系统的药物,如巴比妥类、盐酸氯氮草(利眠宁)及氯丙嗪等。

2)降压药物,如利血平、甲基多巴、可乐定和胍乙啶等。

3）利尿剂，如噻嗪类、螺内酯（安体舒通）、呋塞米（速尿）等。

4）β受体阻滞剂，如盐酸普萘洛尔（心得安）。

5）其他药物，如甲氰咪胍、盐酸甲氧氯普胺（灭吐灵）、哌唑嗪和乙硫异烟胺类。

（4）身体过度疲劳。疲劳包括脑力或体力方面过度疲劳，或身体健康不佳，身体衰弱常会引起高级神经活动功能障碍（神经过度兴奋后转向抑制）而影响性功能。患病的恢复期，身体虚弱，全身各种功能处于低下状态，性功能低下即可表现出暂时性的阳痿。婚后房事过度，或婚前长期手淫，使调节性功能的性中枢和勃起中枢经常处于兴奋状态，久之，则由兴奋转变为抑制，因而出现阳痿。

（5）不良生活习惯。大量吸烟、长期酗酒可使大脑皮质高级神经活动处于抑制状态，也会使性功能低下而产生阳痿。

2. **诊断** 按临床表现可分为原发性阳痿、继发性阳痿、完全性阳痿、不完全性阳痿和境遇性阳痿。如果性生活中从未发生过满意的阴茎勃起，不能进行正常性交者称为原发性阳痿。原来性生活正常，以后因各种原因导致阳痿者为继发性阳痿。阴茎在任何时候和条件下从未发生过勃起者为完全性阳痿。阴茎有一定程度的勃起能力，但勃起不坚称为不完全性阳痿。在某些场合能正常勃起，而在另外环境下发生勃起功能障碍者为境遇性阳痿。

（1）病史。要了解发病原因、病程经过、严重程度以及既往史、其他疾病史、服药史、生活习惯等。特别应了解其配偶的基本情况、感情变化、生育史等。必要时还应了解患者的思想心理变化及其他特殊生活史。

（2）体格检查。应全面了解患者的营养状况、发育及健康情况，重要器官有无疾病等。重点检查性腺和第二性征的发育情况，阴茎有无畸形及炎症，睾丸大小、质地，阴囊的发育状况等。另外，还应检查会阴部的神经反射及神经感觉功能等。

（3）实验室检查。除血、尿常规，肝、肾功能及血糖等基本检查外，对可疑者还应检查甲状腺功能或糖耐量试验。性欲功能改变者测定其睾丸酮水平。

（4）特殊检查。可采用的检查方法有：

1）夜间阴茎涨大试验。阴茎勃起是体内一些生理活动活跃的表现。应用一种特制的气囊或水囊环绕阴茎，记录睡眠中阴茎周长或体积的改变。

2）阴茎肱动脉血管指数测定。用气囊围绕阴茎根部，先打高气囊压力后逐渐降低压力，同时用Doppler超声听诊器听血流声音。阴茎部血压与臂部血压近似，如降至0.6即应考虑阴茎动脉供血不全问题。

3. **治疗** 精神心理性阳痿和器质性阳痿有本质的不同，但它们都有严重的精神心理障碍因素，阳痿本身引起的痛苦远没有精神心理上的痛苦更严重。故治疗时均应首先采用精神心理分析和行为治疗，再依据各种病因进行物理、药物及手术等综合治疗，没有一种固定的通用治疗方法。必须指出，不论是用中药还是西药，其药物的用量、用法、用药时间，都要在医生的指导下进行，不可滥用。

（1）精神心理治疗。详细了解患者的发病原因及发病过程，进行综合性精神心理分析，去除思想心理上的压力，加强性知识的学习。夫妇间加强感情交流，由于全身性疾病致身体衰弱而引起阳痿者，要停止或减少性交次数，积极治疗全身性疾病，待疾病治愈，恢复健康后，阳痿可自然消除。性交过多者，应暂时停止或减少性交次数，以利于身体恢复。切忌酗酒，不要大量吸烟。有经常手淫习惯的人发生阳痿，要消除精神上的不利因素（如思想负担过重、悲观失望等），戒除手淫不良习惯，只要改掉手淫不良习惯，精神愉快，身体健康，必要时配合药物治疗,性功能是完全可以恢复的。

（2）行为治疗。焦虑是导致心理性勃起功能障碍的重要原因。夫妻双方如过分注意勃起功能,当勃起不好时男方焦急及女方责备会使病情进一步加重。性行为治疗可使焦虑情绪淡化,使性功能逐渐恢复。男方发生阳痿,女方要更体贴男方,给予精神上的安慰,帮助消除精神上的紧张和其他不利因素,这样有助于早日恢复性功能。不要因男方有一两次阳痿而埋怨或蔑视男方,影响夫妻感情。临床上有这样的实例,男方患了阳痿,女方给予无微不至的照顾,适当调整营养,宽慰精神,很快就恢复了正常性功能。

（3）性脱敏感方法。开始先身体接触（不接触生殖器及女性乳房）,2～3次后开始互相抚摸生殖器及乳房,当异常兴奋时则改为抚摸其他部位;经以上脱敏后可先行女上位性交,再改为其他体位性交。

（4）药物治疗。有激素类药物（甲基睾丸酮、绒毛膜促性腺激素等）、非激素类药物（育亨宾、溴隐亭）、血管活性药物（酚孕拉明、前列腺素 E_1）等。

能影响性功能的药物通常是在长期应用或剂量过大时才发生阳痿,这表明此类药物的致阳痿副作用与剂量有关。若用药过程中出现阳痿在短时间内不消失,为避免精神负担和压抑,形成心理性阳痿,增加治愈的难度,应及时就诊,遵医嘱停用有关药物或调换其他药物,阳痿可自行消失。必要时选用睾丸酮或温肾壮阳的中药等,促进性功能及早恢复。

三、射精异常

射精异常可分为早泄、不射精和逆行射精等。

（一）早泄

早泄是指阴茎插入阴道前或刚插入阴道即射精。健康人在性交2～6分钟后射精很普通,甚至在更短时间内射精仍属正常。许多人不了解这种情况,给自己定下"早泄"的诊断,造成了精神负担。射精的快慢个体差异很大,同一人在不同条件下也可有较大差别。经过性生活的实践,一般可逐渐延长性交时间。在阴茎未进入阴道前即射精则肯定是早泄。

1.病因

（1）精神心理因素。患有神经系统疾病（如神经衰弱综合征）,大脑的兴奋和抑制功能失调,内抑制功能下降,对射精中枢的控制能力相对减弱或因反射中枢兴奋性增强所致。另外,过度兴奋、恐惧、紧张等均可引起早泄。

（2）身体处于疲劳状态。不论是体力劳动还是脑力劳动后,如果感到疲劳,精力不足,婚后房事过度,身体虚弱,容易发生早泄。

（3）雄激素分泌过多。

（4）尿道炎症。因炎症刺激,尿道敏感,再受到性的刺激,易引起射精。

2.诊断 早泄的诊断尚无统计标准,一般认为:

（1）阴茎插入后2分钟,或抽动10次以内即射精,为早泄。

（2）50%以上性交机会中不能使女方达到性高潮,可称为早泄。

3.治疗 早泄影响男性对自己性能力的信心,而精神因素又可引起勃起中枢的抑制。因此,即使精神因素不是根本原因,在治疗中仍占有很重要的地位,其他治疗方法必须和心理精神治疗相结合才能发挥最好的效果。

（1）心理精神治疗。学习一些性知识,可以解除精神紧张状态,消除恐惧心理。有些男子初次接触性生活,精神过度兴奋、异常紧张,发生一两次早泄也难免。不要认为有一两次早泄,就认为是严重的性功能障碍,否则会影响夫妻日后的性生活。性生活本来是夫妻间正常的事,精神不应该过度紧张。只要正确对待性的问题,掌握性生活规律,解除精神紧张,早泄是有可能避免的。男子发生了早泄,女方要更加关怀、体贴,帮助男方消除心理上的恐惧、紧张和内疚。在性交过程中要密切配合,在精神上给男方以鼓励,可有助于男方性功能的早日恢复。如果女方因早泄而埋怨男方,不体谅男方精神上的压力,则不利于男方性功能的恢复,也会影响夫妻间的感情和家庭和睦。

(2)减轻劳动强度。男子身体疲劳时应避免性生活。在疲劳状态下进行性生活,双方性欲都得不到充分的发展,都不会有满意的性快感。发生早泄次数较多的人,最好暂时停止一段时间性生活,避免性刺激。同时使生活有规律,保证睡眠充足,适当地增加些营养,还要适当地参加文体活动,以增强体质。身体情况好转了,性功能恢复正常,早泄自然不会发生。

(3)采用避孕套进行性交。采用避孕套进行性交可以降低男方阴茎所受的刺激,可以延长性交时间,避免发生早泄。

(4)采取间断式性交。在性交活动中,当刚有一点射精预感时,暂时停止性交活动,等射精预感完全消退后,再开始性活动,这样反复间断可防止早泄。

(5)药物治疗。口服镇静药可以延缓射精,通常用鲁米那、酚苄明等。

(二)不射精

不射精是指性交虽然持续较长时间仍不能射精,也无性高潮表现的情况。正常性交以射精结束,但偶有性交不能以射精结束者。在不射精的男子中,有些人性交不射精,而用手淫的方法可以达到射精。另有些人,任何方法都不能射精,这是性功能障碍的一种表现。这一现象几乎都不是器质性病变引起的,因多数人虽不能射精却仍有遗精。

1.病因

(1)功能性不射精。

1)精神原因。性交时心情紧张或周围环境较差,对性知识缺乏,不能正确认识性行为。青春发育期曾有手淫习惯,并把手淫看成对自己身心的严重危害或者由于长期手淫,使射精中枢经常处于一种兴奋状态,并造成性神经失调。夫妻感情不好或对女方有怀疑情绪或害怕女方怀孕等。对性生活忧郁、抑郁、缺乏自信心等都可以导致精神神经性的射精障碍。

2)性生活次数过多。射精时间的快慢与两人性生活间隔时间的长短有关。两次性生活的间隔时间越长,射精越快;间隔时间越短,射精越慢,甚至可发生射精延迟或射精困难。精囊有一定的容量,精囊腺和前列腺分泌也需要一定时间。如性交次数过多,不仅可排净贮存的精液,还可以使射精中枢由过度兴奋转向抑制,导致不射精。有的新婚夫妻,一夜数次性交,最后发生射精困难也是常见的。

3)药物原因。长期服用降压药物(利血平、胍乙啶、甲基多巴等)和镇静剂,可影响交感神经对性功能的调节,可阻碍射精。

(2)器质性不射精。先天性泌尿生殖器官发育畸形,脊柱或脊髓病变如脊柱外伤、胸腰部交感神经节损伤或脊椎结核等。膀胱内括约肌松弛,如前列腺手术后,可引起逆行射精,临床上亦表现为不射精,但仍有性欲高潮。

2.治疗 对功能性不射精应根据具体原因进行治疗,如克服心理障碍、性交时采取正确姿势、消除不良习惯等。药物治疗有麻黄素、雄激素等。对于器质性原因引起的要根治病因。

(三)逆行射精

在正常性交时,输精管、精囊、前列腺球海绵体和坐骨海绵体有节奏地收缩,使精液从输精管、精囊、前列腺,经尿道排出体外。

逆行射精是指有正常的阴茎勃起,性交过程正常,能达到性欲高潮,并有射精动作和感觉,但无精液从尿道排出,而逆行射入膀胱的一种疾病。因精液没有射入阴道内,因此可以造成不育。

发生逆行性射精主要是由于种种原因导致膀胱颈括约肌收缩功能失灵,射精时尿道内口不能关闭,精液自后尿道逆行射入膀胱。

引起逆行射精有两种情况,一是膀胱颈麻痹无力,二是尿道膜部阻力增高,如严重的外伤性尿道狭窄或炎症性尿道狭窄。

1. 病因

(1)前列腺手术或经尿道膀胱颈阻塞切开术等损伤了膀胱颈部的肌肉和弹性纤维,膀胱颈部松弛,可致逆行性射精。另外,胸腰段交感神经切除术、盆腔手术、脊髓损伤等,造成膀胱颈功能丧失。

(2)糖尿病患者交感神经病变、严重尿道狭窄、膀胱结石、膀胱炎、尿道炎等。

(3)长期服用阻断交感神经功能的药物如利血平、胍乙啶、盐酸甲硫哒嗪、溴苄胺等。

(4)少数先天畸形如脊柱裂、先天性尿道瓣膜、膀胱憩室、膀胱颈挛缩等。

2. 治疗

(1)病因治疗。对于糖尿病患者,应积极治疗原发病,病愈后逆行射精会自然得到改善。高血压病患者,可更换其他药品或疗法降低血压,尽可能避免使用有影响的药物。

(2)手术治疗。适应证为过去有膀胱颈手术史者,可作膀胱颈 Y-V 成型术,在疾病确诊之后,一般县级以上医院都可以做。

(3)药物治疗。主要适应证是有交感神经功能障碍者,可用肾上腺素能药物治疗,也可根据具体情况使用抗胆碱能药物,这些药物均需在医生指导下服用,以免发生不应有的副作用。因慢性感染导致的逆行射精,可用抗生素类如氟哌酸、甲硝唑等药。服用西药效果不佳时,可用中药整体治疗和因证施治,一般可选用麻黄、连翘、赤小豆、泽泻、瞿麦、车前子、赤芍等,对改善症状、缓解病情均有一定的积极作用。患有慢性膀胱炎、慢性尿道炎、慢性精阜炎者,不宜过食辛辣食物,不宜过多饮酒,应养成讲究个人卫生和多饮水的良好习惯。

当上述治疗无效或无法进行这类治疗时,只要丈夫的精液没有实质性的病变,可以用收集精液的办法进行人工授精。

第六节　常见男性生殖系统疾病

一、前列腺炎

慢性前列腺炎是男性生殖系统最常见的炎症性疾病之一。临床分为细菌性前列腺炎(占 15%～20%)和非细菌性前列腺炎及前列腺痛(约占 80%)。主要症状有下背痛、阴部疼痛或排尿障碍,出现尿频、尿急、排尿淋漓不尽。急性前列腺炎可出现发热、寒战,阴部及下腹疼痛,排尿困难,尿频、尿急,肛门、直肠部位不适感等。

前列腺炎诊治方法:注意不要滥用抗生素,减少诱发因素,少食酸辣等刺激性食物,避免过度劳累和情绪紧张,戒除烟酒,发病期间少骑自行车,减少会阴部刺激,合理用药,急性期外可进行理疗等。生活有规律,纠正不良的生活习惯,大多数前列腺炎能很快治愈。对前列腺炎患者不主张禁欲,而是通过性生活让前列腺液定期排出。

二、精索静脉曲张

精索静脉曲张是指精索蔓状静脉丛的血液回流不畅或倒流,而形成局部静脉扩张、迂曲、伸长的病理现象。精索静脉曲张也是男性不育最常见原因之一,发病率为5%～20%,多见于20～30岁青年男性。近年的研究发现,相当一部分精索静脉曲张者可引起睾丸、附睾形态结构的改变和功能障碍,影响精液的质量,少精子症可达50%,精索静脉曲张并发不育率为15%～40%。该病患者如无症状,不影响生育,一般不需手术治疗;如影响生育,可采取手术治疗。术后70%左右患者的精液质量改善,半数人的妻子怀孕生育。

三、隐睾症

睾丸在胚胎发育初期位于腹腔,以后在胚胎发育过程中逐渐下降,在胚胎第8个月已下降至阴囊。在正常情况下,出生时睾丸已位于阴囊。此时,如果睾丸仍停留在腹腔或在腹股沟管内,称为隐睾。隐睾可为单侧性或双侧性,单侧明显居多,双侧者占10%～20%。隐睾发生率在未成熟儿中为30%,在足月儿中为2.7%～3.4%。隐睾常发生于腹股沟区,占75%。

1. **病因**
(1)胚胎期将睾丸向下牵引的索状引带异常或缺如,睾丸不能自腰部下降至阴囊。
(2)先天性睾丸发育不全,使睾丸对促性腺激素不敏感,失去激素对睾丸下降的动力作用。
(3)母体妊娠期缺乏足量的促性腺激素,也可能是造成新生儿双侧隐睾的因素。睾丸未降者约50%并发腹股沟疝。

2. **临床表现** 阴囊一侧或双侧较小,触诊时阴囊内无睾丸,但在腹股沟区常可摸到隐睾。轻轻向阴囊推动,可了解隐睾的活动程度。阴囊壁能调节局部温度使其略低于体温,以维持睾丸的正常功能。位于腹膜后的睾丸受体温的影响,5岁左右就出现组织学变化,主要是生精小管萎缩,影响精子发生。青春期后,绝大多数隐睾发生萎缩,如系双侧将丧失生育能力,也可有男性内分泌不足的现象。位置不正常的睾丸,尤其是位于腹膜后者,发生肿瘤的机会较正常大20～48倍。据统计,睾丸肿瘤中约8%～15%发生于隐睾。

3. **治疗** 婴幼儿的隐睾有可能自行下降,可暂时观察。如不能下降,则需要进行睾丸松解固定术,一般应在5～6岁(也有主张在3岁前),必要时也可做自体睾丸移植手术。单侧隐睾多有局部因素,大多需手术治疗。双侧隐睾,可试用绒毛膜促性腺激素和促性腺激素释放激素,不满意者行手术治疗。

四、包皮过长和包茎

童年时期,阴茎包皮较长,包住整个阴茎的龟头,包皮口较小。随着年龄增长和身体的发育,包皮逐渐向阴茎头后方退缩,包皮口逐渐扩大。身体发育成熟后,包皮退缩在阴茎冠后方,阴茎头完全外露。

发育成熟后,包皮口仍然很小,包皮不能翻起露出龟头者,称为包茎。包皮将阴茎包住,但能向上翻起露出阴茎头者,称为包皮过长。包茎或包皮过长对性生活有一定的影响,包皮过长的人还可能由于性生活而发生嵌顿包茎(性交时包皮翻向后,由于包皮口小,包皮下翻困难,局部肿胀）。同时，包茎或包皮过长容易发生龟头炎，导致包皮和阴茎出现局部红肿、刺痒或疼痛。包茎口过小还会发生排尿困难，尿液往往会积聚在包皮内形成包皮垢后无法清洗。而且包皮垢还可能是诱发阴茎癌和女子子宫颈癌的原因之一。

包皮过长者要经常翻起包皮进行清洗，日久过长包皮可能会退缩，若无并发症，通常不必行包皮环切术。对包茎则最好早期手术治疗，进行包皮环切术。这种手术简单、易行，对身体无害。若发生嵌顿包茎，必须及时治疗，不可延误。

（沈忠飞　徐营）

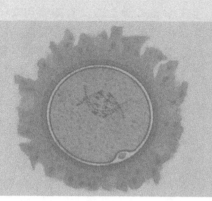

第二章
女性生殖健康

第一节　女性生殖健康概论

一、女性生殖健康的主要内容

我国对女性生殖健康的定义是：生殖是女性生殖健康的核心，应能得到良好的避孕节育技术服务和生殖有关的医疗保健服务，包括意外妊娠能获得安全的人工流产。具体含义是：有生殖能力，即能安全地妊娠和分娩，婴儿能存活并健康成长；深层含义是：人们能够调节自己的生育而不危害健康，并有安全的性生活。其内容包括计划生育、母亲健康、婴儿健康和性健康四个方面。

二、关注女性生殖健康的意义

女性生殖健康不仅关系到妇女自身的发展与进步，而且影响到孩子和家人的健康，进而关系到整个民族的素质和社会的稳定。保护女性生殖健康已成为整个社会的共识。

第二节　女性生殖系统结构与生理

女性生殖系统包括内生殖器和外生殖器（图2-1）。内生殖器包括卵巢、输卵管、子宫和阴道，附属腺为前庭大腺。外生殖器即女阴。乳房与女性生殖密切相关。

一、卵巢

卵巢左右各一，位于盆腔内（图2-2）。卵巢呈扁卵圆形，上端与输卵管伞相接触（图2-1）。卵巢的形态、大小随年龄变化很大。幼女的卵巢较小，表面光滑。性成熟期体积最大，此后经多次排卵,表面因瘢痕而凹凸不平。35～40 岁时,卵巢开始缩小,50 岁左右则随月经的停止而逐渐萎缩。

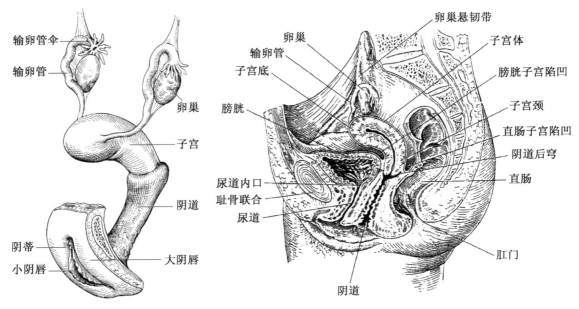

图 2-1 女性生殖系统概观　　　　　图 2-2 女性盆腔正中矢状切面

卵巢是一个实质性器官,浅表的部分为皮质,占卵巢的大部分,是产生卵子的部位,含有发育至不同阶段的卵泡(图 2-3)。卵巢的深部组织为髓质,不含卵泡,由疏松的结缔组织组成,其中含有许多血管、淋巴管和神经。卵巢门处有门细胞,可分泌雄激素。

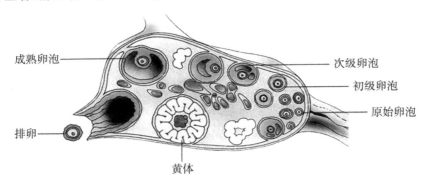

图 2-3 卵巢模式图

1. 卵泡的发育与成熟　卵泡的发育从胚胎期已经开始。新生儿两侧的卵巢内有 100 万～200 万个原始卵泡,其后的数量随年龄增长而减少,青春期时仅存 4 万个左右。卵泡由卵母细胞与卵泡细胞组成。卵泡的发育是一个连续生长的过程,分为原始卵泡、初级卵泡、次级卵泡、成熟卵泡四个阶段(图 2-4)。

(1)原始卵泡(图 2-4)。由中央的一个初级卵母细胞及其周围一层卵泡细胞组成。原始卵泡体积小,数量多。初级卵母细胞呈圆形。初级卵母细胞可以长期(12～50 年)停留在第一次成熟分裂前期,直至排卵前才完成第一次成熟分裂。

（2）初级卵泡（图 2-4）。从原始卵泡开始生长发育到出现卵泡腔之前称为初级卵泡。青春期后,在卵泡刺激素的作用下部分原始卵泡开始生长发育,成为初级卵泡。初级卵母细胞体积增大,但仍处于第一次成熟分裂前期,初级卵母细胞表面出现透明带。卵泡细胞由单层形成多层,紧靠透明带一层的卵泡细胞为柱状,呈放射状排列,称放射冠。

（3）次级卵泡（图 2-4）。由初级卵泡分化发育而成。在卵泡细胞之间逐渐形成一个大卵泡腔,腔内充满卵泡液,内含雌激素、营养物质及生物活性物质,对卵泡的发育成熟有重要影响。随着卵泡腔的扩大,卵泡液增多,初级卵母细胞、透明带、放射冠及周围的卵泡细胞突入卵泡腔内形成卵丘。卵泡周围的卵泡细胞改称颗粒细胞。

初级卵泡和次级卵泡合称生长卵泡。

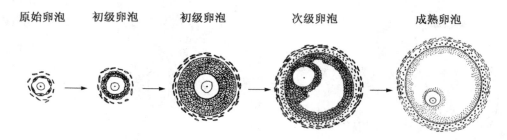

原始卵泡　　初级卵泡　　初级卵泡　　次级卵泡　　成熟卵泡

图 2-4　各级卵泡模式图

（4）成熟卵泡（图 2-4）。在卵泡刺激素作用的基础上,经黄体生成素的刺激,次级卵泡发育为成熟卵泡。成熟卵泡是卵泡发育的最后阶段,直径可达 20mm。随着卵泡液剧增,整个卵泡向卵巢表面突出。

在排卵前 36～48 小时,初级卵母细胞完成第一次成熟分裂,产生一个次级卵母细胞和一个体积小的第一极体。染色体数量减半,核型为 23,X(2nDNA)。第一极体很快退化消失,随后次级卵母细胞很快进入第二次成熟分裂,但停滞在分裂中期。

2.排卵　次级卵母细胞及其外周的透明带和放射冠随卵泡液一起排出卵巢的过程称为排卵。成熟卵泡发育到一定阶段,突出于卵巢表面,突出部分的卵泡壁最后破裂。排出的次级卵母细胞如在 24 小时内不受精,即退化消失;如受精,则次级卵母细胞很快完成第二次成熟分裂,产生一个成熟的卵细胞和第二极体。第二极体最后也退化消失。此时卵细胞内的染色体形成单倍体的 23,X(1nDNA)。

青春期开始后,在垂体的卵泡刺激素和黄体生成素作用下,每 28 天左右有一个卵泡发育成熟并排出卵巢。一般是左、右卵巢交替排卵,偶尔亦会同时排出 2 个或 2 个以上的卵细胞。

3.黄体的形成与退化

（1）黄体的形成。排卵后,残留在卵巢内的颗粒细胞和卵泡膜细胞向腔内塌陷,逐渐形成有内分泌功能的黄色细胞团,称黄体（图 2-3）。由颗粒细胞分化而成的颗粒黄体细胞,分泌孕激素和松弛素。由膜细胞分化来的膜黄体细胞与颗粒黄体细胞协同分泌雌激素。

（2）黄体的发育与退化。黄体的发育取决于排出的卵是否受精。若卵未受精,黄体仅维持两周左右,称月经黄体;若卵受精,在胎盘分泌的人绒毛膜促性腺激素作用下,黄体继续发育增大,称妊娠黄体,可维持 5～6 个月。两种黄体最终均退化形成白体。

4.卵泡的闭锁　妇女一生中共排出 400～500 个卵,其余的卵泡都在不同发育阶段中退化,退化的卵泡称为闭锁卵泡。

卵巢的功能主要是产生和排出卵子,并产生女性激素。

1.产生女性的生殖细胞——卵子　育龄女性除妊娠和哺乳期外,卵巢每个月都将发生1次周期性变化并排出卵细胞,排卵在月经周期的第12～16天,排卵后卵子存活时间为数小时,此时,卵子如进入输卵管并遇到精子即受精成为受精卵。

2.卵巢的内分泌作用

(1)雌激素。在卵泡发育和黄体形成过程中膜细胞和颗粒细胞协作合成、分泌雌激素。雌激素能促进女性生殖器官的发育,激发和维持女性第二性征,促进子宫内膜增生。

(2)孕激素。由颗粒黄体细胞产生,能在雌激素作用基础上,促进子宫内膜增生肥厚及子宫腺的分泌,使子宫内膜维持在分泌期,有利于受精卵的着床。

(3)松弛素。由妊娠黄体的颗粒黄体细胞产生,可使妊娠子宫的平滑肌松弛,以维持妊娠;分娩时使子宫颈平滑肌松弛,以利于胎儿娩出。

(4)雄激素。由卵巢门处的门细胞产生。如果门细胞增生或发生肿瘤,患者可出现男性化症状。

二、输卵管

输卵管是一对细长喇叭状弯曲的肌性管道,左、右各一。输卵管位于子宫底的两侧,并伸到卵巢旁,其内侧端有开口通向子宫腔;外侧端以输卵管腹腔口开口于腹膜腔(图2-5)。

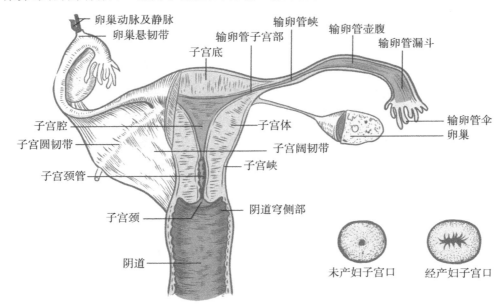

图2-5　女性内生殖器(前面)

输卵管全长约10～14cm,由内侧端向外侧端依次分为四个部分:

1.子宫部(间质部)　输卵管穿过子宫壁的一段,管径最狭窄,以输卵管子宫口开口于子宫腔。

2.峡部　输卵管子宫部向外移行的一段。该段细而直,是输卵管结扎术的常选部位。

3.壶腹部　内接输卵管峡,粗而弯曲,是壶腹部是最宽的部分。精子和卵子在这里相会受精。

4.漏斗部 输卵管外侧端膨大呈漏斗状的部分。漏斗的游离缘有许多细长的指状突起，称输卵管伞，输卵管伞部开口于腹膜腔内，紧对着卵巢，有奇特的捕捉卵子的功能。卵巢排出的卵子即由此进入输卵管。

输卵管管壁的上皮由分泌细胞和纤毛细胞组成。纤毛向子宫腔方向摆动，有助于卵子的输送。

输卵管的主要功能是捕捉从卵巢排出的卵子，并为精子和卵子相遇提供场所，它既是卵子的通道，又是生命的发源地。精子与卵子通常在输卵管的壶腹部结合，成为受精卵。输卵管的蠕动可以帮助受精卵运行到子宫腔。

三、子宫

(一)子宫的形态、分部和位置

子宫为一壁厚、腔小的肌性空腔器官，是孕育胎儿的场所。

成人未孕的子宫呈倒置梨形，长 7～8cm，最宽径约 4cm。可分底、体、颈三部分(图 2-6)：子宫顶部在输卵管入口以上的隆突部分称子宫底；子宫下端呈细圆柱状的部分称子宫颈，其下 1/3 伸入阴道内。子宫颈是炎症和肿瘤的好发部位。子宫底与子宫颈之间的部分为子宫体。子宫体与子宫颈之间较窄细，称子宫峡，长约 1cm。妊娠时，此部随子宫的增大而逐渐延长，临产前可长达 7～11cm，产科常经此做剖宫产术。

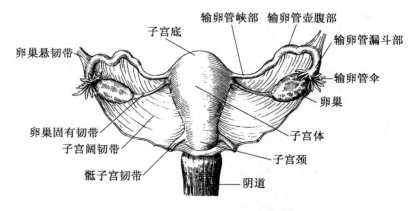

图 2-6 女性内生殖器(后面)

子宫内腔较窄小，分上、下两部(图 2-5)：上部称子宫腔，呈倒三角形，两侧角通向输卵管。其下部呈管状，称子宫颈管，管的上口与子宫腔相通；下口通向阴道。

子宫位于骨盆内，前为膀胱，后为直肠。子宫周围分布三对韧带(子宫阔韧带、子宫圆韧带和子宫骶骨韧带)，将子宫固定于小骨盆内。在正常情况下，子宫呈前倾前屈位(图 2-2)。子宫正常位置的维持是非常重要的，位置不正常不仅与某些妇科疾患(如痛经、月经不调)有关，而且可能会导致习惯性流产。子宫两侧的输卵管和卵巢，临床上称为子宫附件。

(二)子宫壁的结构

子宫壁由外向内分外膜、肌层和内膜三层(图 2-7)。

1.外膜 子宫外膜是一层浆膜组织，起覆盖和保护子宫的作用。

2.肌层 最厚，由平滑肌构成。在妊娠期，平滑肌纤维受卵巢激素的作用，可显著增长，肌层增厚。到妊娠中期肌层厚达 2～2.5cm。

3. **内膜**　由上皮与固有层组成,厚 2～5mm,是受精卵植入部位和形成胎盘的母体部分。子宫内膜可分为浅表的功能层和深部的基底层,可发生周期性脱落和出血;基底层有修复内膜的功能。固有层内有基质细胞和子宫腺(图 2-8)。子宫动脉进入功能层,呈螺旋状,故称螺旋动脉(图 2-8)。螺旋动脉可随月经周期而变化。

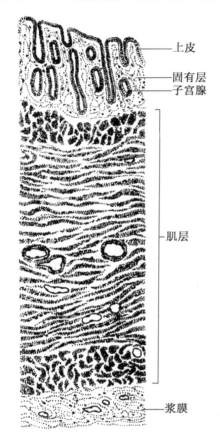

上皮
固有层
子宫腺
肌层
浆膜

功能层
子宫腺
螺旋动脉
基底层
直小动脉
肌层

图 2-7　子宫壁结构模式图　　　　图 2-8　子宫内膜血管与腺模式图

(三)子宫内膜的周期性变化

自青春期开始,子宫内膜在激素的作用下,出现周期性变化,表现为每隔 28 天左右出现一次子宫内膜功能层剥脱、出血修复和再生,即月经周期。每个月经周期是从月经第一天至下次月经来潮的前一天止,一般分为三期:月经期、增生期和分泌期(图 2-9)。

1. **月经期**　为月经周期的第 1～4 天。若卵巢排出的卵未受精,月经黄体退化,雌激素和孕激素的分泌减少,使子宫内膜中的螺旋动脉收缩,造成子宫内膜功能层缺血、坏死。之后,螺旋动脉短暂扩张,使毛细血管充血、破裂,内膜表层崩溃,坏死的组织块和血液一起进入子宫腔,经阴道排出,即为月经。

在月经期末,功能层完全剥脱,基底层残留的子宫腺细胞及基质细胞迅速开始分裂增生,修复内膜上皮,进入增生期。

2. **增生期**　为月经周期的第 5～14 天。此期正处于卵泡发育期,在雌激素作用下,子宫内膜修复增生,子宫腺、螺旋动脉增长,至增生期末,卵巢内的成熟卵泡排出,子宫内膜转入分泌期(图2-9)。

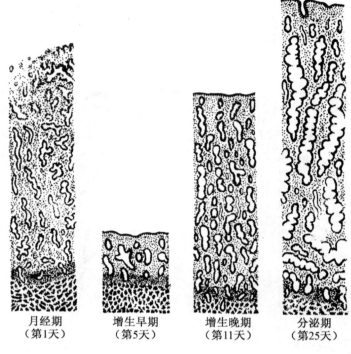

月经期　　　　增生早期　　　　增生晚期　　　　分泌期
(第1天)　　　　(第5天)　　　　(第11天)　　　　(第25天)

图2-9　子宫内膜周期性变化

　　3. 分泌期　为月经周期的第15～28天。排卵后,正处于黄体形成期,黄体分泌孕激素和雌激素,刺激子宫内膜进一步增厚,子宫腺、螺旋动脉更长。此时如果卵细胞受精,内膜继续增厚,部分基质细胞增生肥大,转化为蜕膜细胞。如果卵细胞未受精,卵巢内的黄体退化,孕激素和雌激素减少,子宫内膜又萎缩、剥脱,进入下一个月经周期(图2-9)。

　　子宫颈部黏膜分泌的黏液,与阴道分泌物组成白带,保持着子宫颈及阴道的润滑,同时保护外阴抗御外部病菌的侵袭。从青春期到更年期,子宫内膜受卵巢分泌的性激素影响,发生周期性的内膜脱落和出血,通过阴道流出体外形成月经。

　　子宫是胎儿生长发育和月经形成的重要器官。从青春期至更年期,子宫起着产生月经、孕育和娩出胎儿的作用。子宫是产生生命的"摇篮",受精卵在子宫内着床,发育成胎儿,经10个月左右,子宫收缩,产出胎儿。

四、阴道

　　阴道是富有伸展性的扁管状肌性管道,连接于子宫和外生殖器之间(图2-1)。阴道的上端较宽阔呈穹窿状,包围子宫颈的下1/3部分,下端较窄并以阴道口开口于阴道前庭,阴道口周缘有处女膜附着。平时阴道前后壁紧相贴,形成一个闭合的腔。但当产妇分娩时,阴道可以扩大到允许胎儿通过。

　　阴道的前方是膀胱和尿道,后方是直肠。阴道的上端包绕子宫颈阴道部,形成的环状间隙称阴道穹窿,分为前、后、左、右四个部位(图2-2、图2-5)。其中阴道后穹最深,与直肠子宫陷凹隔阴道壁紧密相邻(图 2-2)。因此,当直肠子宫陷凹有积液时,可经阴道后穹穿刺或引流。阴道下端以阴道口开口于阴道前庭,阴道口的周围有处女膜附着。

通常在阴道内能见到稀薄、糊状、乳白色的阴道液,它是由阴道渗出的少量液体和脱落的上皮细胞、阴道杆菌,以及子宫颈腺体分泌物等混合而成,称为白带。

阴道黏膜突起形成许多皱襞。雌激素可刺激阴道上皮增生,增加对病原体侵入的抵抗力。雌激素分泌下降,表层细胞脱落明显,上皮变薄。故临床上可通过对阴道涂片的观察,测知卵巢的分泌功能状况。阴道上皮内含有糖原,受乳酸杆菌作用后分解为乳酸,可保持阴道内的酸性环境,以防止致病菌侵入子宫,对阴道起自净作用。

阴道是女性的性交器官,也是排出月经和娩出胎儿的通道。

五、女性外生殖器

女性外生殖器又称外阴(图 2-10),包括阴阜、大阴唇、小阴唇、阴道前庭、阴蒂和前庭球等结构。

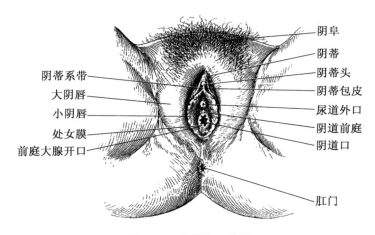

图 2-10　女性外生殖器

(一)阴阜

阴阜为外阴部耻骨联合前面的皮肤隆起,其深面富含脂肪组织,性成熟后生有阴毛,其分布基本上呈尖端朝下的倒三角形。女性阴毛为第二性征之一。

(二)大阴唇

大阴唇位于阴阜的后下方,是一对纵行的皮肤隆起。其前端和后端左右相互连合。

(三)小阴唇

小阴唇位于大阴唇的内侧,为一对较薄的皮肤皱襞。小阴唇的前端形成阴蒂包皮和阴蒂系带;后端相互连合形成阴唇系带。小阴唇黏膜下分布有丰富的神经,感觉十分敏锐,是性敏感区。

(四)阴道前庭

阴道前庭是两侧小阴唇之间的裂隙。其前部有尿道外口,后部是阴道口,阴道口两侧有前庭大腺导管的开口。

(五)阴蒂

阴蒂由两条阴蒂海绵体构成,位于阴道前庭前端。阴蒂两脚在前方结合成阴蒂体,被阴蒂

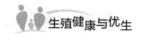

包皮包裹；阴蒂头露于表面，相当于龟头，大量的神经纤维末梢密集在阴蒂头的表层之下，接受和传递性刺激，是女性重要的性敏感区。

（六）前庭球

前庭球呈蹄铁形环绕着阴道前庭，中间部位于阴蒂与尿道外口之间；外侧部位于阴道口的两侧。

（七）前庭大腺

前庭大腺左右各一，位于阴道口的后外侧。其导管开口于阴道口的两侧，分泌物有润滑阴道的作用。

女性外生殖器是生养孩子的"门户"。外阴组织含有许多腺体，主要作用是分泌黏液，起着润滑作用，但也为细菌生长提供了良好条件。因此，每日清洗外阴是必要的，幼童至老年妇女均应如此。除非有炎症，一般不必用各种清洁消毒液，清水即可。

由于女性尿道与阴道口十分接近，受月经、性交与分娩的影响，女性尿道炎发生的机会较男性明显得多。阴道口被处女膜包围，处女膜多在初次性交时破裂，但有人可在体育运动或过度活动时破裂，也有个别弹性好者，即使性交后也不会破裂。所以，不能以处女膜是否完整来判定是否为处女。

阴蒂的神经末梢极为丰富，它是人类与性欲激发和性感受相关的器官，其生理功能是激发女性的性欲和获得性快感。

六、乳房

乳房是人类和哺乳动物的特有结构。男性乳房不发育，女性乳房为哺乳器官。

乳房位于胸前部，在3～6肋之间。性成熟女性的乳房呈半球形，紧张而有弹性（图2-11）。乳房中央的圆形突起为乳头，表面有输乳管的开口。乳头周围的色素沉着区，称乳晕，表面有许多小点状隆起，其深部为乳晕腺，可分泌脂性物质，润滑乳头及周围的皮肤，起保护作用。乳头和乳晕的皮肤较薄弱，易损伤，哺乳期尤应注意。妊娠后期和哺乳期，乳房因乳腺增生而明显增大。停止哺乳后，乳房因乳腺萎缩而变小。老年妇女的乳房萎缩下垂。

乳房的皮下为脂肪组织。乳腺被纤维隔分成15～20个乳腺叶。每一乳腺叶有一个输乳管，输乳管末端开口于乳头。乳腺叶和输乳管以乳头为中心呈放射状排列（图2-12）。乳房手术时一般采用放射状切口，以减少对乳腺和输乳管的损伤。

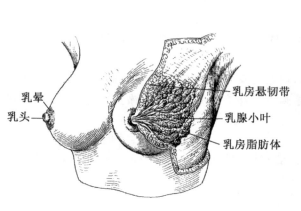

图 2-11　女性乳房（前面）

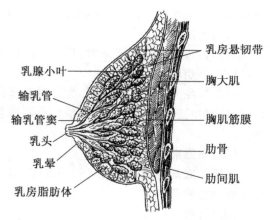

图 2-12　女性乳房（矢状切面）

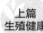

乳房的皮肤与深面的胸筋膜之间,连有许多乳房悬韧带(Cooper 韧带),对乳房起支持和固定作用。若癌细胞侵犯 Cooper 韧带,可使其缩短,乳房的皮肤被牵拉而出现不同程度的凹陷,呈现"橘皮"样外观,这是乳腺癌的早期征象之一。

乳房的功能主要有以下几方面:

1. 哺乳　哺乳是乳房最基本的生理功能。乳房是哺育后代的器官,乳房的发育、成熟,均是为哺乳活动做准备。在产后大量激素的作用及小婴儿的吸吮刺激下,乳房开始规律地产生并排出乳汁,供婴儿成长发育之需。

2. 第二性征　乳房是女性第二性征的重要标志。乳房一般在月经初潮之前 2~3 年开始发育,也就是在 10 岁左右开始生长,是最早出现的第二性征,是女孩青春期开始的标志。女性的乳房形状和大小差别很大,同一女性的双侧乳房也不一定完全对称。丰满、对称而外形漂亮的乳房是女子健美的标志和形体美的重要组成部分。每一位女性都希望拥有完整而漂亮的乳房,不少女性因为对自己乳房不满意而寻求做整形手术或佩带假体,特别是由于乳腺癌手术而不得不切除患侧乳房者。

3. 参与性活动　在性活动中,乳房是女性除生殖器以外最敏感的器官。在触摸、爱抚、亲吻等性刺激时,乳房的乳头勃起,乳房表面静脉充血,乳房胀满、增大等。随着性刺激的加大,这种反应也会加强,至性高潮时,这些变化达到顶点,消退期则逐渐恢复正常。乳房在整个性活动中占有重要地位。对于新婚夫妇及性生活不和谐者,了解乳房在性生活中的重要性,会帮助获得完美、和谐的性生活。无论是性欲唤起阶段还是性兴奋已来临时,轻柔地爱抚乳房可以刺激性欲,使性兴奋感不断增强。

第三节　女性青春期的性生理及性心理

一、女性青春期的性生理

女孩进入青春期后,由于受神经内分泌变化的影响,身体生长加速,出现人体生长发育的第二个突增阶段。身高、体重增长,骨骼、肌肉、脂肪组织及各器官更加发育成熟,在青春期结束时,伴随着性腺发育的基本成熟,女孩长成具有明显性特点的体型。

(一)青春期女性的体格发育

青春期女性身高和体重生长迅速,其增长速度是继婴儿期后出现的第二个突增阶段,女孩迅速生长的时期比男孩平均要早 1~2 年,在 12~13 岁时常达到突增高峰。女孩身高在整个青春期平均增长约 25cm,在生长突增阶段,平均每年增长 5~7cm,最高每年增长 9~10cm。身高生长突增开始的早晚有个体差异,突增的幅度与持续时间长短因人而异,但多数人的规律相似,即多在突增高峰前 3~4 年起,身高增长速度开始每年递增,达到突增高峰后,生长速度很快下降,一般到 15~16 岁以后,女孩生长变缓或停止长高。

体重在青春期也有大幅度增长,但不像身高有明显的突增高峰。体重增长持续时间较长,增长的幅度较大,而在到达成年期后体重仍可继续增加。青春期体重增长主要是骨骼、肌肉及脂肪的生长,也包括器官和皮下组织的生长。

女孩的脂肪组织在青春期开始后就逐渐增加。伴随卵巢的逐渐发育,卵巢分泌雌激素的水平不断上升。在雌激素的作用下,女孩体内脂肪持续增多,多储聚在腰肋部、臀部、大腿及胸部。不少女孩在青春晚期还会出现体内脂肪过多现象。如无特殊情况,在青春期结束时,女孩体内脂肪往往能达到稳定状态。

青春期开始后,女孩的肌肉发育也逐渐加快,肌肉的发育高峰紧随在身高生长突增高峰之后出现。青春期女孩体内雄激素的水平较男孩低得多,体力活动也比男孩少,因此在青春期结束时,女性肌肉组织平均比男性少 50% 左右。女孩肌肉所含水分比男孩多,肌纤维含糖量较少,所以女孩的肌肉收缩力差,容易疲劳。女孩的耐力弱于男性,除肌肉因素外,还可能由于女性的基础代谢率低于男性。

女孩青春期的形态发育可以从时间方面分为早熟、晚熟和平均三种类型。早熟者身高突增高峰出现比同龄人早,所以在青春期开始不久身高比同龄人高些;但早熟型女孩身高生长突增持续的时间往往较短,青春期结束早。因此,成年后身高不一定高于其他类型者。早熟型女孩体内脂肪含量往往较多,体重与身高的比值大于晚熟者,最后多形成典型的骨盆宽、臀围大、肩窄的女性体型。晚熟型女孩的特点是身高生长突增开始较晚,青春期刚开始时比同龄人矮;但这种类型的女孩青春期身高生长突增持续时间一般较长,青春期结束晚,到青春期结束时身高往往高于早熟者。晚熟型女孩体内脂肪量一般比早熟型女孩少,最后常发育成具有肩宽、骨盆窄的男性特征的瘦高体型。这是一般规律,存在个体差异。平均型女孩身高生长突增开始及结束的年龄、身高生长发育的速度和幅度以及体型,一般介于早熟和晚熟型之间。

青春期女孩的形态发育包括身高、体重、骨骼、肌肉、脂肪等,生长发育因人而异,而且存在明显的种族差异及城乡差别。身高生长突增的起止早晚和整体生长发育的程度以及侧重部位等方面均受遗传因素和环境因素的制约,如营养不良、慢性疾病、生活环境恶劣及情绪压抑等,可使青春期女孩的生长突增推迟和增长程度受限。如不良因素较快解除,则青春期女孩可以较快地生长发育。目前,女孩生长发育的长期趋势是身高及体重平均值的增长及性发育的提前。

(二)青春期女性的性发育

女性青春期的主要特征之一是性发育。女性性发育包括生殖器官发育、月经初潮和第二性征发育。

1. 生殖器官发育 女性生殖器官的发育有明显的年龄变化。在 10 岁以前,保持婴幼儿状态。10 岁以后,生殖器官、乳腺逐渐发育。女性外生殖器由幼稚型向成人型发展,阴阜隆起,出现阴毛,大阴唇变肥厚,小阴唇变大,色素沉着。阴道的长度及宽度增加,阴道黏膜增厚等。子宫增大,尤其是宫体明显增大;至 16 岁时,子宫长 6~8cm,重 30~35g。输卵管腔变宽,出现蠕动,黏膜有分泌作用,并有纤毛形成。卵巢增大,出现发育程度不同的卵泡,因排卵而卵泡破裂后修复,使表面凹凸不平。由于卵巢发育成熟,排卵开始,雌激素呈周期性变化,使月经来潮。

2. 月经初潮 少女出现第一次生理性子宫内膜脱落出血时,称月经初潮。它是女孩进入青春期的一项重要标志。从青春期开始发育至性成熟期,一般需 5~10 年。我国女性的月经初潮年龄在 11~18 岁之间。体质虚弱或营养不良者初潮可较迟,体质强壮或营养良好者,初潮可能提前。初潮年龄还受遗传因素的影响,与母亲及姐妹的初潮年龄有明显相关性。在同一环境下,孪生姐妹的初潮年龄极相近,单卵双胎比双卵双胎更为一致。原有慢性疾病,如有结核病、肾病、糖尿病等消耗性疾病时,初潮年龄可延迟。另外,气候、种族和环境也可能影响初潮年龄,如寒带地区少女初潮晚于热带者,也有人认为城市少女初潮年龄较农村少女稍早。

近一个世纪以来,初潮年龄有提前趋势,每10年平均提早4个月,主要见于欧洲、美国、亚洲某些地区,而在伦敦等地最近10年初潮年龄无明显变化。初潮提前原因尚不明,可能与文化水平提高、营养改善、饮食习惯改变等有关。

初潮后的1～3年,月经周期常不规律,且不排卵,但每一月经周期仍存在排卵的可能性。据统计,初潮后2年内,50%～90%为无排卵性周期,5年后80%为有排卵性周期。女孩进入青春期后,由于卵巢的发育以及雌、孕激素分泌的增加,阴道开始排出分泌物,并由碱性变为酸性。阴道分泌物由阴道黏膜渗出物、宫颈黏液及部分子宫内膜的分泌物混合而成。正常分泌物为白色稀糊状,无气味。接近排卵期时,宫颈黏液占主要成分,这时白带增多,清澈透明,稀薄似蛋清;排卵后,白带又变黏稠而量少,月经前后因盆腔充血,使阴道黏膜渗出物增加,白带也往往增多。

3. 第二性征 第二性征是指除内、外生殖器外的女性所特有的外部特征。第二性征出现于人体发育的青春期,从而形成了成熟女性在外观上的差异,主要表现在乳房、毛发、体型、体力、嗓音等方面。

(1)乳房发育。乳房的发育在第二性征中出现最早,平均在10～11岁时乳房开始发育,通常先于月经初潮。青春期乳房发育分为五期:第一期仅见乳头凸起;第二期乳房及乳头轻度隆起,乳晕扩大;第三期乳房、乳晕进一步增大凸起;第四期乳头及乳晕形成第二高峰,与乳房衬托显得突出;第五期乳房发育完全,此时乳晕变平。乳房发育的迟早及大小存在个体差异,约3/4的女孩到16～18岁才发育成与成人相似。乳房的发育受卵巢分泌的性激素影响。

(2)头型和毛发。女孩的头型较为纤细,颌骨、鼻骨和前额与男子相比,突出较少,因此女孩的脸部秀丽。女孩的头发稠密柔软。女孩阴毛开始生长的平均年龄为12岁,一般在乳房发育后出现,呈倒三角形分布,阴毛最先出现在阴阜及大阴唇上。腋毛的出现多数在阴毛长全之后,至15～17岁完全与成人一样,腋毛由稀到密,色渐加深。

(3)骨骼、肌肉与脂肪分布。女性与男性在骨骼、肌肉和脂肪三方面的质、量及分布存在差异。女性的骨密质较薄,全身骨骼总量较男性平均轻20%;女性的四肢骨较短,一般下肢骨与躯干等长;女性的骨盆宽而短。女性的肌肉不如男性发达,按全身骨骼肌占身体总重量的百分比来计算,男性为42%,女性为30%。女性体内的脂肪较男性丰富,占体重的28%。皮下脂肪在臀、胸及肩部更加丰满,形成女性特有的优美体型。

(4)嗓音。女孩的音调在青春期变高,比男孩的声音动听,这是因为在变声期结束时,女性声带短而且薄,声音清脆而圆浑,声调的变化柔和。

二、女性青春期的性心理

调查表明,我国青少年性成熟比20世纪五六十年代出现提前的倾向。性成熟的前移带来了性心理的提前出现。认知心理学认为,性的信息大量增加,人们的性观念发生很大变化,这一切,频繁刺激少女的大脑和生殖腺体,提早催开了性生理的芽蕾,也必然催动了性心理的发展。然而,社会生产力的发展,社会生活的日趋复杂又造成了少女社会心理成熟的推迟。她们在社会心理不成熟的情况下,对生理的发育以及由于生理的发育而萌发的性心理,缺乏科学的理解,很容易陷入盲目性。

(一)青春期性心理发展的三个阶段

1. 疏远异性阶段(初期) 即使原来经常在一起的异性同学或邻居,这时变得彼此疏远起来。在高小和初中读书的少年女孩,这一点往往表现得很突出:男女界限分明,见面谁也不打招呼。这一普遍的现象有两种变异形式:一种是厌恶同龄的异性,在学校里男女同学互相指责攻击;另一种是喜欢接近年龄很大的异性,似乎是一种代偿。

2. 接近异性阶段(中期) 对异性怀有好感,甚至欣赏,愿意跟异性彼此接近。此时,女孩子特别注意打扮,多少带些夸张地表现女性所特有的姿态和行为。这一阶段由于过分害羞,一般还不出现男女个别的频繁的接触。

3. 爱慕异性阶段(末期) 一般地说,初恋从这时开始发生。不过,我国多数女孩在20岁以前还没有胆量或不愿意公开向自己爱慕的异性表示爱情。

在少女性心理发展的每个阶段,都呈现出一种复杂与矛盾的心境:既关注异性的举止神态,希望得到异性的青睐,又把这种愿望埋在心底,表现出拘谨与淡漠、矜持与羞怯,性的躁动又使她们处在难以抑制的状态。她们需要倾诉而又找不到知音,依赖性较强的少女此时更需要学校和家庭的关怀和帮助。

性心理自发的发展,可能出现两种不良倾向:一种是受性本能、性心理的驱使,出于无知和好奇,过早地进行性体验和性尝试。在青春期性萌发的初期发生性关系,可以出现两种情况,一是受封建贞操观的影响,认为自己已不贞洁,从此背上悔恨的包袱,抬不起头来,或者糟贱自己;二是性欲过早启动,形成性欲的猛烈递增,陷入追求性享乐的状态。这是有的女孩子从性体验发展到性罪错所走的路。性罪错容易形成动力定型,成为顽固的性癖恶习,父母的打、骂、关、求,也难使她们回头。

第二种不良倾向是一些少女视青春期出现的性心理为丑恶,产生强烈的羞耻感和罪恶感,把自己看作下流的人,从而形成闭锁心理,孤僻、自卑、内向。

人的性心理的成熟有赖于性生理的成熟,而性生理的成熟并不意味着心理的成熟。性心理成熟的标志是性行为的发生是以性爱作为基础,灵与肉、性与爱的结合。因此,性心理的成熟与社会心理的成熟有着密切的关系。在我们的社会,人的性行为不仅具有自然性,而且具有社会性和精神性。同什么样的人发生性关系,以及在性行为中的表现,都反映出一个人的社会感、责任感和人格特征。性心理的成熟需要有一个过程,需要两性间不断地调整适应,尤其是情感的不断升华,才能达到完美的境界。

青春期少女的性心理处在不成熟的状态,可塑性很大,对她们进行正面教育,可培养塑造健康的性心理,如果任其自由发展,有可能滑入性罪错的深渊。性心理的健康与否,对人们性行为的作用,其重要性还鲜为人们所认识,即使一些青春期性教育开展比较好的学校,对中学生也仅限于生理卫生知识的教育,很少涉及性心理问题。但是,性心理的教育对于塑造少女健康的人格,是不可缺少的。这方面的教育应该不断创造条件,逐步开展。

(二)女性性成熟的心理特征主要表现

女性性成熟最典型的心理特征主要表现在以下三个方面:

1. 爱慕 即从心理上产生一种对异性的好奇心和吸引力,情窦初开,春心萌动。这种对异性的好奇感和接近的渴望,使她们更加关注自己在异性面前的举手投足,以及在异性心目中的形象。

2. 焦虑 青春期的女孩随着性心理的发展,对自身的性别角色和与之相关的形体特征日益在意,是否苗条、漂亮等,都是让她担忧和苦恼的事情。

3. 倾心 青春期的女性易冲动,自制力较差,特别是遇到心仪的异性,容易把对方当作拯救自己的"天使",从而把自己的一切都寄希望于对方。

(三)女性性成熟的主要行为表现

1. 对性知识的追求　青年由于性成熟而对性知识、生育现象有了探求的欲望和浓厚的兴趣,这是青年性心理发展的正常表现。但是,有些青年受封建意识的影响,把这种现象看成是羞耻、下流的行为,甚至怀有"罪恶感",秘密地探求性知识,这就有可能得到一些非科学的、不健康的性知识,甚至走上犯罪的道路。因此,应加强对青年的性教育,学习科学的性知识,培养健康的性心理和性道德,改变性无知和性愚昧状态,破除性神秘和性好奇观念,为其得到甜蜜的爱情和幸福的生活打下良好的基础。

2. 对异性的爱慕　歌德曾经说过:"青年男子哪个不善钟情?妙龄少女哪个不善怀春?"青年男女彼此向往、相互爱慕,是青年性心理发展的一个重要表现,而且,爱慕异性是青年恋爱成功与婚姻美满的性心理基础。一般来说,男女青年对异性追求的情感特点有所不同。女青年对异性的爱慕情感往往含蓄、深沉,表现为娇媚、自尊,而略显羞涩、被动。

3. 性欲望、性冲动与性行为　随着性成熟和性心理的发展,青年不可避免地出现不同程度的性欲望和性冲动,这是正常的生理现象。性欲望和性冲动的个体差异较大,男女也有差异。一般来说,男性产生得比较快,女性产生得比较慢。男性易被视觉刺激引起性欲望,女性易被触觉刺激引起性冲动。

4. 自慰　自慰行为是指在没有异性参与时所进行的满足性欲的活动。青年中常见的自慰行为有以下三种形式:

(1)手淫。手淫是用手或工具刺激生殖器官而获得性快感的一种行为。对女性来说,它使体内呈现性的"缓解"状态。手淫是青少年和未婚成人普遍的自慰现象。美国、波兰、苏联等国学者的调查表明,在性成熟期间,有 93%～96% 的健康男性有手淫行为。我国缺乏这方面的系统统计。手淫不算疾病,也不属于道德败坏。青少年性成熟后,性冲动难以抑制但又没有合法的满足途径时,手淫是一种不完美的性满足方式,无害于他人;也是一种自我心理慰藉,在一定程度上有缓解性紧张、保持身心平衡、避免性犯罪和不轨行为的作用。有节制的手淫对身体是无害的。1991 年 6 月在荷兰首都阿姆斯特丹召开的第十届世界性科学大会上,在世界范围内为手淫正了名。当然,这不是提倡手淫,主要是纠正对手淫危害性的渲染,引导青年人正确地对待手淫。

(2)性梦。性梦是指在睡梦中发生性行为。这也是青春期性成熟后出现的正常的心理、生理现象,在青年中普遍存在。据某市 1986 年对 481 名大学生心理健康状况的调查表明,约有 70% 的人经常或有时梦见性活动,男性多于女性。男女两性的性梦内容和表现有所不同,女性的性梦与男性相比有较大的差异。未婚女性的性梦往往错落零乱,变化无常,很难有清晰的性梦;女性在醒后能够回忆起梦境的内容,有过性梦体验的女性,也不必焦虑和羞怯,应顺其自然,要把精力放在学习和工作上,避免过多地接受各种性信息和性干扰。

(3)性幻想。性幻想是指在某种特定因素诱导下,自编、自导、自演与性交往内容有关的心理活动过程。性幻想是性冲动的发泄形式之一,是青年自慰行为中的一种表现,属于青年性成熟的正常现象。青年由于性成熟,对异性的爱慕十分强烈,但又无法与异性发生性行为,便把自己曾在文艺作品中看到的、听到的两性性爱镜头,经过大脑的重新组合、加工,编成由自己表演的性过程,可以虚构出自己与任何爱慕的异性在一起约会、接吻、拥抱、性交。性幻想可以导致生理上的性兴奋,偶尔也出现性高潮。性幻想在入睡前及睡醒后卧床的那段时间,以及在闲暇时出现较多。如果过分沉溺于其中,可能会成为一种性异常,即"白日梦",给身心带来不良后果。

第四节　女性性功能障碍

夫妇和谐的性生活,是幸福美满家庭的重要组成部分。但是并非所有家庭的夫妇,都能有愉快和谐的性生活。往往由于男女某一方存在某些生理或病理的因素,从而产生不同程度的性功能障碍,影响了夫妇的性和谐,甚至影响了夫妇的感情,以至关系破裂。因此,需要了解、纠正双方的某些性功能障碍,以维护和促进夫妇间正常的、健康与和谐的性生活,保障家庭的幸福欢乐。

一、女性性功能障碍的定义

由于女方的某些因素,影响了夫妇性生活的正常进行,统称为女性性功能障碍,包括生理与病理的原因。

二、女性性功能障碍的种类

(一)性欲减退

性欲减退是指全面的性抑制,没有性欲冲动,性欲唤起困难,对性生活无要求,表现为无所谓的态度。这些情况持续发生给女方造成痛苦。

性欲减退的原因是由于心理或感情等因素导致激素缺乏或过多。女性在绝经期后,随着年龄的增长,性腺功能越来越差,雌激素分泌减少,血中性激素水平降低导致性欲冲动形成困难。药物治疗或手术造成的身体上的问题也可造成性欲减退。

(二)性厌恶

性厌恶指对性活动或性思想的一种持续性憎恶的反应。女性性厌恶患者,在实际或想象与伴侣发生性活动时,立刻产生强烈的消极情绪,并且非常厌恶性活动,出现排斥或憎恶的现象和行为。所以一般都极力回避所有的性活动。严重者甚至对与异性接触都非常厌恶,并对性接触和性活动产生惊恐反应。

女性性厌恶多数是精神心理因素引起的。在青少年时期有创伤性性经历,如受到强暴、强奸、乱伦、失恋等精神打击常可诱发性厌恶。

(三)性兴奋障碍

性兴奋障碍是指没有性兴奋或者性兴奋经常地或持续地延迟或缺乏,女性仅能获得低水平的性快感。有性兴奋障碍的女性有不同的身体反应,如性交时缺乏性快感、润滑液分泌减少等。

性兴奋障碍包括分泌物减少或缺乏,阴蒂和阴唇感觉减退,阴蒂勃起功能不振,阴道的平滑肌松弛障碍等。这些现象可由心理因素导致,也有其他原因,如阴蒂血流减少,骨盆受伤或手术,服用药物(尤其是抗忧郁药物)等生理性因素。

(四)性高潮障碍

性高潮障碍是指女性虽有性要求,性欲正常或较强,但在性活动时受到足够强度和时间的有效性刺激并出现正常的兴奋期反应之后,性高潮仍经常或持续地延迟或缺乏,女性仅能获得低水平的性快感,很少或很难达到性满足,在很多情况下女性也存在着性兴奋的抑制。

性高潮障碍可分为原发性障碍和继发性障碍。原发性障碍的原因是精神上的伤害或性虐待等精神因素、生理性因素；继发性障碍的原因是手术、损伤和激素的缺乏等。

(五)性交疼痛

性交疼痛的原因有前庭炎、阴道萎缩、阴道炎等医学上的因素和生理、心理因素。

1. ***性交疼痛***　是指性交时持续或经常伴有性器官的疼痛。

2. ***阴道痉挛***　是指女性性交时阴道外端 1/3 及会阴部肌肉发生不自主的痉挛，常使得阴茎难以插入，为外阴或阴道口器质性病变所引起的一种自然保护性反射活动。初次性交时发生痉挛者，称原发性阴道痉挛；曾经有过成功性交的经历后来才发生痉挛者，称继发性阴道痉挛。心理因素和感情因素也会导致阴道痉挛。

三、女性性功能障碍的治疗

行为疗法是治疗女性性功能障碍的主要手段。它主要包括性感集中治疗、原发性性高潮障碍者自我训练法和药物治疗三种方法。此外，基因治疗和计算机辅助的虚拟性治疗也对女性性功能障碍有一定的帮助，但目前尚未应用于临床。

(一)性感集中治疗

性感集中治疗是配偶双方集中接受为期 2 周的性治疗计划，通过训练，夫妻双方的注意力不再放在勃起和性高潮上，而是集中在性交过程中性感受的体验。这个治疗过程应由医生根据训练进展来实施。

(二)原发性性高潮障碍者自我训练法

治疗原发性性高潮障碍最有效的办法，是通过手淫来获得第一次性高潮。多数性高潮障碍女性可以通过自我刺激阴蒂达到性高潮。

(三)药物治疗

药物治疗主要用于性欲低下，包括有助于充血的药和性欲增强药。前者主要有美舒郁；后者的代表药有利维爱，它是一种雌激素替代物，能明显地改善女性的性欲及性生活质量，故也被称为"女性伟哥"。

（刘文庆）

第五节　常见女性生殖系统疾病

一、月经失调

(一)痛经

凡是在月经期前后或月经期出现下腹部疼痛、坠胀、伴腰酸或其他不适，程度较重而影响生活和工作质量者称痛经。痛经是妇科最常见的症状之一，约 50% 的女性有痛经。痛经分为原发性和继发性两类，前者是生殖器官无器质性病变的痛经，后者指由于盆腔器质性疾病如子宫内膜异位症、盆腔炎等所引起的痛经。

1. ***病因***　原发性痛经的发生与月经时子宫内膜释放前列腺素（PG）有关，内膜中 PG 浓度越高，痛经也越严重。PG 诱发子宫平滑肌收缩，产生分娩样下腹痉挛性绞痛，具有痛经特征。

子宫平滑肌过度收缩历时稍长,可使子宫压力升高,造成子宫供血不足,当子宫压力超过平均动脉压即可引起子宫缺血,导致厌氧代谢物积聚,刺激疼痛神经元而发生痛经。原发性痛经的发生还受精神、神经因素影响,内在或外来的应激可使痛阈降低,思想焦虑、恐惧以及生化代谢物质均可通过中枢神经系统刺激盆腔疼痛纤维。

无排卵性子宫内膜因无孕激素刺激,所含 PG 浓度很低,一般不发生痛经。

2. 临床表现　①原发性痛经在青少年期常见,多在初潮后 6～12 个月发病。②疼痛多从月经来潮后开始,最早出现在经前 12 小时;行经第一天疼痛最剧烈,持续 2～3 天缓解;疼痛程度不一,重者呈痉挛性;部位在下腹部,可放射到腰骶部和大腿内侧。③有时痛经伴有恶心、呕吐、腹泻、头晕等症状,严重时面色苍白、出冷汗。④妇科检查无异常发现。多数人在结婚和生育后就不再痛经了。

因疾病所致的痛经为继发性痛经。常见引起痛经的疾病有盆腔炎、子宫内膜异位症、子宫颈管粘连、子宫肌瘤以及卵巢和输卵管肿瘤等。

3. 治疗

(1)一般治疗。要重视精神心理治疗,说明月经时轻度不适是生理反应。疼痛较重时,可作非麻醉性镇痛治疗,适当应用镇痛、镇静、解痉药。

(2)前列腺素合成酶抑制剂。可减少 PG 的产生,分为两类。

①苯基丙酸类:如布洛芬口服,痛经缓解率 90%。

②灭酸类:如氟芬那敏口服;月经来潮即开始服药,连续 2～3 天,疗效迅速而安全。

(3)口服避孕药抑制排卵;适用于要求避孕的痛经妇女。

也可采用中药治疗。继发性痛经应进行病因治疗。

(二)功能失调性子宫出血

功能失调性子宫出血简称功血,是由调节生殖的神经内分泌机制失常引起的子宫异常出血,而全身检查及生殖器官检查均未发现明显的器质性疾病。功血可发生于月经初潮到绝经期间的任何年龄。功血可分为有排卵性和无排卵性两类。无排卵性功血占 80%～90%,多发生在青春期(57.1%),绝经期次之,育龄期最少。

1. 病因　体内外多种因素,如青春期卵巢功能不健全以及精神过度紧张等,均可通过大脑皮质和中枢神经系统影响下丘脑-垂体-卵巢轴系统的相互调节。

(1)无排卵性功血,主要发生于青春期和围绝经期妇女。青春期女性下丘脑和垂体的调节功能未成熟,对卵巢雌激素的正反馈反应异常。当精神过度紧张,如考试、应聘、恐惧、环境和气候变化、营养不良等因素的影响,均可通过大脑皮质的神经递质,影响下丘脑-垂体-卵巢轴,使性激素分泌异常,导致功血。

(2)有排卵性功血,多见于中年与绝经过渡期的妇女,发病原因尚不清楚。

2. 临床表现

(1)无排卵性功血,表现为不规则阴道出血,特点是月经周期紊乱,经期长短不一,出血量时多时少,甚至大量出血;有时先有数周或数月停经,继之大量出血,持续 2～3 周或更长,不易自止;也可表现为类似正常月经的周期性出血。多数无腹痛或其他不适,出血多或时间长者常伴贫血。

(2)有排卵性功血:月经周期尚规律。一般表现为月经周期缩短(<21 天,称月经频发)。有时表现为月经前 1～2 天或 3～4 天出现少量出血,然后出现正常月经 5～7 天。发生在生育期可影响受孕或易流产,或月经间隔时间正常,但经期延长(>7 天),可长达 9～10 天,且出血量多。

3.治疗

(1)无排卵性功血:青春期及生育期患者应以止血、调整月经周期、恢复排卵功能为原则。对大量出血患者,在补充血容量的同时,采用性激素止血、调整月经周期、促进排卵等。对出血量多或反复出血的已婚妇女用刮宫疗法止血。

(2)有排卵性功血:应用黄体酮、孕激素等治疗。

(三)闭经

闭经是妇科临床的一种常见症状,通常分为原发性和继发性两类。女性年满18周岁已出现第二性征而月经尚未来潮,或年龄超过14岁尚无女性第二性征发育者称为原发性闭经;月经已经来潮,再出现停经6个月以上者称为继发性闭经。

1.病因　是由于下丘脑-垂体-卵巢轴的神经内分泌调节、子宫内膜对性激素的周期性反应以及生殖道的通畅,其中任何一个环节发生障碍而引起。引起闭经的疾病有:先天性、创伤性、感染性、内分泌失调、肿瘤及全身因素六大类。一般认为原发性闭经多由遗传学因素或先天发育缺陷引起;继发性闭经多考虑后天发生的疾病。以继发性疾病多见,约占闭经总数的95%。按引起闭经的部位分为:

(1)下生殖道闭经:处女膜无孔、阴道隔膜等。

(2)子宫性闭经:米勒管发育不全综合征、创伤和感染。

(3)卵巢性闭经:性腺发育不全、创伤、卵巢肿瘤等。

(4)垂体性闭经:垂体梗死、垂体肿瘤、垂体被破坏等。

(5)下丘脑性闭经:精神、神经因素、体脂减少、药物性闭经等。

(6)其他因素及内分泌失调:全身慢性消耗性疾病、其他内分泌功能异常。

2.临床表现

(1)闭经:女性超过18岁尚未来月经,或月经来潮后又停经6个月以上者。

(2)有子宫、卵巢等相关病史或症状,如人工流产等宫腔手术史等。

(3)有子宫缺如伴无阴道等异常,或第二性征不发育、发育不全等症状。

3.治疗　采取一般对症治疗,根据不同病因实施雌激素、孕激素或雌、孕激素联合及诱发排卵治疗。对有宫腔粘连者或有卵巢、垂体及其他部位肿瘤者可行手术治疗。

(四)经前期紧张综合征

经前期紧张综合征也称经前期综合征,是指妇女反复在黄体期周期性出现躯体、精神以及行为方面改变,重者影响生活质量,发生率为30%~40%。

1.病因　病因不明,可能由于卵巢激素、中枢神经传递和自主神经系统失调综合作用引起。如雌、孕激素比例失调、神经类阿片肽异常和精神因素。

2.临床表现　周期性发作,多见于25~45岁的女性,常因家庭不和睦或工作紧张激发。月经前1~2周出现症状,月经来潮后症状迅速明显减轻或消失。主要症状分为3类:①躯体症状:头痛、乳房胀痛、腹胀、肢体、颜面浮肿、体重增加等;②精神症状:易怒、焦虑、抑郁、情绪不稳定、乏力以及食欲、睡眠等改变;③行为改变:思想不集中,学习、工作效率低,意外事故倾向,易有自杀意图等。

3.治疗

(1)精神治疗。应给予心理安慰和疏导,使精神松弛。适当应用镇静剂,如在黄体后期口服艾司唑仑或苯巴比妥。

（2）抗抑郁药。氟西汀口服，于黄体期用药，不超过 3 个周期，可明显缓解精神症状及行为改变。

（3）利尿剂。适用于月经前期体重增加明显（＞1.5kg）者。为解除患者水钠潴留，月经周期后半期宜低盐饮食，口服螺内酯。

（4）激素治疗。可用孕激素替代治疗，从周期第 16 天开始，每天口服甲羟孕酮，共 10 天。

（5）维生素 B_6。可调节自主神经系统与下丘脑-垂体-卵巢轴的关系，改善症状。每天口服 100mg。

二、异位妊娠

囊胚在子宫腔以外的任何部位着床发育者，称为异位妊娠，也称宫外孕。根据着床部位不同，有输卵管妊娠、卵巢妊娠、腹腔妊娠、宫颈妊娠等。

异位妊娠是妇产科常见急腹症之一，当输卵管妊娠流产或破裂时，如不及时诊断、抢救，可危及生命。在异位妊娠中，输卵管妊娠最多见，占 95％以上。输卵管妊娠发生在壶腹部最多，其次为峡部，伞端和间质部妊娠较少。

1. 病因

（1）慢性输卵管炎，是输卵管妊娠的主要病因。主要由结核杆菌、淋球菌、沙眼衣原体等引起的感染。可使输卵管黏膜皱襞粘连，纤毛缺损，管腔狭窄、扭曲，影响受精卵在输卵管的通过。流产、分娩等是上述感染发生、发展的常见诱因。

（2）输卵管发育或功能异常。输卵管过长、肌层发育不良、黏膜纤毛缺如、双管输卵管、输卵管蠕动异常等均会影响受精卵的运送。

（3）卵子游走。卵子向对侧输卵管移行，并在对侧输卵管内着床发展成异位妊娠。

（4）其他。输卵管周围肿瘤和病变有时会影响输卵管的通畅和运送受精卵的功能。

2. 临床表现　由于输卵管腔小，管壁薄，蜕膜发育不良，当输卵管膨大到一定程度时可导致输卵管妊娠流产、输卵管妊娠破裂或继发性腹腔妊娠。输卵管妊娠的临床表现与受精卵的着床部位、有无流产或破裂等有关。

（1）停经。多有 6～8 周停经，少数病例也可无停经史。

（2）腹痛。是主要症状。输卵管妊娠在流产或破裂以前，常为一侧下腹隐痛或酸胀感。当输卵管妊娠流产或破裂时，患者突感下腹一侧撕裂样疼痛，很快扩散至下腹或全腹，可伴恶心、呕吐。血液积聚于子宫直肠陷凹处时，可出现肛门坠胀感。可有肩胛部放射痛。

（3）阴道出血。多为不规则点滴出血，褐红色，常需去除病灶才能停止。

（4）昏厥与休克。由于急性大量内出血和剧烈腹痛，表现为头昏眼花、心慌、面色苍白、脉快而弱、血压下降甚至昏厥等。

（5）腹部检查。腹部不同程度压痛、反跳痛，下腹部尤甚。可出现移动性浊音，有时可在下腹触及包块。

（6）妇科检查。阴道可见少量暗红色血液流出；阴道后穹窿饱满，触痛；宫颈略着色，明显举痛，子宫略大，较软，内出血多时可有漂浮感。

3. 治疗　治疗原则以手术为主。

（1）手术治疗。输卵管妊娠确诊后，原则上应立即手术，制止内出血。如输卵管切除术、保守性手术。

（2）非手术治疗。保守治疗的指征：要求保留生育功能的年轻患者以及输卵管妊娠未流产或破裂等。

三、妊娠高血压综合征

妊娠高血压综合征简称妊高征,是妊娠期特有的疾病。病因不明,营养不良、精神紧张、气候骤变等可能是发病诱因。

1. 临床表现与分类　典型临床表现为妊娠 20 周后出现高血压、水肿和蛋白尿。根据妊高征严重程度,临床上分三类:

(1)轻度妊高征:血压≥140/90mmHg,可有轻微蛋白尿和(或)水肿。

(2)中度妊高征:血压≥150/100mmHg,蛋白尿和(或)水肿。

(3)重度妊高征。

①先兆子痫:血压≥160/110mmHg,蛋白尿＋＋～＋＋＋＋和(或)水肿,有头痛、眼花等症状。

②子痫:在妊高征基础上,有抽搐或昏迷。

2. 治疗

(1)妊娠高血压治疗:加强孕期检查,密切观察病情发展。如正规治疗 2 周无效或加重者,应住院治疗。

(2)子痫前期治疗:一旦确诊,应住院治疗。治疗原则为:解痉、镇静、降压、合理扩容及利尿,适时终止妊娠。

(3)子痫的处理原则:控制抽搐,纠正缺氧和酸中毒,控制血压,抽搐控制后终止妊娠。

定期做产前检查,可以早期发现和早期治疗。

四、妊娠时限异常

(一)流产

流产俗称小产。凡妊娠不足 28 周、胎儿体重不足 1000g 而终止者,称为流产。发生在妊娠 12 周前的流产为早期流产;发生在妊娠 12 周后的流产为晚期流产。流产分自然流产和人工流产两种。自然流产是指胚胎或胎儿因某种原因自动脱离母体而排出,发生率占全部妊娠的 10％～18％。人工流产则指用药物或机械性干预等人工方法终止妊娠。

1. 病因

(1)胚胎方面。

1)胚胎发育异常:是早期流产主要原因。可能由于精子或卵子有缺陷,胚胎染色体异常,导致胚胎发育不良、死亡而排出体外。目前认为,反复自然流产与生殖细胞缺陷、染色体异常有密切关系,故有这类病史者,夫妇应做细胞学检查。

2)胎盘发育异常:滋养层细胞发育不良或绒毛变性可致流产,胎盘形成后发生大面积梗塞、胎盘循环障碍(前置胎盘、胎盘早期剥离)、宫腔内感染致胎盘机化均可使胎儿死亡而发生流产。

(2)母体方面。

1)全身性疾病:急性传染病(流感、肺炎等)引起的高热及病原毒素均可引起子宫收缩和胎儿死亡造成流产。一些慢性疾病(严重贫血、心力衰竭、慢性肾炎、高血压、糖尿病)可影响正常血液循环,导致胎儿缺血缺氧引起流产。另外,慢性中毒(汞、苯、铅、酒精、吗啡等)、不良精神刺激也可致妊娠终止。

2)内分泌失调:孕激素不足可影响胚胎正常植入和发育而致流产,如黄体发育不全患者。

甲状腺功能低下,使细胞氧化过程障碍,也可影响胚胎发育引起流产。

3)生殖器官疾病:宫颈功能不全(宫颈重度裂伤等)常致胎膜早破,是晚期习惯性流产常见原因。子宫发育不良、子宫畸形、子宫肌瘤等均可由于影响子宫形态及蜕膜发育而致流产。

(3)免疫因素:免疫因素可造成流产,如母子 ABO 或 Rh 血型不合、孕妇受胎儿血浆蛋白异型抗原致敏、孕妇血中产生抗滋养层细胞抗体、母体免疫功能失调等。

(4)其他:外伤、过度劳累、孕期行腹部手术、性交等均可诱发子宫收缩造成流产。

2.临床表现　主要症状为阴道流血,下腹部疼痛,腰酸,胎儿流出等。

3.分类

(1)先兆流产。停经后阴道有少量流血(少于经量),淡红色或深褐色,轻度下腹坠痛或腰酸,也可无腹痛。妇科检查见子宫大小与孕周相符,宫口未开。尿妊娠试验阳性。超声波检查有胎心、胎动波。如胚胎发育正常,去除病因,症状消失可继续妊娠。

(2)难免流产。由先兆流产发展而来,继续妊娠已不可能。此期阴道出血增多(常超过经量),大量时可致出血性休克。下腹阵发性坠痛加剧。妇科检查:宫口开,有时可见胚胎组织堵塞宫颈口,子宫体积略小于或等于相应孕周子宫。尿妊娠试验阴性或阳性。超声波检查未见胎心、胎动波。有时胚胎已死于宫内,但无症状或不明显。这类难免流产易发展成稽留流产,要借助超声波确诊。

(3)不全流产。胚胎及胎盘部分排出,部分残留在宫腔内影响子宫收缩,从而引起阴道不同程度流血,大量时也可致休克。阵发性下腹疼痛明显。妇科检查:宫口开,子宫小于相同孕周子宫,有时宫口可见残留组织堵塞。尿妊娠试验阴性或阳性。超声波可见宫腔内有残留组织。

(4)完全流产。胚胎或胎儿及其附属物完全排出,阴道出血少并渐止,腹痛渐消失。妇科检查:宫口闭,子宫大小接近正常。

(5)稽留流产(过期流产)。指胚胎死亡两个月以上未排出宫腔者。多数患者曾有先兆流产症状,以后早孕反应消失,子宫不再增大。阴道出血少或无。妇科检查:宫口闭,子宫小于停经月份,尿妊娠试验阴性。超声波检查胎动、胎心波消失。胚胎稽留宫腔时间长,常机化并与宫壁粘连,清宫时易引起术中大出血。过久稽留坏死胎盘组织可释放凝血活酶,引起弥漫性血管内凝血。

(6)习惯性流产。连续 3 次或 3 次以上的自然流产为习惯性流产。由于病因相同故每次流产往往发生在同一孕周,其过程与其他流产相同。

(7)感染性流产。各类流产因出血时间长,组织残留或无菌操作不严格引起宫腔内感染者。此期除原有症状加重外,还常伴阴道流液,并有恶臭味及畏寒、发热等全身症状。妇科检查子宫、附件有明显压痛。

4.处理　一旦发生流产症状,应根据流产的不同类型,及时进行恰当的处理。

(二)早产

妊娠在满 28 周至 37 周内分娩者称为早产,此时娩出的新生儿称早产儿,出生体重为 1000~2499g,各器官发育尚不成熟。早产占分娩总数的 5%～15%。近年有胎龄不满 28 周、体重低于 1000g 的胎儿,娩出后经过精心哺养也能存活,但围产儿的死亡中 75% 与早产有关,因此防止早产是降低围产儿死亡率的重要环节之一。

1.病因　与晚期流产原因基本相同。另外,导致宫内压过高的因素,如双胎、羊水过多等也是早产的常见原因。

2.**临床表现**　类似足月分娩。宫缩规则,宫口扩张小于 3cm,胎膜未破者可视为先兆早产。先兆早产须与假临产鉴别。宫缩强,宫口开大 3cm 以上,或胎膜已破者,早产多已难免。

3.**治疗**

(1)先兆早产。

1)休息:宜左侧卧位以改善胎盘血循环,减少自发性子宫收缩。避免局部刺激,防止感染和宫缩过早出现。

2)药物:配合休息治疗,抑制宫缩。

(2)预防早产儿呼吸窘迫综合征。

五、外阴炎

外阴部位的皮肤和黏膜发炎称为外阴炎。外阴炎分急性和慢性两种。

1.**病因**　外阴与尿道、肛门邻近,经常受经血、阴道分泌物和大小便的刺激、污染以及两大腿摩擦,易引起发炎;其次,糖尿病患者的糖尿刺激外阴部皮肤,以及穿紧身化纤内裤致局部通透性差、局部潮湿和经期卫生巾的刺激,均可引起非特异性外阴炎。

2.**临床表现**　急性炎症为外阴部皮肤瘙痒、疼痛或烧灼感,在活动、性交和排尿后加重。局部皮肤或黏膜充血、肿胀,重者形成溃疡或湿疹。慢性外阴炎表现为局部瘙痒、皮肤增厚、皲裂。

3.**治疗**

(1)局部可用 1:5000 高锰酸钾溶液坐浴,每天 2 次。若皮肤有破损,可涂磺胺或抗生素软膏。

(2)积极寻找病因,如发现糖尿病应积极治疗,如有尿瘘等应及时行修补术。

4.**预防**　注意个人卫生,勤换内裤,穿棉布内裤,保持外阴清洁、干燥。

六、阴道炎症

阴道炎是阴道黏膜及黏膜下结缔组织的炎症,是妇科的一种常见疾病。

正常健康妇女,由于解剖学及生物化学特点,阴道对病原体的入侵有自然防御功能;当阴道的自然防御功能遭到破坏,则病原体易于侵入,导致阴道炎症。幼女及绝经后妇女由于雌激素缺乏,阴道上皮菲薄,细胞内糖原含量减少,阴道 pH 值达 7 左右,阴道抵抗力低下,比青春期及育龄妇女易受感染。近年来由于导致感染的因素逐渐增多,其发病率逐渐升高;致病的病原体种类也越来越多。

阴道炎的发病机制既往认为是由于病原体的侵袭而致,现在则倾向于阴道内菌群失调所致,平时阴道菌群之间彼此制约,使病原体不能有所作用,如果这种平衡被破坏,互相制约作用消失,氢离子浓度下降,乳酸杆菌失去优势,病原体得以繁殖,产生症状。

常见的阴道炎有滴虫性阴道炎、外阴阴道假丝酵母菌病、细菌性阴道病等。

(一)滴虫性阴道炎

滴虫性阴道炎是由阴道毛滴虫引起的常见阴道炎。

1.**病因**　阴道毛滴虫呈梨型,属厌氧性寄生虫。滴虫的适宜生长温度为 25~40℃,脱离人体后仍能生存数小时,极易传播。滴虫最适宜 pH 值为 5.2~6.6,pH 值在 5 以下或 7.5 以上可抑制其生长。月经后阴道 pH 值接近中性,隐藏在腺体等内的滴虫常可繁殖,故月经后易发病。滴虫性阴道炎患者的阴道 pH 值为 5~6.5。

2．传播途径

(1)经性生活直接传播，男女一方泌尿生殖道带有滴虫均可传染给对方。

(2)间接传播，经由公共浴池、浴具、浴巾、游泳池、坐式马桶或污染的衣服、器械等传染。

3．临床表现　潜伏期为4～28天。主要为阴道分泌物增多及外阴瘙痒、灼痛或性交痛，分泌物是稀薄脓性、泡沫状，有臭味。如合并感染，则呈黄绿色脓样。若合并尿道感染，可有尿痛、尿急等症状。检查见阴道黏膜充血等。

4．治疗

(1)全身用药。常用甲硝唑2g，一次顿服。服药后个别患者可出现消化道反应，如食欲不振、恶心、呕吐，偶有头痛、皮疹等，一旦出现应停药。甲硝唑能通过乳汁排泄，哺乳期用药期间不宜哺乳。

(2)局部治疗。清除阴道分泌物、阴道上药等。

(3)治疗中注意事项。为避免重复感染，内裤和洗涤用的毛巾应煮沸5～10分钟。未婚女性以口服治疗为主，治疗后检查滴虫阴性时，应于下次月经前继续治疗一个疗程，巩固疗效。

(二)外阴阴道假丝酵母菌病

外阴阴道假丝酵母菌病曾被称为外阴阴道念珠菌病，是由假丝酵母菌引起的阴道炎。

1．病因　80％～90％为白假丝酵母菌。假丝酵母菌适宜在酸性环境中生长，有假丝酵母菌感染时pH值多在4.0～4.7。白假丝酵母菌是条件致病菌，约10％非孕期女性阴道中有此菌寄生，但不出现症状。当机体及阴道局部细胞免疫力下降，阴道内糖原增加，酸度增高时适宜假丝酵母菌大量繁殖，才出现炎症症状，故多发生于孕期和糖尿病患者。另外，长期用抗生素或皮质类固醇激素治疗的患者，阴道内微生物之间失去相互制约，可导致假丝酵母菌的繁殖。其他如穿紧身化纤内裤、肥胖可使会阴局部温度和湿度增加，利于假丝酵母菌繁殖而发病。

2．传染方式　假丝酵母菌可寄生于阴道、口腔、肠道，这三个部位的假丝酵母菌可互相传染。此外，少数患者可经性交直接传染及污染衣物间接传染。

3．临床表现　主要为外阴瘙痒及灼痛，严重者坐卧不安，可伴尿急、尿痛和性交痛。急性期白带增多，白色稠厚呈凝乳或豆腐渣样。检查可见阴道黏膜充血、水肿等。

4．治疗　一般疗效较好，但容易复发。

(1)消除病因。如有糖尿病应积极治疗，及时停用广谱抗生素、激素，勤换内裤，用过的内裤及毛巾用开水烫洗。

(2)局部治疗。可用2％～4％碳酸氢钠液冲洗外阴、阴道后，选用抗真菌药物阴道用药。常用的药物有咪康唑栓剂、克霉唑栓剂等。

(3)全身治疗。经局部治疗疗效差，未婚女性或反复发作者可选用口服药物，常用的药物有伊曲康唑、氟康唑等。

(4)复发病例的治疗。外阴阴道假丝酵母菌病容易在月经前复发，故治疗后应在月经前复查。如一年内发作4次以上称复发性外阴阴道假丝酵母菌病。对复发患者应寻找病因，如是否有糖尿病，是否应用广谱抗生素、激素，是否合并其他感染，性伴侣应行检查及治疗。给以局部或全身治疗。

5．预防　预防原则同滴虫性阴道炎，应注意皮肤和外阴清洁，合理使用抗生素、激素，积极治疗糖尿病等其他疾病。

（三）细菌性阴道病

细菌性阴道病是阴道内有大量不同的细菌，而阴道黏膜炎症并不明显的一种混合感染。

1. 病因　本病是阴道内正常菌群失调所致的一种混合感染。正常阴道内乳酸杆菌占优势，并存各种厌氧菌和需氧菌。细菌性阴道病时乳酸杆菌减少，而其他菌大量繁殖，主要有加德纳菌、消化链球菌等厌氧菌和支原体属，以厌氧菌居多。

2. 临床表现　本病患者有 10%～40% 无症状，有症状者主要表现为阴道分泌物增多，伴有鱼腥样臭味。偶有外阴瘙痒及灼热感，白带多呈灰白色，薄而均质，黏度低。阴道黏膜充血不明显。

3. 治疗

（1）全身用药。首选甲硝唑 0.4g 口服，每天 2～3 次，连服 7 天。其次可用克林霉素。

（2）阴道给药。甲硝唑阴道泡腾片 0.2g，每晚 1 次，连用 7 天。或克林霉素软膏外用。药物治疗同时可用 1% 双氧水冲洗阴道，每天 1 次，共 7 天。

七、宫颈炎症

宫颈炎症是妇科常见的疾病，多发生于生育期妇女。分急性和慢性两类，慢性宫颈炎更多见。

（一）急性宫颈炎

1. 病因　急性宫颈炎多见于感染性流产、产褥期感染、宫颈损伤及各种阴道炎并发感染，病原体为葡萄球菌、链球菌、肠球菌等。近年来随着性传播疾病的增加，目前常见的病原体为淋病奈瑟菌和沙眼衣原体，常沿黏膜扩散导致浅层感染，引起黏液脓性宫颈黏膜炎。

2. 临床表现　主要是阴道分泌物增多，呈脓性，伴腰酸及下腹部坠痛，性交后出血，有尿急、尿频、尿痛等症状。检查见宫颈充血、水肿及糜烂等，淋球菌感染可见尿道、阴道口黏膜充血、水肿及多量脓性分泌物。

3. 治疗　用抗生素全身治疗；如急性淋球菌感染，可用第三代头孢菌素，大剂量、单次给药，如头孢曲松钠、头孢克肟等。如为衣原体感染，选用红霉素类、喹诺酮类药物，如阿奇霉素、多西环素等。急性期禁性生活、禁宫颈活检等治疗，以免炎症扩散。

（二）慢性宫颈炎

多由于急性宫颈炎治疗不彻底或未治疗，病原体隐藏于宫颈黏膜内形成的慢性炎症，多见于流产、分娩或手术损伤宫颈后病原体侵入而引起。病原体主要为葡萄球菌、链球菌、厌氧菌等和沙眼衣原体。慢性宫颈炎与宫颈癌的发生有一定的关系。

1. 病理

（1）宫颈糜烂。宫颈鳞状上皮脱落，糜烂面柱状上皮覆盖，显露其下面的红色毛细血管，非真正糜烂。

根据糜烂面占宫颈面积的比例分为 3 度：轻度（Ⅰ度）：糜烂面小于整个宫颈面积的 1/3；中度（Ⅱ度）：糜烂面占整个宫颈面积的 1/3～2/3；重度（Ⅲ度）：糜烂面占整个宫颈面积的 2/3 以上。

（2）宫颈息肉。因慢性炎症的长期刺激，宫颈局部黏膜增生，逐渐从基底部向宫颈外口突出形成宫颈息肉，质软而脆，易出血。

（3）宫颈肥大。由于慢性炎症的长期刺激，宫颈组织充血、水肿，腺体和间质增生，使宫颈肥大，可达正常宫颈的 2～3 倍，表面黏膜多光滑。

（4）宫颈腺囊肿。在宫颈糜烂愈合过程中，新生的鳞状上皮覆盖、阻塞宫颈腺管口。腺管周围的结缔组织增生或瘢痕形成，使腺管变窄或阻塞，腺体分泌物排出受阻、潴留形成囊肿。

（5）宫颈黏膜炎。又称宫颈管炎，指宫颈管黏膜及黏膜下组织充血、水肿等。病变局限于宫颈管，可见宫颈口充血、发红。可有脓性分泌物从宫颈外口流出等。

2. 临床表现　主要是白带增多。由于病原体、炎症的范围及程度不同，分泌物的量、性状、颜色等也不同，可为乳白色黏液状、黄色脓性或血性，伴息肉时易出现血性白带或性交后出血。多伴有腰骶部疼痛、下腹坠胀感等。宫颈黏稠脓性分泌物不利于精子穿过，可造成不孕。检查时可见宫颈充血、肥大、糜烂等。

3. 治疗　以局部治疗为主，可采用物理治疗、药物治疗及手术治疗，治疗前需做宫颈刮片以排除宫颈癌。

（1）物理治疗。是最常用的方法，疗效较好。即以各种物理方法将宫颈糜烂面柱状上皮破坏，由新生的鳞状上皮覆盖。常用的方法有激光、冷冻、红外线凝结及微波疗法等。治疗时间应在月经干净后3～7天内进行，有急性生殖器炎症者禁忌。治疗后阴道分泌物增多，甚至有大量水样排液，术后1～2周结痂脱落时可有少许出血。术后4～8周禁盆浴、性交和阴道冲洗。治疗后须定期复查，直到痊愈。

（2）药物治疗。局部药物治疗适用于糜烂面积小和炎症浸润较浅的病例。中药有许多验方、配方，有一定疗效。近年来临床用干扰素外用，疗效较好。

（3）手术治疗。有宫颈息肉者行息肉摘除术。对糜烂面较深、较大或累及宫颈管者，可做宫颈环形电切术。

4. 预防　积极治疗急性宫颈炎；定期做妇科检查，避免分娩时或器械损伤宫颈；发现损伤应及时缝合。

八、盆腔炎症

女性内生殖器及其周围的结缔组织、盆腔腹膜发生炎症时称为盆腔炎，主要包括子宫内膜炎、输卵管炎、输卵管卵巢炎、盆腔腹膜炎等。盆腔炎多发生在性活跃期，分急性和慢性两种。

1. 病原　盆腔炎多是混合感染。病原有两个来源：

（1）内源性病原体，来自寄居在阴道内的菌群，以大肠杆菌、链球菌、葡萄球菌和厌氧菌为主，多为上行感染。

（2）外源性病原体，如淋病奈瑟菌、沙眼衣原体、支原体等。

2. 感染途径

（1）经淋巴系统蔓延。病原体经外阴、阴道、宫颈及宫体创伤处的淋巴管侵入盆腔组织及内生殖器其他部分，是产褥感染、流产后感染及放置宫内节育器后感染的主要传播途径。多见于链球菌、大肠杆菌和厌氧菌感染。

（2）沿生殖道黏膜上行蔓延。病原体侵入外阴、阴道后，沿宫颈黏膜、子宫内膜、输卵管黏膜蔓延至卵巢及腹腔。淋病奈瑟菌、沙眼衣原体及葡萄球菌常沿此途径扩散，主要发生于非产褥期感染。

（3）经血循环传播。病原体先侵入人体的其他系统，再经血循环感染生殖器，是结核菌感染的主要途径。

（4）直接蔓延。腹腔其他脏器感染后，直接蔓延到内生殖器，如阑尾炎可引起右侧输卵管炎。

(一)急性盆腔炎

1. 病因　引起急性盆腔炎的主要原因有：

(1)产后或流产后感染。如分娩、流产时胎盘、胎膜残留,病原体侵入宫腔,引起感染。

(2)宫腔内手术操作后感染。如刮宫术、放置宫内节育器等,由于手术消毒不严格或生殖器原有炎症,经手术诱发炎症急性发作并扩散。

(3)经期卫生不良。使用不洁的月经垫、性交。

(4)邻近器官炎症直接蔓延。如阑尾炎、腹膜炎等。

(5)慢性盆腔炎急性发作。

(6)感染性传播疾病。不洁性生活史、过早性交、多个性伴侣、性交过频者、性伴侣有性传播疾病,如淋病奈瑟菌感染。

2. 临床表现　临床表现不同,患者常有下腹痛、发热,严重者可有高热、寒战、头痛、食欲不振。阴道分泌物增多,呈脓性或伴臭味。月经期发病可有经量增多,经期延长。如有腹膜炎,则出现恶心、呕吐、腹胀、腹泻等消化系统症状。如有脓肿形成,则出现局部刺激症状;脓肿位于子宫前可出现排尿困难、尿频;如位于子宫后方可出现直肠刺激症状;如在腹膜外可致腹泻、里急后重感和排便困难。

患者体征差异大,呈急性病容,发热,心率快,腹胀,下腹部肌紧张,有压痛、反跳痛。妇科检查:阴道充血,有大量脓性分泌物,可有脓性分泌物从宫颈口外流,宫颈充血、水肿等;宫体稍大,有压痛;子宫的两侧压痛明显。单纯输卵管炎,可触及输卵管增粗,有压痛;输卵管积脓或输卵管卵巢脓肿,可触及包块,压痛明显;宫旁结缔组织炎时,宫旁一侧或两侧可扪到有片状增厚、压痛明显;盆腔脓肿形成时,可扪及包块伴压痛。

3. 治疗

(1)支持疗法。卧床休息,半卧位有利于炎性渗出物积聚于直肠子宫陷窝而使炎症局限。给高热者易消化半流饮食,补充液体,纠正电解质紊乱及酸碱失衡。高热时采用物理降温;尽量避免不必要的妇科检查以免引起炎症扩散。

(2)药物治疗。根据药敏试验选用抗生素;但是在化验结果获得之前,需根据病史、临床特点等选择抗生素。由于急性盆腔炎的病原体多为需氧菌、厌氧菌及衣原体的混合感染,抗生素联合用药疗效好,以静脉滴注收效快。常用抗生素如下:

①青霉素或红霉素与氨基糖苷类药物加甲硝唑联合方案。

②克林霉素或林可霉素与氨基糖苷类药物联合。

③第二代头孢菌素类药物,如头孢西丁钠、头孢呋辛钠等。

④第三代头孢菌素类药物,如头孢哌酮、头孢曲松钠等。

⑤喹诺酮类药物与甲硝唑联用,如环丙沙星、氧氟沙星等。

(3)手术治疗。指征如下:①药物治疗无效;②输卵管积脓或输卵管卵巢脓肿;③脓肿破裂。

手术原则以切除病灶为主。酌情选择经腹手术或腹腔镜手术;年轻女性应尽量保留卵巢功能,以采用保留性手术为主。

4. 预防

(1)做好经期、孕期及产褥期的卫生宣教。

(2)严格掌握产科、妇科手术指征,预防手术感染。

(3)及时、彻底治疗急性盆腔炎,防止转为慢性盆腔炎。

（4）注意性生活卫生，减少性传播疾病，经期禁止性交。

（二）慢性盆腔炎

慢性盆腔炎常为急性盆腔炎未能彻底治愈，或患者体质差、病程迁延所致，但也可无急性盆腔炎症病史。当机体抵抗力低时，慢性盆腔炎可急性发作。

1. 临床表现

（1）症状：

①慢性盆腔痛：常引起下腹部胀痛及腰骶部酸痛，常在劳累、性交后及月经前后加重。

②月经失调：可有月经增多等。

③不孕及异位妊娠。

④全身症状：多不明显，可有低热、易感疲倦。病程较长的部分患者可出现神经衰弱症状。当患者抵抗力低时，易有急性或亚急性发作。

（2）体征：子宫常呈后位或偏向一侧，活动受限或粘连固定。如为子宫内膜炎，子宫增大、压痛；如为输卵管炎，则在子宫一侧或两侧触到条索状的增粗输卵管，有压痛。如为输卵管积水或输卵管卵巢囊肿，则在盆腔一侧或两侧触及囊性肿物，活动受限。如为盆腔结缔组织炎，子宫一侧或两侧有压痛，宫骶韧带常增粗、变硬，有触痛。

2. 治疗

（1）一般治疗。增加营养，劳逸结合，提高机体抵抗力。

（2）抗生素及其他药物治疗。细菌感染以联合应用两种抗生素为宜，可同时应用抗衣原体或支原体的药物。可配合应用 β-糜蛋白酶等，以利于松解粘连和吸收炎症。

（3）物理疗法。利用温热促进盆腔血液循环，以利炎症吸收消退。常用的有短波、超短波、微波、激光、离子透入等。

（4）中药治疗。可同时用中药内服、外敷等。

（5）手术治疗。输卵管积水、输卵管卵巢囊肿及反复发作的感染病灶，经保守治疗无效者可行手术治疗。年轻女性应尽量保留卵巢功能。

3. 预防 及时彻底治疗急性盆腔炎，注意个人卫生，锻炼身体，增强体质。

九、妊娠滋养细胞疾病

妊娠滋养细胞疾病是一组来源于胎盘绒毛滋养细胞的疾病，包括葡萄胎、侵蚀性葡萄胎、绒毛膜癌及胎盘部位滋养细胞肿瘤。这几种疾病之间有一定联系，良性葡萄胎可以持续发展为侵蚀性葡萄胎，最后导致绒毛膜癌。绒毛膜癌也可直接发生于葡萄胎、足月妊娠、流产或宫外孕后。滋养细胞疾病绝大部分继发于妊娠。

（一）葡萄胎

葡萄胎也称水泡状胎块，指妊娠后胎盘绒毛滋养细胞异常增生，终末绒毛转变成大小不一的水泡，水泡之间有蒂相连成串，形如葡萄。属良性肿瘤。

葡萄胎分两类：①完全性葡萄胎，多数为完全性葡萄胎，恶变率较高；②部分性葡萄胎，罕见、恶变。两类葡萄胎的病因及临床病程均不同。

1. 病因 发病原因不明。葡萄胎的发生与营养状况、社会经济地位及年龄有关。年龄大于 40 岁者比年轻者高 10 倍，年龄小于 20 岁是发生完全性葡萄胎的高危因素之一。

2. 临床表现

（1）停经后阴道流血。是最常见的症状，多数患者在停经 2～4 个月后出现不规则阴道流血,开始量少,逐渐增多,可反复大量出血。有时可排出水泡状胎块,腹痛不明显。长时间流血可导致贫血及继发感染。

(2)子宫异常增大。由于绒毛水肿及宫腔积血,约 2/3 葡萄胎患者的子宫大于相应停经月份,质地变软,常伴血 hCG 异常升高。

(3)卵巢黄素化囊肿。一般无症状,偶因蒂扭转而致急性腹痛。葡萄胎清除后囊肿可自行消退。

(4)妊娠高血压疾病征象。葡萄胎患者出现妊娠呕吐较正常妊娠早,持续时间长,症状严重。妊中期可发生高血压、水肿及蛋白尿。多发生于子宫异常增大者。约 1/4 葡萄胎患者发展为先兆子痫。

(5)甲状腺功能亢进现象。约 10% 葡萄胎患者出现轻度甲亢症状,如心动过速、皮肤温热及震颤,血 T_3、T_4 浓度增高,葡萄胎清除后迅速消失。

(6)滋养细胞肺栓塞。2% 患者出现急性呼吸窘迫,多在大子宫(相当于孕 16 周以上)葡萄胎排空宫腔后发生。主要是由于滋养细胞栓塞肺血管引起,经积极治疗后可在 72 小时内恢复。

3.治疗

(1)清除宫腔内容物。葡萄胎确诊后应及时清除宫腔内容物。一般采用吸刮术,安全、迅速。1 周后应重复刮宫。每次需送病理检查。

(2)子宫切除术。年龄超过 40 岁,恶变率较高,可行子宫切除术。

(3)卵巢黄素化囊肿的处理。多可自然消退,一般不必处理。如发生扭转需酌情处理。

(4)预防性化疗。完全性葡萄胎的恶变率为 14.5%。高危病例应行预防性化疗。

4.随访　定期随访很重要,可早期发现持续性或转移性滋养细胞肿瘤。清宫后每周 1 次测定人绒毛膜促性腺激素(hCG),直到正常。开始 3 个月内每周复查 1 次,再每半月 1 次,以后每月 1 次,持续半年;第 2 年起每半年 1 次,共随访 2 年。

(二)侵蚀性葡萄胎

侵蚀性葡萄胎指葡萄胎组织侵入子宫肌层引起组织破坏,或并发子宫外转移者。侵蚀性葡萄胎多继发于葡萄胎以后,具备恶性肿瘤行为,但恶性程度不高。

1.临床表现

(1)原发灶表现。葡萄胎清除后几个月,出现阴道不规则流血,子宫增大且软,复旧延迟,黄素化囊肿持续存在。如肿瘤穿破子宫,则出现腹痛及腹腔内出血征象。有时触及宫旁转移性肿块。

(2)转移灶表现。常见部位是肺、阴道和脑转移。肺转移时,患者出现咳嗽、咯血等。阴道转移灶表现为紫蓝色结节,破溃后可大出血。脑转移病例出现头痛、呕吐、抽搐、偏瘫及昏迷,病死率高。

2.治疗　一般采用子宫切除手术,手术后辅以化疗、放疗、中药等治疗。恶性葡萄胎治疗后仍有可能复发或发展为绒毛膜癌,因此治疗后需避孕 2 年,并定期随访。

(三)绒毛膜癌

绒毛膜癌是一种高度恶性肿瘤,其中 50% 发生于葡萄胎之后,发生于流产和足月妊娠者各占 25%。绒毛膜癌的恶性程度极高,病死率较高。绒毛膜癌主要经血行播散发生转移,转移早而广泛,最常见转移部位是肺,依次为阴道、脑和肝。

1.临床表现　从先行妊娠到绒毛膜癌发病多在 1 年以内。

（1）阴道出血。产后、流产后或葡萄胎清除后阴道不规则流血，是最主要症状，量多少不定。多由于子宫病灶侵蚀血管或阴道转移结节破溃引起。出现子宫原发灶消失而继发灶生长，则无阴道流血症状。

（2）腹痛。癌组织穿破子宫壁或脏器转移灶破裂等，可出现急性腹痛。

（3）盆腔肿块。可能是因病灶而增大的子宫、宫旁转移性结节等。

（4）转移灶表现。视转移灶而异。

① 肺转移：如癌肿侵犯支气管，则出现咳嗽、咯血等；形成肺不张则表现为胸痛及呼吸困难。发生急性肺梗死时，可出现肺动脉高压和急性肺功能衰竭。

② 阴道转移：系宫旁静脉逆行性转移所致，常位于阴道前壁，呈紫蓝色结节，如破溃可大出血。

③ 脑转移：多发生在肺转移后，是绒毛膜癌主要的致死原因。表现为淬然跌倒、暂时性失语、失明等；头痛、呕吐甚至昏迷；形成脑疝而死亡。

（5）肝转移：常出现黄疸、肝区疼痛及消化道症状。

2. 治疗　原则以化疗为主，手术为辅，尤其是侵蚀性葡萄胎，化疗已几乎代替了手术，但是手术在控制出血、感染等并发症及切除残存、耐药病灶方面仍占重要地位。

（1）化疗。用药原则：Ⅰ期常用单药治疗；Ⅱ期以上应用联合化疗方案。氟尿嘧啶、放线菌素疗效好，副作用少，是首选药物。

副反应：以造血功能障碍为主，其次为消化道反应，肝功能损害也常见，严重者可致死。脱发常见，停药后可逐渐恢复。

（2）手术。病变在子宫，化疗无效者可切除子宫。年轻者可保留卵巢。

十、单纯性乳腺增生症

单纯性乳腺增生症又称单纯性乳腺上皮增生症，是乳腺结构不良症的早期病变，是青年女性的常见病，国内的发病率约10％。其病因和发病机制尚不清楚，多数认为与内分泌失调或精神因素有关。

1. 临床表现　主要表现为乳房疼痛，一侧或两侧乳房胀痛、刺痛或隐痛不适，有时疼痛剧烈。疼痛程度与月经周期有密切关系，月经前胀痛加重。约半数乳房有结节感。有时乳头有血清样溢液。

2. 治疗　多数病例不需要任何治疗。如月经来潮前乳腺疼痛较重，可酌情服用小剂量镇静剂。或考虑用内分泌治疗，可用雄激素或雌激素拮抗剂，如达那唑等。内分泌治疗可能干扰人体激素间的平衡，不宜常规应用。也可用中医中药治疗，如逍遥散等。

十一、乳腺癌

乳腺癌是女性乳房最常见的恶性肿瘤，占全身各种恶性肿瘤的7％～10％。发病年龄以40岁以上居多数，偶可见于青年。

1. 临床表现　乳腺癌最多见于乳房的外上象限（45％～50％），其次是乳头、乳晕等。乳腺癌最早表现是患乳出现无痛、单发的小肿块，质地硬，边界不清楚，不易被推动，乳头可出现内陷；乳房皮肤可形成"橘皮样"改变，晚期皮肤可破溃成溃疡，常有恶臭，易出血等。乳腺癌淋巴结转移最初多见于腋窝，淋巴结肿大。开始无明显症状，晚期可出现侵润脏器的相应症状。

2. 治疗

(1)手术治疗。乳腺癌根治切除术是治疗早期乳腺癌的主要手段。术后 5 年生存率约 50%。

(2)化学药物治疗。化学药物抗癌治疗是一种必要的全身性辅助治疗,化疗可降低术后复发率,但要连续应用多个疗程。

(3)放射治疗。乳腺癌术后放疗能降低局部和区域淋巴结的复发率。

(4)内分泌治疗。是一种独立有效的治疗手段。有效率不低于化疗,毒副反应较轻微,一旦有效,可长期服用以巩固治疗。

十二、女性不孕症

凡婚后未避孕、有正常性生活、同居 2 年而未曾妊娠者,称不孕症。由女方本身的原因造成的不孕称为女性不孕症。

1. 原因

(1)卵巢不排卵:由内分泌功能失调,精神紧张或过度焦虑,重度营养不良和慢性疾病而引起。或因卵巢发育不全、功能早衰所致。

(2)输卵管不通:因输卵管炎症引起管腔粘连阻塞,使卵子不能与精子相遇。

(3)子宫不正常:如子宫发育不全、子宫内膜炎、子宫肌瘤等,影响受精卵的种植和生长,子宫颈息肉、子宫颈肌瘤和宫颈炎等均可引起不孕。

2. 治疗　病因治疗以及助孕技术等。

(石运芝　孙铮)

第三章
人体胚胎发育

　　人体胚胎的发生，是从两性生殖细胞的结合——受精开始的，在母体子宫内孕育 266 天（38 周）发育成熟自母体娩出成为新生儿。如果与生后数十年的生命岁月相比，胎儿在母体内"生活"的时间的确不长，但若从其重要性方面来看，则是个体生命全过程中至为关键的时期，因为胚胎期间的发育正常与否，不仅关系到一个人的正常形态和生理机能，而且涉及抗病能力、智力、寿命、发育、生殖等。此外，与肿瘤的发生也有一定的关系。

　　通常将胚胎发育分为两个时期：胚期和胎期。胚期是指从受精至第 8 周末，此期是内部器官和外部形态的奠基时期，所有的细胞都以严格的步骤和精确的规律，在遗传因素调控下，有条不紊地进行着增殖、分化、迁移、合并和演变，到第 8 周末胚已初具人形。胎期是指第 9 周至胎儿出生，此期主要是在已有器官原基的基础上，进一步发育、成长、完善和成熟，细胞数量进一步分裂增多，胎儿体积和重量逐步增加。

　　受精卵发育时，在形成个体结构的同时，还要形成一系列胎儿的附属结构，如胎膜和胎盘，作为保护胎儿和与母体进行物质交换的临时结构。胎儿娩出后，这些结构当即失去存在意义，随之排出摒弃。

　　分娩，对胎儿来说属于生命过程的突变，即由水内生存（羊水）转为空气中生存，由寄居母体通过胎盘渗透与母体进行物质交换，转为利用本身脏器吸取营养和排出废物，由恒温环境转为室温环境，由低氧环境转为高氧环境，由无菌环境转为污染环境，由封闭坏境转为开放环境。这充分表明人类生命经历了两种截然不同的环境状态。

　　胚胎的发育过程，实质上反映了生物进化过程中从单细胞至多细胞、从简至繁、从低至高、从水生至陆生，全部漫长而又复杂进化历程的重演。历史上，生命每进展一步，都花费亿万年之久，而这些历史长河的遗迹，在人胚发育中只不过像闪电般一掠而过，其历史之简略，时间跨度之大，以及变化中之蛛丝马迹错综复杂，确实达到使人吃惊的地步。例如，古生物史上鱼类统治世界约六七亿年之久，而人胚第一月也曾有过鳃沟及鳃裂，这两三周竟代表了几亿年，又如尾在人类距今约 350 万年前才消失，而人胚四五周时也曾拖着一条长尾，如此等等。

　　总的来看，胎儿生存在母体内，已得到相当可靠的保护，这比栖息在山野草丛江河湖海的低等动物安全得多，但这并不是说已万无一失，因为胎儿处于瞬息万变的发育过程，一切内在性遗传基因的指令和外源性环境因素的干扰,都有可能随时影响胎儿,使之在未出世前已成了母亲子宫内的"小患者"。所以对孕妇来说,"十月怀胎"绝不能听其自然,一定要切实注意在优配基础上的优孕(胎教)。

第一节 人胚的早期发育

一、生殖细胞和受精

(一)生殖细胞

生殖细胞又称配子,包括精子和卵子,它们是高度分化的单倍体细胞。

1. **精子** 精子发生于睾丸的生精小管。从青春期开始,生精小管内的精原细胞不断分裂增殖,其中一部分生长分化为初级精母细胞,初级精母细胞连续进行两次成熟分裂,形成四个精子细胞,精子细胞染色体组型为单倍体(23,X 或 23,Y),精子细胞经过变态成为精子(图 3-1)。新形成的精子无运动能力,它们在附睾内停留 8～17 天,继续发育成熟,并逐渐获得运动能力。此时精子头被糖蛋白覆盖,阻止了顶体酶的释放,仍无与卵子结合的能力。当精子进入女性生殖管道后,该糖蛋白被降解,使精子获得与卵子结合的能力,此过程称为获能。精子在女性生殖管道中存活 1～3 天,但受精能力大约可维持 1 天。

2. **卵子** 卵子发生于卵巢的卵泡,成熟于受精过程。青春期后,正常女子每月有一个卵泡成熟并排卵,其发生过程与精子相似(图 3-1)。初级卵母细胞于排卵前 36～48 小时完成第一次成熟分裂,形成一个次级卵母细胞和第一极体。排出的次级卵母细胞与精子结合才能完成第二次成熟分裂,形成一个成熟的卵细胞(23,X)和第二极体。若排出的次级卵母细胞不与精子结合,则于排卵后 24 小时内退化。

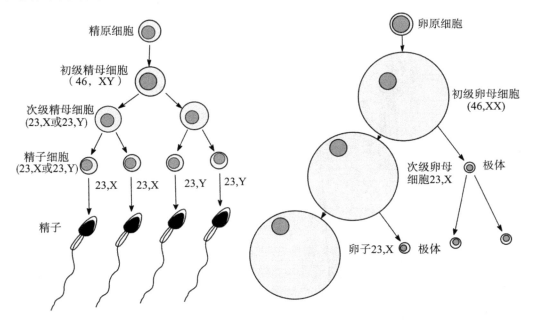

图 3-1 精子和卵子发生示意图

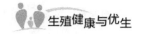
(二)受精

受精是获能的精子与卵子结合形成受精卵的过程。受精一般发生于排卵后 12 小时内,受精的部位通常在输卵管的壶腹部,整个过程约需 24 小时。

1. 受精的过程 获能的精子释放顶体酶,溶解卵细胞周围的放射冠和透明带(图 3-2),精子与卵细胞膜融合,随即进入卵细胞内。精子一旦进入,卵细胞的透明带结构发生变化,阻止其他精子的进入。同时,卵细胞受精子的激发,迅速完成第二次成熟分裂,形成一个成熟的卵细胞和第二极体。此时的卵细胞核称雌原核,精子的细胞核变大称雄原核。两个原核在卵细胞中央靠近,核膜消失,染色体互相混合,形成一个二倍体的受精卵(图 3-3)。

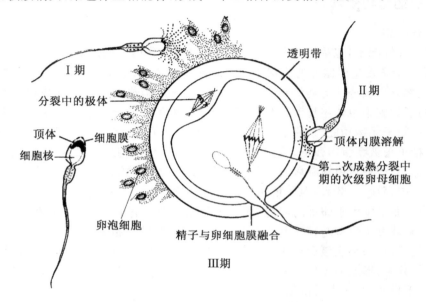

图 3-2 精子的顶体反应及受精示意图

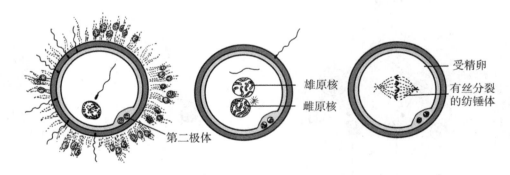

图 3-3 受精过程示意图

2. 受精的条件 获能的精子与卵细胞在限定的时间相遇是受精的基本条件。卵细胞排出后 12～24 小时便失去受精能力;精子进入女性生殖管道后 24 小时内未与卵细胞相遇,也会丧失受精能力。精子的数目和活动能力也是保证受精的重要条件,如果精液中的精子少于 500 万个/ml,则不能受精;若精液中的异常精子超过 20%,或精子的活动能力太弱等也会影响受精。

生殖管道的通畅是精子与卵细胞相遇的必要条件。如果男性或女性的生殖管道因炎症等因素造成堵塞,精子和卵细胞不能相遇,受精就不能实现。应用避孕套、子宫帽、输卵管粘堵、输精管结扎等措施,可以阻止精子和卵细胞相遇,达到避孕的目的。

3.受精的意义

(1)恢复二倍体。受精卵的染色体恢复为 46 条,保持了人类染色体数目的恒定。同时来自双亲的遗传物质随机组合,加之生殖细胞在减数分裂时曾发生染色体联会与交换,从而使新个体既维持双亲的遗传特点,又具有不同于亲代的特性。

(2)决定新个体的遗传性别。含有 Y 染色体的精子与卵细胞结合,受精卵的核型为 46,XY,发育为男性;含有 X 染色体的精子与卵细胞结合,受精卵的核型为 46,XX,发育为女性。

(3)标志着新生命的开始。受精使卵细胞代谢缓慢转入代谢旺盛,从而启动细胞不断地分裂分化,形成一个新的个体。

二、卵裂与胚泡形成

(一)卵裂

受精卵的分裂称卵裂。卵裂形成的子细胞称卵裂球。卵裂是在透明带内进行的,随着卵裂球数目的逐渐增多,卵裂球的体积越来越大。受精后第 3 天,已形成 12～16 个卵裂球构成的实心胚,称桑椹胚(图3-4)。此时已由输卵管运行到子宫腔(图3-5)。

(二)胚泡的形成

桑椹胚进入子宫腔后,细胞继续分裂,细胞间出现小间隙,约受精后第 5 天,这些小间隙逐渐汇合成一大腔,形成一个囊泡状的胚,称胚泡(图3-4)。胚泡表面的单层扁平细胞,与吸收营养有关,称滋养层;胚泡内含有液体的腔称胚泡腔;位于胚泡腔一侧的一群细胞称内细胞群。内细胞群附着处的滋养层称极端滋养层。受精后第 5 天,透明带消失,胚泡与子宫内膜接触,开始植入。

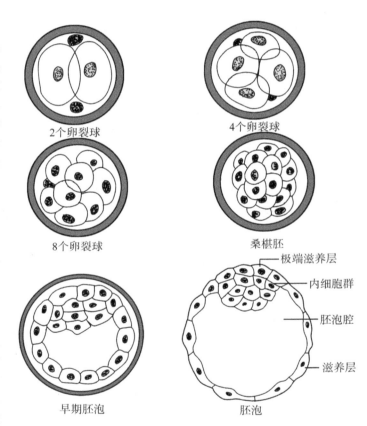

图 3-4　卵裂、桑椹胚和胚泡形成示意图

三、植入

胚泡埋入子宫内膜的过程,称植入或着床。植入于受精后第 5～6 天开始,第 11～12 天完成(图3-5)。

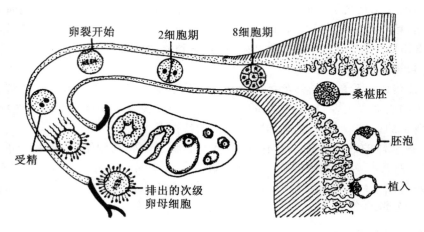

图 3-5　排卵、受精、卵裂和植入示意图

胚泡植入时,极端滋养层先与子宫内膜接触,并分泌蛋白水解酶,溶解子宫内膜而形成缺口,胚泡沿此缺口逐渐埋入子宫内膜。胚泡陷入后,缺口周围的内膜上皮分裂增殖,修复缺口,完成植入。

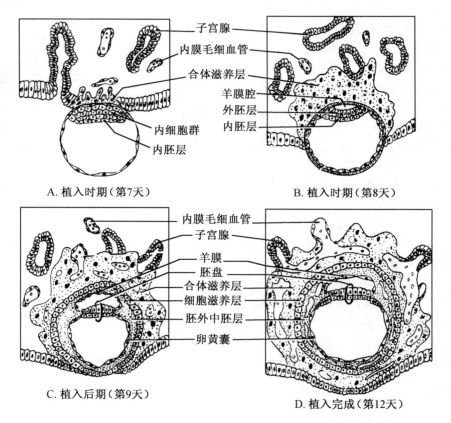

图 3-6　植入过程

胚泡正常植入的部位是在子宫体或子宫底。若植入在子宫颈内口附近,将形成前置胎盘,

分娩时可造成难产或发生大出血。若植入在子宫以外部位,称宫外孕,以输卵管多见(图3-7)。

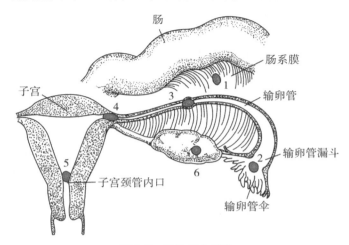

图3-7　异位植入部位

1.肠系膜植入;2.输卵管伞部植入;3.输卵管峡部植入;

4.输卵管子宫部植入;5.子宫颈管内口植入;6.卵巢植入

　　母体雌激素和孕激素的正常分泌使子宫内膜处于分泌期是植入的首要条件;胚泡适时进入子宫腔和正常的子宫腔内环境等也是植入的必要条件。若上述条件之一不正常,植入将难以完成。临床上通过药物改变子宫内膜的状态或子宫腔内放置节育环等方式以达到避孕的目的。

四、人体器官的形成

　　胚泡植入后开始了一系列变化,内细胞群的细胞增殖分化形成上下两层细胞,上层为一层柱状细胞,称外胚层,下层为一层立方形细胞,称内胚层。随后,外胚层和滋养层间出现羊膜腔,腔内含羊水,羊膜囊的壁为羊膜。内胚层周缘的细胞增生向下迁移围成一个囊,称卵黄囊,人类的卵黄囊不含有卵黄,只是进化的遗迹。外胚层和内胚层的细胞紧密相贴形成一个圆盘状的胚盘,它是胚体发生的原基(图3-8)。就是这样一个简单的盘状胚,在遗传基因的指令下,开始了宏伟的生物工程,以高超的生命艺术,塑造出一个人体。

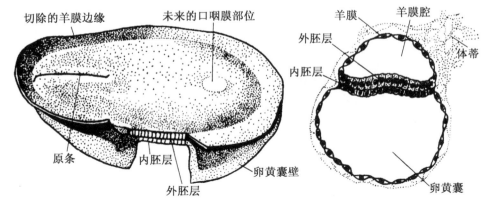

A.胚盘切面观　　　　　　　　　　　　B.胚盘正面观

图3-8　第2周末人胚盘示意图

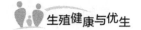
　　胚第 3 周,在胚盘的内、外胚层之间增生形成一层细胞,即中胚层。第 3 周末,胚盘由三个胚层构成,称三胚层胚盘。

　　胚第 4 周,胚盘的外胚层沿正中线增生呈板状,称神经板,神经板的中轴部分凹陷成神经沟,从神经沟中段开始愈合形成神经管(图 3-9),并逐渐向头、尾两端延伸,最后在头、尾两端各有一个孔,分别称前神经孔和后神经孔(图 3-9),第 4 周末,两个孔相继闭合。神经管是中枢神经系统的原基,将分化为脑、脊髓、神经垂体和视网膜等。若前、后神经孔未愈合,将会分别导致无脑畸形和脊柱裂(图 3-10)。被覆在表面的外胚层发育为皮肤的表皮和附属器,如毛发、汗腺、皮脂腺、指甲。随着胚盘卷折成圆柱形的胚体,内胚层被卷入胚体内形成管状,以后发育为咽以下消化管、消化腺、下呼吸道和肺的上皮等。填充于内外胚层间的中胚层演变很复杂,主要发育为心脏、血管、睾丸、卵巢、生殖管道、肾、输尿管、软骨、骨、平滑肌、骨骼肌、结缔组织等。大约从第 4 周后,体内各器官系统从无到有,从简单到复杂,从量变到质变,至第 8 周末基本上已全部具备,所以这一时期常称胚胎完成期。

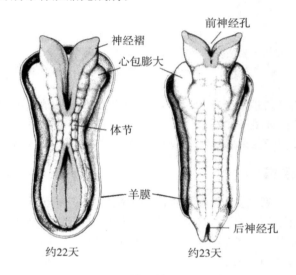

图 3-9　神经管的形成

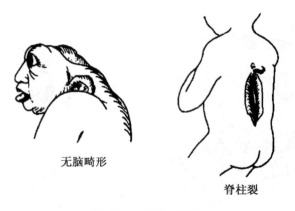

图 3-10　神经管畸形

五、人体外形的建立

在胚胎完成期,体内各器官分化形成的同时,也是胚体外形同步建立的过程。胚盘边缘向腹侧卷折形成头褶、尾褶和左右侧褶,扁平形的胚盘逐渐变为圆柱形的胚体。至第8周末,胚体外表已可见眼、耳和鼻的原基及发育中的四肢等,并初具人形(图3-11)。

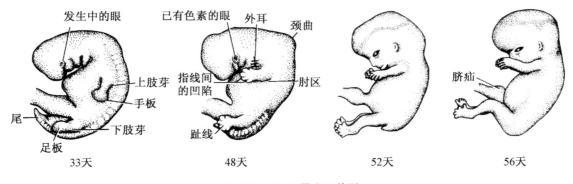

图3-11　5～8周人胚外形

从一个受精卵发育到由数万亿个细胞构成的胎儿,经历了细胞增殖、细胞分化、细胞凋亡、组织诱导、形态形成和功能完善等基本方式。细胞增殖与细胞程序性死亡在胚胎器官发育的过程中贯穿始终,从而修琢出结构精细并功能完善的成体器官。

第二节　胎膜和胎盘

从受精卵开始,细胞不断分裂和分化,一部分细胞发育成胎儿,另一部分细胞发育成胎儿的附属结构即胎膜和胎盘,它们对胚胎起保护、营养、呼吸、排泄等作用,有的还有内分泌功能。

一、胎膜

胎膜包括绒毛膜、卵黄囊、尿囊、羊膜和脐带(图3-12)。

(一)绒毛膜

绒毛膜包在胚胎的最外面,直接与子宫蜕膜接触。胚胎发育第2周,滋养层局部增生,形成许多绒毛状突起,称绒毛。胚胎发育早期,整个绒毛膜表面的绒毛均匀分布。第8周后,与包蜕膜相邻接的绒毛逐渐退化,第4个月时,绒毛完全消失,此部分绒毛膜称平滑绒毛膜;与基蜕膜相邻接的绒毛因血供丰富而发育旺盛,呈树枝状分支,此部分绒毛膜称丛密绒毛膜。

在绒毛膜发育过程中,若绒毛内的血管发育不良或与胚体的血管未连通,胚胎常因缺乏营养而发育迟缓或死亡;若滋养层细胞过度增生,绒毛间质变性水肿,血管消失,胚胎发育受阻,绒毛形成葡萄胎;若滋养层细胞癌变,形成绒毛膜上皮癌。

(二)羊膜

羊膜为半透明的薄膜。最初,羊膜附着于胚盘的边缘,羊膜腔位于胚盘的背侧,随着胚体形成、羊膜腔扩大和胚体凸入羊膜腔内,羊膜在胚体的腹侧包裹体蒂形成原始脐带,使胚胎完全游离于羊膜腔内（图 3-12）。羊膜腔内充满羊水，胚胎浸泡在羊水中生长发育。

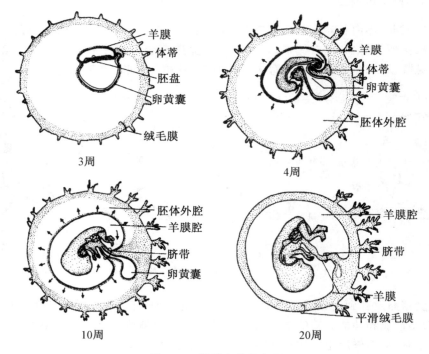

图 3-12　胎膜变化示意图

羊水主要由羊膜上皮细胞分泌和胎儿尿液形成。由于羊水不断被羊膜吸收和被胎儿吞饮，使羊水不断更新。早期羊水为淡黄色透明液体，弱碱性，较黏稠，后期逐渐混浊。足月时羊水量约 1000～1500ml，如胎儿无肾、肾脏发育不全或尿道闭锁常伴有羊水过少（少于 500ml）；无脑畸形或食管闭锁，可导致羊水过多（2000ml 以上）。

羊水对胎儿有保护作用，胚胎在羊水中可自由地活动，有利于骨骼和肌肉的发育；防止胚胎与羊膜粘连，使胚胎免受压迫和震荡的损伤；分娩时，羊水有扩张宫颈和冲洗润滑产道的作用，有助于胎儿的娩出。

羊水中含有蛋白质、各种酶、葡萄糖、激素、无机盐、尿素和胎儿的脱落上皮细胞。测定羊水化学成分或抽取羊水进行细胞染色体检查、DNA 分析，可诊断胎儿某些先天性疾病及预测胎儿性别。

（三）脐带

脐带是连于胚胎脐部与胎盘间的索条状结构（图 3-12）。脐带内有黏液性结缔组织、两条脐动脉和一条脐静脉。脐动脉将胚胎血液运送至胎盘绒毛毛细血管，与母血进行物质交换，脐静脉将吸纳了丰富营养和氧的血液送回胚胎。足月时脐带长约 40～60cm。脐带过短（20cm 以下）分娩时会引起胎盘过早剥离，造成出血过多；脐带过长（120cm 以上）易发生脐带绕颈或缠绕肢体，影响胎儿局部的发育，甚至窒息死亡。

二、胎盘

胎盘是由胎儿的丛密绒毛膜与母体的基蜕膜共同组成的圆盘状结构（图 3-13）。足月胎儿的胎盘重约 500g，直径 15～20cm，厚约 2.5cm。胎盘的胎儿面光滑，覆有羊膜，脐带附着于中央或稍偏,可见放射状走行的脐血管分支。胎盘的母体面粗糙(图 3-13)。

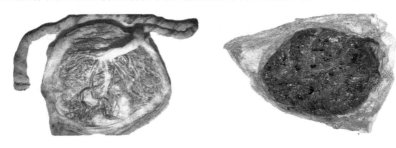

A. 胎儿面　　　　　　　　　　　　B. 母体面

图 3-13　胎盘的外形

胎盘内有胎儿和母体两套血液循环系统(图 3-14)。胎儿的静脉血(主要含代谢产物)经脐动脉及其分支流入胎盘绒毛毛细血管,与绒毛间隙的母血进行物质交换后,成为动脉血(主要含氧和营养物质)经脐静脉回流入胎儿体内。母体血液由子宫螺旋动脉流入绒毛间隙,与绒毛毛细血管内的胎儿血进行物质交换后,经子宫静脉流回母体。胎儿和母体的血液在各自的封闭管道内循环,互不相混,但可进行物质交换。

胎儿血与母体血在胎盘内进行物质交换所通过的结构称胎盘屏障或胎盘膜。早期胎盘屏障由合体滋养层、细胞滋养层及基膜、绒毛内结缔组织、毛细血管基膜及内皮构成。发育后期,母血与胎血仅隔合体滋养层、毛细血管内皮细胞及两者的基膜,通透性很强,更有利于胎血与母血间的物质交换。

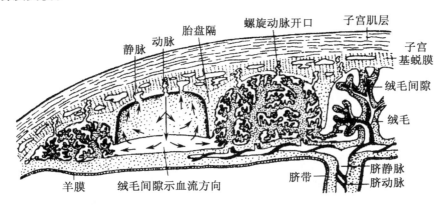

图 3-14　胎盘结构模式图(纵切)

胎盘的功能如下:

1. 物质交换　是胎盘的主要功能,胎儿通过胎盘从母血中获得营养物质和氧气,排出代谢产物和二氧化碳。

2. 屏障作用　在正常情况下,胎盘有阻挡细菌或病毒进入胎儿的作用。某些细菌、病毒偶尔可以在胎盘形成病灶,破坏绒毛,进入胎体感染胎儿;有些药物也可通过胎盘屏障,影响胚胎发育,甚至引起先天性畸形。所以孕妇用药须慎重,并注意防止细菌和病毒感染。

3. 内分泌功能　胎盘的合体滋养层可分泌多种激素,对维持妊娠有重要作用,主要有:
①人绒毛膜促性腺激素(hCG),从受精后第 2 周开始分泌,第 8 周达高峰,以后逐渐下降。该激素促使月经黄体发育为妊娠黄体,以维持妊娠。hCG 在受精后第 3 周可从孕妇尿中检出,临床上常

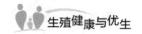

作为早期妊娠诊断的指标之一。②孕激素和雌激素,于受精后第 4 个月开始分泌,以后逐渐增多。妊娠黄体退化后,这两种激素起维持继续妊娠的作用。③人胎盘催乳素,于受精后第 2 个月开始分泌,第 8 个月达高峰,直至分娩,能促进母体乳腺的发育,也可促进胎儿的生长发育。

第三节　双胎、多胎和联体双胎

一、双胎

双胎又称孪生,可分为单卵双胎和双卵双胎,其发生率约为 1%。

(一)单卵双胎

单卵双胎是指一个受精卵发育为两个胎儿(图 3-15)。所形成的两个个体的遗传基因完全相同,性别、相貌生理特征也极相似,两个体之间可进行组织或器官移植而不引起免疫排斥反应。单卵双胎形成的原因:①受精卵形成两个卵裂球时,两者分开,各发育为一个胚泡,分别植入,两个胎儿有各自的羊膜腔和胎盘;②一个胚泡内出现两个内细胞群,各发育为一个胚胎,他们位于各自的羊膜腔内,但共有一个胎盘;③一个胚盘上出现两个原条和脊索,发育为两个胚胎,他们同位于一个羊膜腔内,也共有一个胎盘。

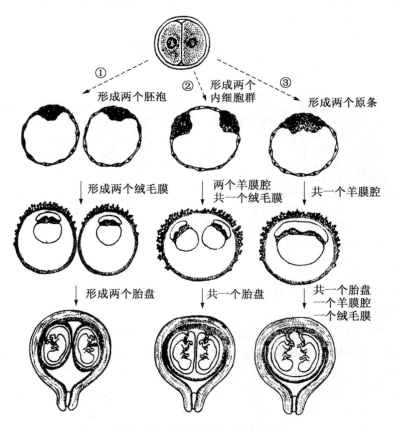

图 3-15　单卵双胎形成示意图

（二）双卵双胎

双卵双胎是指一次娩出两个卵细胞分别受精后发育成两个胎儿。胎儿的性别相同或不同，相貌和生理特征的差异如同一般兄弟姐妹，仅是同龄而已。他们有各自的胎膜和胎盘。

二、多胎

一次娩出两个以上胎儿称多胎。多胎的原因可以是单卵性、多卵性和混合性的。三胎以上的多胎很少见。

三、联体双胎

联体双胎为两个胚胎的局部相连。联体双胎有对称型和不对称型两类。对称型可分为头联胎、颜面胸腹联胎、胸腹联胎、腹联胎、背联胎和臀联胎等（图3-16）。不对称型是指两个胚胎一大一小，小者常发育不全，形成寄生胎或胎内胎（图3-16）。

联胎是由于在单卵双胎中，一个胚盘形成两个原条时，胚胎分离不完全所致。

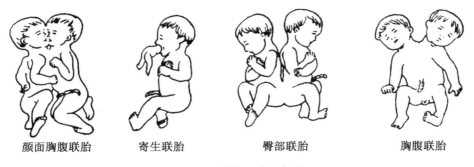

| 颜面胸腹联胎 | 寄生联胎 | 臀部联胎 | 胸腹联胎 |

图3-16　联体双胎示意图

第四节　胚胎各期外形的特征和胚胎龄的推算

一、胚胎各期外形的特征

人胚从受精卵发育到成熟胎儿，从内部各器官的发生到外形改变都经过复杂的变化。现将胚胎的外形特征在各期的主要变化列于表3-2、表3-3中。

表3-2　胚的外形特征与长度

胚龄（周）	外形特征	长度（mm）
1	受精、卵裂、胚泡形成，开始植入	
2	植入完成，二胚层胚盘形成，绒毛膜形成	0.1～0.4（GL）
3	三胚层胚盘形成，脊索、神经管形成，体节初现	0.5～1.5（GL）
4	胚体逐渐形成，脑泡形成，鳃弓1～2对，体节3～29对，眼、耳、鼻原基初现，脐带和胎盘形成	1.5～5.0（GL）

续　表

胚龄(周)	外形特征	长度(mm)
5	胚体弯向腹侧,鳃弓5对,体节42～44对,肢芽出现,手板明显	4～8(GL)
6	肢芽分为两节,足板明显,耳廓突出现,视网膜出现色素	7～12(GL)
7	手足板相继出现指趾,颜面形成,乳腺嵴出现	10～21(GL)
8	指趾明显,眼睑开裂,尿生殖膜和肛膜破裂,外阴可见,性别不辨	19～35(GL)

此表主要参照 Jirasek(1983)

表 3-3　胎儿的外形特征、长度与体重

胚龄(周)	外形特征	坐高(CRL,mm)	足长(mm)	体重(g)
9	眼睑闭合,外阴性别不辨	50	7	8
10	指甲发生	61	9	14
12	性别可辨,胎头大,颈明显	87	14	45
14	头竖直,下肢发育好,趾甲发生	120	20(22.0)	110
16	耳竖直,皮肤很薄,肌肉发育	140	27(26.3)	200
18	胎脂出现	160	33(32.9)	320
20	头和体部出现胎毛	190	39(37.9)	460
22	皮肤红而皱	210	45(43.2)	630
24	指甲全出现,眉毛出现,胎体瘦,无皮下脂肪	230	50(49.8)	820
26	眼睑部分张开,睫毛出现,皮下脂肪少	250	55(54.0)	1000
28	眼张开,头发出现,皮肤略皱,早产可存活	270	59(61.9)	1300
30	趾甲全出现	280	63(63.4)	1700
32	指甲平齐指尖,皮肤浅红光滑	300	68(67.4)	2100
36	趾甲平齐趾尖,肢体弯曲,胎体丰满	340	79(73.4)	2900
38	四肢变圆,头发长,胸部发育好,乳腺略突出	360	83(77.4)	3400

注:足长括号内数据是应用 B 超测国人妊娠胎儿足长所得均数,其他数据参照 Moore(1988)。

二、胚胎龄的推算和预产期的计算

(一)胚胎龄的推算

推算胚胎龄的方法有两种,即月经龄和受精龄。

1. 月经龄　从孕妇末次月经的第一天算起至胎儿娩出为止,共计 280 天。以 28 天为一个妊娠月,则为 10 个月(即 40 周),妇产科常用此方法。

2. 受精龄　因为排卵通常是在月经周期的第 14～15 天左右,故实际胚胎龄应从受精日算起,即受精龄应为 280 天减去 14 天,即 266 天(38 周),胚胎学常用此方法。

(二)预产期的计算

预产期是指胎儿出生日期的预计。在临床上常根据月经龄的概念推算出胎儿出生日期,是从孕妇末次月经第一天算起,年加 1,月减 3,日加 7,或月加 9,日加 7。例如孕妇末次月经是 2013 年 5 月 12 日,其预产期即为 2014 年(年加 1)2 月(月减 3)19 日(日加 7)。

胚胎学者根据大量胚胎标本观察、测量,归纳总结出各期胎儿的外形特征、长度和体重,作为推算胎龄的依据(表 3-3)。

胚胎长度的测量标准有三种：①最长值(GL)，用于测量 1～3 周胚；②顶臀长(CRL)，又称坐高，用于测量第 4 周及以后的胚胎；③顶跟长(CHL)，又称立高，用于测量胎儿(图 3-17)。

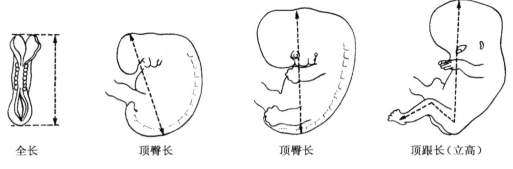

| 全长 | 顶臀长 | 顶臀长 | 顶跟长(立高) |

图 3-17　胚胎长度测量法示意图

第五节　先天畸形

在胚胎发育过程中出现的外形和内部结构的异常，称先天畸形。凡是能干扰胚胎正常发育过程、诱发胎儿出现畸形的因素，称致畸因素。近年来，随着工业的发展和环境污染日趋严重，先天畸形的发生率有逐渐上升的趋势。

一、先天畸形的发病原因

在人类的各种先天畸形中，发现约 25％ 由遗传因素导致，10％ 由环境因素引起，遗传因素与环境因素相互作用和原因不明者占 65％。

(一)遗传因素

遗传因素引起的先天畸形包括亲代畸形的血缘遗传和受精卵或胚体细胞的染色体畸变及基因突变。

1. **染色体畸变**　包括染色体数目和结构异常。染色体数目减少表现为单体型，常染色体的单体型胚胎几乎不能存活；性染色体的单体型胚胎的成活率仅有 3％，但有严重畸形，如先天性卵巢发育不全，即 Turner 综合征(45,XO)。染色体数目的增多表现为三体型，如 21 号染色体的三体引起的先天愚型，即 Down 综合征。染色体的结构异常指染色体断裂、缺失、易位或倒位等，如 5 号染色体短臂末端断裂缺失，可引起猫叫综合征。

2. **基因突变**　是指 DNA 分子碱基组成或排列顺序的改变，其染色体外形见不到异常。常见有软骨发育不良、肾上腺肥大、小头畸形、多囊肾、多发性结肠息肉、皮肤松垂症等。

(二)环境因素(详见第七章环境与优生)

引起先天畸形的环境因素统称致畸因子，有以下几类：

1. **生物性致畸因子**　已确定的生物性致畸因子有风疹病毒、巨细胞病毒、单纯疱疹病毒、柯萨基病毒、弓形体、梅毒螺旋体等。

2. **物理性致畸因子**　各种射线、机械性压迫和损伤等对人类胚胎有致畸作用已有定论。

3. **化学性致畸因子**　目前已知工业"三废"、农药、食品添加剂和防腐剂中，均含有致畸

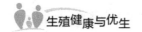

因子。甲基汞可致胎儿发生水俣病;有机磷农药致胎儿肢体畸形等。

4. 致畸性药物 现已确定的致畸药物有反应停,可致胎儿短肢畸形;某些抗肿瘤药如氨基蝶呤可引起小头、无脑畸形;大剂量链霉素可引起胎儿先天性耳聋;雄激素可导致女胎男性化;某些抗惊厥药、抗精神病药可引起胎儿畸形。

5. 其他致畸因子 孕妇过量饮酒可致胎儿酒精综合征。孕妇吸烟可引起胎儿缺氧,所产生的氰化盐可影响胎儿的正常发育。孕妇缺氧、严重营养不良、维生素缺乏等均可引起胎儿畸形。

(三) 环境因素与遗传因素的相互作用

在畸形的发生中,环境因素与遗传因素相互作用是非常明显的,多数畸形是两者相互作用的结果,一方面表现在环境致畸因子通过引起胚体染色体畸变和基因突变而导致先天畸形,另一方面还表现在遗传因素可影响胚胎对致畸因子的易感程度。

二、致畸敏感期

受致畸因子作用后最易发生畸形的阶段称致畸敏感期(图 3-18)。一般受精后两周内正值卵裂或胚泡植入,此时致畸因子可损伤整个胚胎或大部分细胞,造成早期流产或胚胎死亡。第3～8 周末为各器官原基分化时期,最易受致畸因子的干扰而产生器官形态异常,属于致畸高度敏感期。第9 周以后,胎儿生长发育快,各器官进行组织分化和功能分化,受致畸影响减少,一般不会出现器官形态畸形。

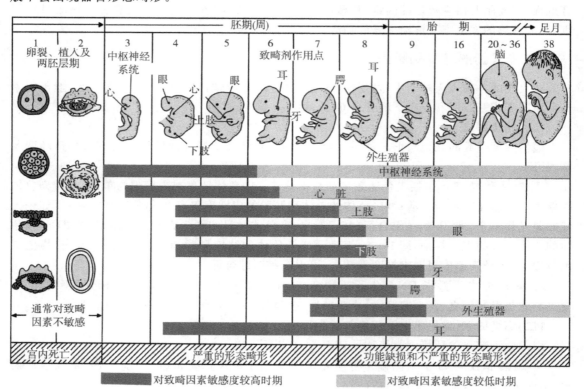

图 3-18 人体主要器官的致畸敏感期

三、先天畸形的预防和产前检查

(一)先天畸形的预防

1.围婚期的预防 做好婚前检查,避免近亲结婚。近亲结婚会使遗传病的发生率大大增加,如白化病的近亲结婚发病概率比非近亲结婚发病概率可增加4.7倍。禁止近亲结婚是为了降低隐性遗传病在群体中的发生率,保障人类群体的遗传质量,达到提高人口质量的目的。

2.孕前遗传咨询 遗传咨询是针对具有不同高危因素的妇女,应用遗传学和临床医学的原理和技术对本次妊娠发生先天畸形的风险进行评估,以及可能的妊娠结局进行解释与指导。凡出现或曾经出现过遗传病患儿的家族均应进行遗传咨询。对不适宜生育的夫妇可建议借助生殖工程学等措施生育,如人工授精、试管婴儿等。

3.孕期保健 做好孕期保健是预防先天畸形的关键。在妊娠期间,要避免暴露于病毒、寄生虫、射线、药物等各种环境致畸因子,特别是在致畸敏感期。

先天性畸形的预防,必须大力普及优生优育知识,提高全民族的科学知识水平,使育龄男女都了解相关的常识,自觉预防先天畸形的发生。

(二)产前检查

常用的产前检查方法有:

1.羊水检查 在妊娠16周以后用羊膜穿刺法抽取羊水,对羊水中的脱落细胞进行检查,可诊断各种染色体异常疾病、遗传代谢病、神经管发育异常等,并可判断胎儿性别,以避免性连锁隐性遗传病患儿的出生。

2.绒毛膜活检 在妊娠第8周即可进行,检查绒毛膜细胞的染色体组型,也可做DNA分析。

3.DNA探针 用已知的DNA探针与羊水细胞的DNA杂交,用放射自显影术诊断胎儿的遗传性疾病。

4.胎儿胎盘功能测定 测定孕妇血、尿中的雌三醇水平,以测定胎儿胎盘的功能状态,预测胎儿发育的预后。

5.仪器检查 B型超声、胎儿镜、胎儿心电图等已经应用于产前检查。

第六节 男女胚胎的演变及常见畸形

一、男女胚胎的演变

一个新个体的最原始阶段——受精卵形成时,意味着新个体的性别已经确定;人胚第6周时,其性腺还不能区分男性和女性,此时期性腺称为未分化性腺。直到第7周才能辨认生殖腺性别,而外生殖器的性别至12周时才能区分。受精卵在进一步的发育过程中就向着这种性别分化。Y性染色体决定着胚胎向男性分化已被公认。

睾丸和卵巢在发育过程中还要不断移动位置,从腹腔下降。卵巢降入盆腔内,而睾丸则在8个月时降入阴囊内,也有在出生以后才完全降入阴囊的。

性别的分化不仅包括性腺的分化,也包括生殖管道和外生殖器等的分化。

性腺一旦形成后,就逐步开始分泌性激素。至于分泌雄激素还是雌激素取决于分化为睾丸还是卵巢,与个体基因无关。卵巢激素在胚胎早期分化阶段是不起作用的。只有在睾丸产生的雄激素作用下,才使胎儿向男性化方面发育。睾丸形成后,其间质细胞分泌雄激素,促使内生殖器、外阴向男性分化。胚胎极早期睾丸异常,不能分泌雄激素,则内、外生殖器均向女性发育。所以雄激素是男女胚胎分化的决定因素。

二、常见畸形

1. 隐睾 睾丸未下降至阴囊而停留在腹腔或腹股沟等处,称隐睾(图 3-19)。据统计,约有 30% 的早产儿及 3% 的新生儿睾丸未降入阴囊,其中大部分在 1 岁末可降入阴囊,仍有约 1% 为单侧或双侧隐睾。因腹腔温度高于阴囊,故隐睾会影响精子发生,双侧隐睾可造成不育。

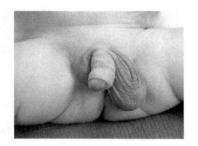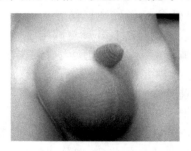

图 3-19　隐睾(右侧)　　　图 3-20　先天性腹股沟疝

2. 先天性腹股沟疝 多见于男性。因腹腔与鞘突间的通道没有闭合,当腹压增大时,部分肠袢可突入鞘膜腔,形成先天性腹股沟疝(图 3-20)。

3. 双子宫 是因左右中肾旁管的下段未愈合所致。常见的是上半部未愈合,形成双角子宫。若同时伴有阴道纵隔,则为双子宫双阴道(图 3-21)。

4. 阴道闭锁 阴道闭锁或因窦结节未形成阴道板,或因阴道板未形成管腔(图 3-21)。有的为处女膜未穿通,外观不见阴道。

5. 尿道下裂 因左右尿生殖褶未能在正中愈合,造成阴茎腹侧面有尿道开口,称尿道下裂(图 3-22),发病率约为 1‰～3.3‰。

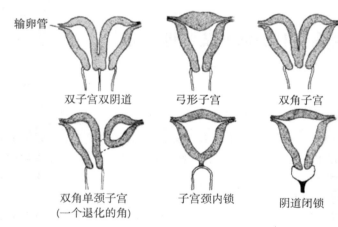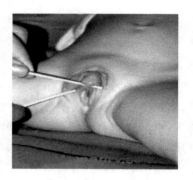

图 3-21　子宫、阴道畸形　　　图 3-22　尿道下裂

6. **两性畸形** 又称半阴阳,是因性分化异常导致不同程度的性别畸形,患者的外生殖器常男女分辨不清。按生殖腺结构不同。两性畸形可分为两类:

(1)真两性畸形。极为罕见,患者体内同时有睾丸及卵巢,性染色体属嵌合型,即具有 46,XY 和 46,XX 两种染色体组型,第二性征可呈男性或女性,但外生殖器男女分辨不清。

(2)假两性畸形。患者体内只有一种生殖腺,按所含睾丸或卵巢的不同,又可分为男性假两性畸形和女性假两性畸形。前者虽具睾丸,但外生殖器似女性,染色体组型为 46,XY,主要由于雄激素分泌不足所致;后者具有卵巢,但外生殖器似男性(图 3-23),染色体组型为 46,XX,由于雄激素分泌过多所致,常见为先天性男性化肾上腺增生症,肾上腺皮质分泌过多雄激素,使外生殖器男性化。

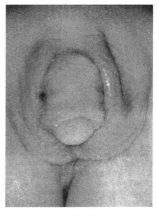

图 3-23 女性假两性畸形

7. **睾丸女性化综合征** 患者虽有睾丸,也能分泌雄激素,染色体组型为 46,XY,但因体细胞和中肾细胞缺乏雄激素受体,使中肾管未能发育为男性生殖管道,外生殖器也未向男性方向分化,而睾丸支持细胞产生的抗中肾旁管激素仍能抑制中肾旁管的发育,故输卵管与子宫也未能发育,患者外阴呈女性,且具有女性第二性征。

第七节 生殖工程

一、人类辅助生殖技术

辅助生殖技术(ART)又称助孕技术,近十年来治疗不孕症的助孕技术有了很大的发展。

(一)人工授精技术

人工授精技术是指人工将精液注入女性生殖管道以达到妊娠目的的技术。分夫精人工授精和供精人工授精。确定授精时间是人工授精成功的关键之一,其最佳时间是排卵前后 24 小时,即围排卵期。B 型超声波检查是确定围排卵期最为直观、可靠的方法。成熟卵泡的直径一般为 18mm,当测得其直径为 18mm 时,预示 f 排卵即将发生。应用促排卵药物诱发排卵,将准备好的精子直接注入女性生殖管道而使之受孕,这是治疗某些不孕症的一种最为简单有效的方法。

(二)体外受精、胚胎移植技术——第一代"试管婴儿"

体外受精、胚胎移植技术(IVF-ET),是指精子与卵子在体外受精,经人工培养,当受精卵分裂成 2~8 个卵裂球时,再植入到母体子宫内发育直到分娩。由于这个过程的最早阶段是在体外试管内进行的,俗称试管婴儿。IVF-ET 技术于 1974 年在英国首先建立,1978 年 7 月在英国剑桥诞生了世界上第一例试管婴儿,1988 年 3 月在北京医科大学三院诞生了我国第一例试管婴儿。

(三)单精子卵细胞浆内显微注射、胚胎移植技术——第二代"试管婴儿"

单精子卵细胞浆内显微注射、胚胎移植技术(ICSI-ET)又称第二代试管婴儿,是利用显微镜操作器及显微注射仪,在体外直接将精子注入卵细胞的细胞浆内,使其受精,经胚胎移植至母体子宫直到分娩。该技术主要适用于男性由于精子质量严重低下导致的不育，可优选精子，提高受精率，特别是解决了精子不能主动进入卵子而自然受精的问题。

（四）体外受精-胚胎植入前遗传学诊断技术——第三代"试管婴儿"

体外受精-胚胎植入前遗传学诊断技术是指从体外受精的胚胎早期阶段（4～8个卵裂球），取部分胚胎细胞进行基因检测，将没有遗传性疾病的胚胎植入子宫内，由此诞生的婴儿称第三代"试管婴儿"。该技术被称为生殖医学史上新的里程碑，它从生物遗传学的角度，帮助人类选择生育最健康的后代，为有遗传病的未来父母提供生育健康孩子的机会。因此，第三代"试管婴儿"实际上是一项以优生优育为目的的生殖医学技术。

二、体细胞无性生殖技术—生殖克隆

生物界繁衍后代的方式有无性生殖和有性生殖，前者是不通过生殖细胞的结合而繁衍后代，后者必须通过生殖细胞的结合，高等动物的生殖方式均属后者。

"克隆"（clone）一词来自希腊，原意是复制或拷贝。近年来，生殖生物学家将不经过两性生殖细胞结合而形成的新个体称克隆动物，将体细胞无性生殖技术称为生殖克隆。1997年英国诞生了世界上第一只克隆绵羊"多利"Dolly（图3-24），它是将分化成熟的体细胞核（乳腺细胞核）移植到去核卵细胞中发育而成的动物。现在科学家已克隆出老鼠、牛和猴子等动物。随着生殖克隆技术与转基因技术的结合，将会复制出含有人类所需要的目的基因的转基因动物，并将在生物制药、组织工程、细胞替代治疗、器官移植等方面开拓新思路。

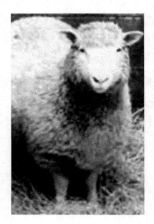

图 3-24　克隆绵羊"多利"

（张金萍）

第四章
青春期避孕

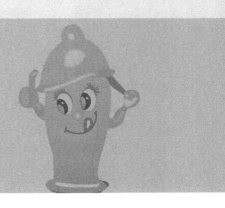

　　青春期是从儿童期到成年期发育的过渡阶段，也是一个充满矛盾的时期。一方面全身各器官迅速发育，同时性腺、性器官和第二性征也相应发育，而且时间越来越提前；另一方面心理发育远跟不上生理的发育，尤其是青春期后期，性成熟已经完成，而其社会成熟度却远远滞后，容易出现性相关问题，包括青春期性行为及妊娠等。

　　青春期妊娠是世界性的公共卫生难题，各国的青春期少年在生殖健康方面有共性的问题，如首次性行为年龄提前，从事风险行为如多性伴侣、无避孕措施、避孕套使用率低，其导致的直接后果之一就是非意愿妊娠率的上升；此外，青少年逐渐成为性传播感染如艾滋病等的高危人群。根据联合国2001年的报道：全世界每年出生的婴儿中，有1400万婴儿为青春期少女所生，占10.6%，其中多数是非意愿性妊娠；另外，每年有440万少女流产。青春期妊娠已被许多国家列为人类健康的难题。

　　青春期少女由于性的发育已具备了生育功能，但机体的生殖系统及其他系统发育还不完全成熟，难以承受孕育另一个新生命，一旦怀孕则容易发生产后大出血等妊娠期并发症。少女人工流产容易引起月经推迟、生殖系统的感染以及成年后的不孕症，对少女的身心健康造成严重损害，也是少女最常见的死亡原因。少女妊娠对婴儿的危害也很大，可致胎儿早产、先天畸形、智力发育障碍。所生的私生子还会带来一系列的社会问题，如弃婴、孤独等，使儿童的身心健康受到严重的摧残。因此，青春期妊娠对少女身心健康和社会带来的不良后果不可忽视。

　　根据匈牙利利塞格德大学妇产科及计划中心对1998—2000年的堕胎青春期少女的避孕工具使用状况、避孕意识和态度进行调查问卷，结论表明：大多数青春期少女在首次性接触时未采用保护措施或使用不安全的方法。分析显示，青春期少女缺乏受孕和紧急避孕的知识，不能正确或规范使用避孕方法。为保证青春期少女生殖健康，防止非意愿妊娠，减少青春期妊娠，要进行避孕教育，传授正确的避孕知识，使其能选择恰当的避孕措施；还要进行适宜的性教育，制订完善的性教育方案，普及性知识，提高青少年对安全性行为的认识。加强性道德教育，推迟首次性行为的年龄，减少青春期性传播感染和意外妊娠，使青少年尽可能地享受最高标准的健康权利。因此，青少年应了解以下知识：①各种避孕措施的效果；②正确使用的方法；③常见的副反应；④所选择方法的优缺点；⑤出现什么样的表现需要就诊；⑥停止避孕措施后，恢复生育力和防护性传播感染的情况。

第一节 屏障避孕法

屏障避孕法是阻止有受精能力的精子进入子宫腔内,以达到避孕目的的方法。屏障避孕法不仅避孕效果满意,而且可以预防性传播疾病,改善性功能、促进性和谐,对机体代谢影响小,对人体生理干扰少、更接近自然,比其他避孕方法更有效和更安全。屏障避孕法包括阴茎套、阴道套和阴道隔膜避孕法。其中阴茎套和阴道套既可避免意外妊娠,又可预防性传播疾病,是青少年最合适和安全的保护方法。阴道隔膜由于使用不方便,不适合少女使用。

一、阴茎套

阴茎套又称避孕套或安全套,是目前应用最普遍的一种男用避孕工具。它是由优质天然乳胶制成的圆筒状薄膜套,长度为19cm,远端有一个3cm长的小囊叫做贮精囊,是性交时贮存精液的地方;近端开口部(套口)有一个略有松紧的橡皮圈,将其套在阴茎上具有紧束阴茎的作用。阴茎套按开口部直径的大小分大、中、小和特小号4种型号,大号直径35mm,中号直径33mm,小号直径31mm,特小号直径29mm。

阴茎套的花色品种很多,以颜色分,有乳白、淡红、紫罗兰等;以厚度来分,有普通型、薄型和超薄型;以性能来分,有干燥型和湿润型(避孕套外面涂有硅油,性交时起润滑阴道的作用);以形态来分,阴茎套前端有小囊,也有的阴茎套前端是平的。多数阴茎套表面是光滑的,少数阴茎套表面呈胶粒状或罗纹状麻点,后者在性交时可以增加女性的快感。

为了使阴茎套在计划生育工作中发挥更大的作用,将陆续推出对早泄有治疗作用的迟缓型避孕套,可治疗宫颈炎等妇女病的消炎型阴茎套等系列新产品。

(一)适应证

1.男青年自愿选用阴茎套作为常规避孕方法。

2.青少年有性传播疾病的危险因素。

3.使用常规避孕方法失误时,如漏服口服避孕药、使用紧急避孕药后当月又有性行为时等。

4.偶有性行为者。

(二)禁忌证

1.青少年对乳胶过敏者。

2.阴茎不能勃起者。

(三)使用方法

阴茎套如使用不当,容易造成失败。正确的使用方法是:

1.每次性交都必须使用一个新的阴茎套。要选择合适的型号,避免过大或过小。套太大,性生活时易脱落在阴道内,使避孕失败。太小则紧缩阴茎感觉不舒服,也容易破裂。一般先试用中号,不合适再换大号或小号。接着用吹气法检查套有无破损,如发现漏气则不能使用。阴茎套检查以后仍按原样圈好。

2.戴阴茎套之前要将前端的小囊捏扁,把囊内的空气挤掉,然后把它放在已经勃起的阴茎头上,将阴茎套的卷折部分向阴茎根部边推边套,直推到阴茎根部为止。套好后阴茎套前端的小囊应悬在阴茎的前面,不可将阴茎头套进小囊内,否则不但容易涨破,还会影响性感。

3.在阴茎头部及阴茎套外面涂一些避孕药膏,可以提高避孕效果,还可以润滑阴道减少不适感,但在阴茎头部不要涂得太多,否则易使阴茎套脱落。

4.射精后,在阴茎尚处于勃起状态下,一定要捏住阴茎套口边缘与阴茎一起从阴道内抽出,避免精液外溢或阴茎套滑落在阴道内,导致避孕失败。

5.性交结束后还需检查阴茎套有无破裂,如有破裂应及时采取补救措施。如果发现阴茎套破裂,应立即把避孕药膏挤入阴道内,这样可以杀死残漏在阴道内的精子。

(四)避孕效果

使用阴茎套避孕有效率达 97/百妇女年左右。如与外用杀精剂或自然避孕法同时使用,避孕效果可高达 99/百妇女年。有失败率较高的资料报告,是夫妇双方不能坚持每次都用的缘故。

1.**优点**　阴茎套是一种安全、简便、有效的避孕工具。目前,全世界有 4000 多万对夫妇采用阴茎套避孕,特别是日本等经济发达的国家,使用更广泛。阴茎套有下列优点:

(1)是所有避孕药具中适应证最广泛的避孕工具,除极个别对乳胶过敏的人不能使用外,育龄夫妇均可使用,尤其适合那些患有心、肺、肝、肾等严重疾病而不能采用药物、节育环避孕的妇女使用。

(2)使用方法简便,容易掌握,不需要进行专门指导。

(3)避孕效果可靠,阴茎套只要能正确地坚持使用,成功率高于节育环。

(4)延长性交时间,可使夫妻之间的性生活更加和谐。对早泄患者有一定的治疗作用。

(5)无副作用,对人体无任何不良影响,还能预防通过性交传播的一些疾病。

(6)采用外用避孕药的夫妇,女方在排卵期如与阴茎套配合使用,可以提高避孕效果。

2.**缺点**

(1)有效率没有口服避孕药高。

(2)需要每次性生活时主动坚持正确地使用。

(3)需要对方合作。

(4)影响性交快感。

(5)使用过程中有时阴茎套会破损、滑脱导致精液外溢时,应加用紧急避孕药。

(6)少数人对乳胶过敏。

二、阴道套

阴道套即女用避孕套,是由聚氨酯塑料(或乳胶)制作的柔软、宽松的袋状物,长度 15～17cm,具有外环及内环。外环直径 7cm,可盖住外阴,使环不易滑入阴道,精液不能漏入阴道;内环能活动,可盖住宫颈 6.5cm 大小,便于固定及防止脱落。

阴道套能阻止精子进入阴道,起到物理性屏障作用,以达到避孕的目的,是女方使用的具有双重保护的一种新型避孕工具。

(一)适应证

1.生殖道正常,无禁忌证的女性,特别是男方不愿使用阴茎套时,女方可自我保护地选用阴道套。

2.男性阴茎不能维持勃起状态者,不宜使用男用避孕套,但阴道套适用。

3.因阴道套有外环覆盖在女性外生殖器上,并有润滑剂,使轻度勃起障碍时很容易进入。

（二）禁忌证

1. 阴道过紧、生殖道畸形或生殖道肿瘤。

2. 子宫Ⅱ度脱垂、阴道前后壁膨出中度以上。

3. 反复尿路感染。

4. 生殖道急性炎症尚未控制。

5. 对聚氨酯（或乳胶）过敏等。

（三）使用方法

1. 用拇、食、中指握住内环套的外侧，轻轻挤压内环后，将内环沿阴道后壁向上推置入阴道内以覆盖宫颈。

2. 用食指将内环上缘置于耻骨下方，进入阴道内 6～9cm 处。

3. 将外环放置后留在阴道外覆盖阴蒂、阴唇即可。

4. 性交后，握住外环旋转 1～2 圈后，轻轻拉出。

（四）避孕效果

避孕有效率与阴茎套大致相同。正确和坚持使用 6 个月的妊娠率为 2.6%，不正确和不坚持使用的妊娠率为 12.4%。

1. **优点**　女方自我控制，只要正确和坚持使用，避孕效果与其他屏障法相似，而且可以防止性传播疾病。此套较乳胶避孕套坚韧，很少破损。可用任何润滑剂而不影响质量，很少发生过敏。

2. **缺点**　价格相对较贵。

第二节　甾体激素避孕药

女性甾体激素避孕药是由人工合成的雌激素和孕激素或单方孕激素制成。由美国格·皮克斯（G. Picus）和美籍华人张明觉发明，从 1956 年开始试用；国内从 1963 年开始临床试用，1964 年在临床推广。据估计，全世界约有 8000 万以上妇女使用这类避孕药，避孕效果甚佳。

一、避孕原理

避孕药的避孕原理是多方面的，依据药物的种类和其活性强度、制剂、给药途径和方法而有所不同。

1. **抑制排卵**　主要是通过避孕药中雌、孕激素的负反馈作用，抑制下丘脑-垂体-卵巢轴的正常排卵功能，单方孕激素制剂随剂量大小而决定抑制排卵与否。

2. **改变宫颈黏液性状**　宫颈黏液受孕激素影响，量变少而黏稠度增加，拉丝度减小，不利于精子穿透。

3. **改变子宫内膜形态与功能**　避孕药中孕激素成分干扰了雌激素效应，子宫内膜增殖变化受抑制；孕激素可使腺体及间质提早发生类分泌期变化，形成子宫内膜分泌不良，不适于受精卵着床。

4. **改变输卵管蠕动和分泌**　影响精子或受精卵在输卵管内的正常运行，使受精卵与子宫内膜发育不同步，从而干扰受精卵着床。

5.抑制精子获能。

二、适应证

1.身体健康、月经周期规则(25～35 天)、无禁忌证且自愿选择避孕药物作为避免意外妊娠者均可使用。

2.对于青少年女性,建议首选复方短效口服避孕药,因为短效药高效,剂量和副作用小,恢复生育力快。

3.对已经有流产史者,可考虑选用长效药或针剂。

三、禁忌证

1.相对禁忌证(慎用),需定期监督下使用

(1)轻度高血压,血压<140/90mmHg;

(2)糖尿病无并发血管性疾病、妊娠糖尿病史;

(3)慢性甲状腺疾病,无症状者;

(4)良性乳腺病;

(5)肝炎史,现肝功能正常者;

(6)无并发症的瓣膜性心脏病;

(7)癫痫或结核,未服用抗癫痫或抗结核药物者;

(8)胆道疾病。

2.绝对禁忌证

(1)妊娠或可疑妊娠;

(2)哺乳期产后 6 个月内;

(3)中、重度高血压;

(4)静脉血栓或有血栓病史者;

(5)不明原因的不规则出血者;

(6)心、肝、肾功能异常者;

(7)反复发作的严重头痛或偏头痛者;

(8)脑血管意外史、高血脂;

(9)乳腺癌、良性或恶性肝脏肿瘤和雌激素依赖性肿瘤患者;

(10)糖尿病伴有并发症者。

四、使用方法

避孕药可分为短效口服避孕药、长效口服避孕药、长效避孕针、探亲避孕药和缓释系统避孕药。

(一)短效口服避孕药

1.复方短效口服避孕药　由雌激素和孕激素配伍而成,只要按规定用药不漏服,避孕成功率按国际妇女年计算达 99.95%。

复方避孕片 1 号、2 号和左炔诺孕酮片:从来月经的当天算起第 5 天开始服药,每晚 1 片,连服 22 天,不能间断。停药 1 周内来月经。下月再按上述服法服用。用药 1 个月可避孕 1 个月,需要每个月服药。如在服药周期中漏服 1 片未超过 12 小时,应立即补服 1 片,且当晚仍需服用 1 片,以后继续按时服用;如漏服超过 12 小时,或漏服 2 片或以上,除补服 1 片外,同时采用屏障避孕法 7 天和继续按时服用所有药片。

2.复方三相口服避孕药　复方三相口服避孕药(简称三相片)对甾体激素配方进行改革,副作用少。

三相片、妈富隆和敏定偶:于月经来潮的第 1 天开始服用,三相片必须按顺序先服棕色 6 片、再服白色 5 片、最后服黄色 10 片,停药 7 天。进口的妈富隆和敏定偶均为 21 片纸板铝箔包装,每片侧方标有星期几,以提醒有否漏服,按月经第 1 天为星期几开始服药,按箭头所示方向顺序服药。妈富隆服完 3 周药片后,停药 7 天,第 8 天开始又服下一周期的药物。敏定偶在服完 21 片药物后,需服另外 7 片空白安慰剂,相当于停药 7 天;在停药和服安慰剂的时间内,会有少量撤退性出血。如有漏服时处理方法同上。

(二)长效口服避孕药

从月经来潮的当天算起第 5 天开始服第 1 片,隔 5 天或 20 天再服第 2 片,以后均按第 2 片服药的日期,每月服 1 片。

(三)长效避孕针

女用长效避孕针是以孕激素为主,配以少量雌激素的长效避孕针剂。它可制成脂溶性或水混悬液,肌内注射后药物贮存于局部,然后缓慢释放,以发挥长效避孕的作用。

1.复方避孕针　有避孕针 1 号,即复方己酸孕酮避孕针,内含戊酸雌二醇和己酸孕酮,为油剂注射液。复方甲地孕酮避孕针又称美尔伊避孕针及 3700 避孕针,内含甲地孕酮和环戊烷丙酸雌二醇,为水混悬注射液。复方庚炔诺酮避孕针 1 号,又称复方炔诺酮庚酸避孕针 1 号,内含戊酸雌二醇和庚酸炔诺酮,为油剂注射液。

首次使用避孕针 1 号、3700 避孕针、复方庚酸炔诺酮避孕针时,于月经来潮的第 5 天肌内注射 2 支(或在月经来潮的第 5 天和第 12 天各注射 1 支),以后每个月在月经来潮的第 10～12 天注射 1 支,如果注射后未来月经,可相隔 28 天注射 1 次。首次使用庚酸炔诺酮避孕针时,于月经来潮的第 5 天注射 1 支,以后每隔 60 天注射 1 支,注射 1 支可以避孕 2 个月。

2.单方孕激素　醋酸甲孕酮针,首次于月经来潮的第 5 天深部肌内注射 1 支,以后每隔 3 个月注射 1 支。

(四)探亲避孕药

探亲避孕药多用孕激素制成,通过改变宫颈黏液稠度和子宫内膜的形态,达到抗着床的目的,并可改变受精卵运行及抑制精子获能,起到避孕作用。它适于不经常过性生活的人,特别是不受月经周期的限制,在月经周期的任何一天都可以开始服用。服用方法是从探亲当天早晨服第 1 片,当晚再服 1 片,以后每天 1 片,到探亲结束次日服最后 1 片。如果超过 14 天,再改服其他短效避孕药 7 天。正确使用,避孕的成功率很高。

(五)缓释系统避孕药

缓释系统避孕药是一类女用避孕药剂型。由甾体激素与某些具备缓慢释放性能的高分子化合物(如医用硅橡胶、聚乙烯等)配制而成。

国内临床应用的缓释系统避孕药主要有皮下埋植剂、阴道避孕药环、18 甲宫颈内节育器、缓释型宫内节育器等。缓释系统避孕药用法简便,剂量低而稳定,不干扰正常内分泌功能,不影响糖与脂质代谢,提高了长效避孕制剂应用的安全性,是避孕药研究领域中一个新的发展方向;但现用的剂型尚有会引起月经紊乱等不足。

五、避孕效果

复方短效避孕药的避孕有效率为 99.9%；复方长效避孕药的避孕有效率为 98%。复方避孕针 1 号、复方庚炔诺酮针和复方甲地孕酮避孕针的一年妊娠率分别为 6%、0.1% 和 0.3%。皮下埋植剂一次埋植，有效期 5 年，根据国内资料，5 年累积妊娠率为 1.58%。总之，不论哪种短效或长效避孕药，避孕有效率都很高，可与绝育术相比。

（一）优点

1. 正确和坚持使用时，安全和避孕效果好。

2. 有可逆性，恢复生育力快，尤其是复方短效口服避孕药，对胎儿无致畸作用。停用第三代口服避孕药后，次月即可怀孕；但从优生角度考虑，最好间隔 3 个月，让卵巢和子宫内膜恢复良好后再妊娠为好。

3. 不影响性生活。

4. 对于月经周期不规则的女性，有调经的效果，可减轻月经前腹痛、烦躁等症状。长期使用避孕药，可降低卵巢及子宫内膜癌的罹患率。第三代口服避孕药尚有改善痤疮的作用。

（二）缺点

1. 需每天服用，对记性不好的人是个挑战。

2. 有些轻微副反应；现在最新低剂量避孕药已少有副作用。

3. 对性传播性疾病无预防作用。

六、注意事项

1. 应定期进行体格检查，包括血压、乳房、妇科检查和巴氏涂片，以便及早发现问题。

2. 如出现下肢肿胀疼痛、头痛、视力障碍、右上腹疼痛、心理抑郁或哮喘、偏头痛、抽搐和心、肝功能不全或加重者，应停药观察或进一步检查。

3. 万一避孕失败，由于胚胎接受过避孕药，可能对胎儿发育有影响，应及早终止妊娠。

4. 哺乳期不要使用含雌激素的制剂，以免影响乳汁和乳量。最好在产后 8 个月开始服用避孕药。

总之，避孕药或针剂具有高效、安全、可逆等优点。对青少年来说，阴茎套和甾体激素避孕药两者结合是个很好的方法，首先是选择阴茎套加紧急事后避孕；其次是口服避孕药加阴茎套；第三才选择口服避孕药或其他激素类避孕药。在尚未确定性伴侣没有患性传播疾病之前，最好一直用阴茎套避孕。

第三节 其他避孕法

一、安全期避孕法

安全期避孕法是一类不用任何药具、也不施行医疗手段，而是根据妇女月经周期中出现的症状和体征、间接判断排卵过程，识别排卵前后的易受孕期，进行周期性禁欲，以达到避孕的目的。通常是运用日历表法、基础体温法、宫颈黏液观察法等方法选择非排卵期。

1. **日历表法**　月经周期较规律的女性,每个月经周期中仅发生一次排卵,卵子排出后能受孕的期限是 12～24 小时,精子进入女性生殖道后,在良好的宫颈黏液的保护下可存活 3～5 天。因此,在女性的一个月经周期中,排卵前后 4～6 天为易孕期。除了月经期和排卵期,其余的时间均为安全期,在此期性交可不必采用任何避孕药物和避孕工具。此方法简单易行,但失败率高。因为排卵受许多因素的影响,如健康情况、环境改变及情绪波动等可以使排卵推迟或提前,这样按月经周期推算出来的排卵期就不够准确。据国外统计,采用日历法避孕的失败率达 14.4%～47%。因此,对于月经周期尚不规律的少女,使用这种方法是不可靠的。

2. **基础体温法**　详见第八章第五节受孕的最佳时机。

3. **宫颈黏液观察法**　详见第八章第五节受孕的最佳时机。

目前用于测定排卵期的上述 3 种方法各有其优缺点:日历表法可用来推算排卵期及排卵前、排卵后安全期;但它只适用于月经正常的女性,有时因环境改变和情绪变化使排卵提前或推迟,所以不够准确。测量基础体温法可以测定排卵日期及排卵后安全期,不能预先测定排卵前安全期,该法比较麻烦,要求又严格,如不按照规定测量体温,就不能准确测定排卵日期。宫颈黏液观察法能测定排卵期及排卵前、排卵后安全期,准确性较高,但使用者必须经过培训,完全掌握后才能使用。如将这三种方法结合起来使用,则能扬长避短,效果更好。

安全期避孕法的优点:①不用任何药具,不需任何医疗手段,也无任何副作用;②需双方密切配合,不存在避孕问题上的"性别歧视";③如果希望生育,可有意识选择在易受孕期间同房,获取最高妊娠机会,具有避孕和受孕双重功能;④不受社会、文化、宗教等背景的限制,能为最广大人群所接受。

安全期避孕法的缺点:①失败率高;②需要双方高度的自控能力和合作;③每月必须有一段时间禁欲;④对性传播性疾病无保护作用;⑤如少女月经尚不规律时,更难掌握。

二、外用杀精剂避孕法

外用杀精剂避孕是在性生活前将杀精剂置入阴道深部,具有杀伤精子或使其活动性降低,无法使卵受精,从而达到避孕的目的。国内外使用的药物均为壬苯醇醚,商品名为"妻之友";它有很多剂型,如栓、膜、胶冻、霜、泡沫剂、片剂等。

(一)适应证

除对杀精剂有过敏者外均可使用。较适宜于少女尚未掌握使用避孕药、需要补救措施时、偶有性行为时使用。

(二)禁忌证

人类免疫缺陷病毒感染高危者。

(三)使用方法

性交前,将杀精剂置入阴道深部,胶冻剂和泡沫剂置入后可立即性交,其他制剂均需等待 5～10 分钟,等其溶化后才可行性生活。如果置入后半小时未性交,性交前必须再次放入杀精剂。每次性交前都要使用,包括当晚有 2 次性行为时。

(四)避孕效果

其避孕效果比避孕药、避孕针低,失败率约 94～97/百妇女年,也有因使用不当失败率高达 80/百妇女年的报道。

1. **优点**　杀精剂较安全,对身体无不良反应,使用和停用都方便,不需要医务人员指导和定期随访,也不需要对方合作等优点。壬苯醇醚是一种表面活性剂,除有避孕作用外,对大多数微生物有一定的杀伤作用,从而减少生殖道感染;也有一定的抗性传播疾病的效用,但不如阴茎套或阴道套可靠。

2. **缺点** 主要是避孕效果不如常规避孕方法。副作用:个别使用者对杀精剂过敏,有瘙痒、局部烧灼或刺痛感,或引起白带增多,有异味等不快感,特别是 1 天多次使用时,比较容易导致外阴阴道假丝酵母菌病或泌尿系感染。在不坚持使用或使用不正确时,需加用紧急避孕方法。

三、体外排精避孕法

体外排精避孕法是指男性即将射精时立即将阴茎抽出阴道,将精液排出体外,从而精子不能进入女性生殖道,使精子没有与卵子结合的机会,以达到避孕的目的。本法的优点是简单,不服药,不用任何工具。缺点是要在男女即将进入性高潮期中断性交,影响双方快感。有时男性在射精前就有少量液体可能含少量精子进入女性阴道内,使避孕失败。一般可作为暂时性避孕措施。

四、会阴尿道压迫避孕法

会阴压迫尿道避孕法就是在性交过程中,男方将要射精时用食指和中指向耻骨联合方向紧紧压迫会阴部,使尿道暂时关闭,从而迫使射出的精液逆行流入膀胱,阻止精液自尿道排入阴道,达到避孕目的。

会阴压迫尿道避孕法要求避孕者熟悉尿道在会阴部的解剖位置和压迫方法,并且一定要在射精前将尿道压住,直到阴茎从阴道内抽出后为止。该法应做到压迫要完全,部位要准确,使精液不能流入阴道。做不到这些就会导致避孕失败。

该方法在性生活时,夫妇双方处于紧张状态,生怕掌握不住射精时间而将精液射入阴道;同时又破坏了性生活的生理过程,影响了双方的性感,不易达到性的满足。另外,流入膀胱的精液对后尿道和膀胱颈有刺激作用,如反复应用可造成局部充血,并在性生活后出现尿频、尿痛及尿道内烧灼感,甚至会发生炎症。因此,这种避孕方法,只适用于无生殖道感染,而且夫妇对该避孕方法充分理解基础上,作为暂时应用的避孕措施。

该避孕法虽然操作简便,但要求较高,多数人难以掌握。这种避孕方法过去普在民间流传,现在还有少数人在使用,对于能够正确掌握操作的男性来说,偶尔使用数次还可以,但经常使用对健康不利,而避孕效果也不可靠,故不提倡使用。

五、宫内节育器

考虑到宫内节育器与盆腔感染的关系比较密切,故目前宫内节育器不推荐给少女用于避孕。

第四节 避孕失败后补救措施

避孕失败后的补救措施,可分为紧急避孕和早期终止妊娠。紧急避孕为了避免意外妊娠,一旦补救失败,就需要早期终止妊娠。

一、紧急避孕

紧急避孕是指那些在无防护性性生活后或者避孕失败后几小时或几天内采用的一种"紧急避孕"措施,以起到预防非意愿妊娠的发生。

紧急避孕药主要有两种,一种是米非司酮片,商品名为"弗乃尔",其优点是在性事后72小时内只需服用1片,避孕效果在99%以上,低剂量米非司酮是国家药检局在21世纪初批准用于紧急避孕的新药。另一种是左炔诺孕酮片,商品名为"毓婷""安婷",其特点是在房事后72小时内服用2片,间隔期为12小时,避孕效果在98%以上,是在20世纪90年代开始用于紧急避孕。

二、早期终止妊娠

因避孕失败所致的意外妊娠,可在妊娠3个月内人为地采取措施终止妊娠,作为避孕失败后的补救措施,但不能直接用此作为节育方法。

(一)药物流产

目前最常用的药物是米非司酮(Ru486)和前列腺素联合应用,前者使子宫蜕膜变性坏死、宫颈软化,后者使子宫收缩,促使胚胎排出。药物流产简便、有效、无创伤,避免了进宫腔操作可能造成的并发症。目前用于终止8周以内的妊娠。完全流产率已经达到90%~95%。

1. 适应证 适用于停经49天以内,B超胚囊平均直径小于20mm,尿妊娠试验为阳性的女性,孕期愈短,效果愈好。

2. 禁忌证 伴有哮喘、痉挛性支气管炎、心绞痛、心律失常、心力衰竭、高血压、青光眼与肝肾功能不全、异位妊娠、溃疡性结肠炎、肾上腺皮质功能不全、长期使用糖皮质类固醇激素以及胰岛素依赖型糖尿病等孕妇。

3. 使用方法 米非司酮服用方法有两种,即分次服法和顿服法。每次服药前后均需禁食1~2小时。

(1)分次服法:用药第1天首剂量米非司酮50mg(2片,25mg/片),8~12小时后服25mg(1片)。用药第2天早晚各服米非司酮25mg(1片)。第3天清晨必须在医疗单位空腹服米索前列醇600μg(3片,200μg/片)或阴道后穹窿放置卡前列甲酯1枚(1mg)。使用后一般会有腹痛和轻度腹泻,严重时可对症处理。并需严密观察出血和有无胎囊排出。少数使用者服用米索前列醇后会有手足发红、发痒和麻的感觉,或有发冷甚至寒颤,与药物扩张末梢血管有关,一般能自行恢复。但需警惕有过敏性休克的报道。

(2)顿服法:服药第1天清晨空腹顿服米非司酮200mg,第3天用法同上。

4. 疗效评定标准

(1)完全流产:用药后胎囊自行完整排出,或未见胎囊排出,经B超检查未见妊娠图像,出血自行停止,尿人绒毛膜促性腺激素阴性,子宫恢复正常大小,自然恢复正常月经者。

(2)不全流产:用药后胎囊自行排出,但在随访过程中,因出血过多或时间过长而施行刮宫术者。

(3)失败:至用药第8天未见胎囊排出,B超证实仍有胎囊,最终采用负压吸引术终止妊娠者。

5. 服药后注意事项

(1)服用米非司酮后,有些类早孕反应,如恶心、呕吐、头晕和乏力等轻度副作用,一般不需要特殊处理。

(2)必须强调随诊的重要性,如第3天未见胎囊排出,则需进行用药1周后的随诊,以评定疗效做进一步处理。如已见胎囊排出,则预约第14天随诊,了解出血情况,并酌情处理。如仍有月经样出血,应作B超检查,诊断为不全流产,应行清宫术。

总之,从用药开始至恢复下次正常月经之间,如有多量出血、腹痛或发热等现象,均需要及时就诊。

药物流产比较适于意外妊娠的少女,但它的成功率仅90%左右,所以仍有约10%需行刮宫术。药物流产是一种非手术的人工流产,它虽能减轻少女对手术的恐惧和痛苦,但还存在流产后出血时间长和量多,并潜在有大出血的危险。需要强调指出的是,不少少女存在一种错误认识,以为药物流产宛如月经来潮一般,不会影响健康,以至不重视采取有效的避孕措施,一旦发现怀孕便要求药物流产,有的一年内做两三次,显然会损害身体。因此,药物流产不是常规的避孕方法,而仅仅是作为避孕失败发生意外妊娠后的一种补救措施。而且必须在有条件的医院,在医生监护和指导下进行,切忌孕妇擅自在家中服药流产,否则后果不堪设想。

(二)负压吸引术

负压吸引术是一种安全、操作简便、痛苦小、手术时间短、出血少、成功率高的终止妊娠方法。

1.适应证

(1)妊娠在10周以内,要求终止妊娠而无禁忌证者。

(2)因某种疾病不宜继续妊娠者。

2.禁忌证

(1)生殖器官急性炎症,如盆腔炎、滴虫性阴道炎、真菌性阴道炎、宫颈急性炎症(治疗后方可手术)。

(2)各期急性传染病或慢性传染病急性发作期,或严重的全身性疾病如心力衰竭、血液病等(需治疗好转后住院手术)。

(3)妊娠剧吐酸中毒需治疗后手术。

(4)术前相隔4小时两次体温在37.5℃以上者。

3.术后注意事项

(1)术后在观察室休息1~2小时,如注意阴道流血等情况,无异常可以回家。

(2)两周内或阴道流血未净前禁止盆浴,避免性生活1个月,以防生殖器官感染。

(3)对有严重宫颈糜烂或有感染可能者,应给抗生素预防感染。

(4)术后休息两周,1个月后应随访一次。如有异常(流血多、发热、腹痛等)可随时就诊治疗。

(5)加强计划生育宣教,做好节育知识指导,落实避孕措施。

(余文富 高喜仁)

第五章
性传播疾病

第一节　性传播疾病概念

性传播疾病(STD)简称性病(VD),是一种主要以性行为为主要传播途径的传染病,它主要是通过与受感染者性交而传播的疾病。引起性病的病原微生物有许多种,包括病毒、衣原体、支原体、螺旋体、细菌、真菌、原虫等等。不同的病原微生物引起不同的性病,被世界卫生组织(WHO)列为性病的疾病已经有 20 多种。我国卫生部门规定属于性病的主要有艾滋病、淋病、梅毒、尖锐湿疣、生殖器疱疹、非淋菌性尿道炎、软下疳、性病性淋巴肉芽肿 8 种。我国当前发病最多的性病主要是由淋球菌引起的淋病,由衣原体和支原体引起的非淋菌性尿道炎,以及由乳头状瘤病毒引起的尖锐湿疣和梅毒螺旋体引起的梅毒。

第二节　性传播疾病的流行简况

性病在全世界很多国家中已构成严重的公共卫生问题,艾滋病的出现,给许多国家社会经济的发展带来消极影响,甚或已危及到整个民族的生存。据世界卫生组织估计,全球每年新发可治愈的性病 3.33 亿,也就是说每天约有 100 万人受到感染。目前,居前 4 位的 STD 分别为梅毒、淋病、衣原体和毛滴虫病,世界卫生组织估计每年新发病例数分别为 1200 万、6200 万、8900 万和 1.7 亿。

性病在我国正在迅速蔓延,目前已跃居第二大常见传染病。解放前所谓经典性病泛滥,当时全国有患者 1000 多万。建国后,在政府领导下,于 1964 年我国宣布大陆已基本消灭 STD,取得了举世瞩目的成绩。进入 20 世纪 80 年代,性病死灰复燃。1977 年全国报告 STD 13 例,近年发病迅速增加,1998 年报告病例达 63 万多,据估计实际病例数高达数百万之多。流行波及沿海、城市、内地、农村。患者多为青壮年,病种以淋病、非淋菌性尿道炎、尖锐湿疣、梅毒为主,艾滋病病毒(HIV)感染者人数在不断增加。

第三节　我国重点防治的八种性病

《性病防治管理办法》规定,我国目前重点防治的性病共 8 种,即梅毒、淋病、艾滋病、软下疳、性病性淋巴肉芽肿、非淋菌性尿道炎、尖锐湿疣和生殖器疱疹。其中前 3 种属于《中华人民共和国传染病防治法》规定管理的乙类传染病,其他 5 种为卫生部规定需作监测和疫情报告的病种。

一、梅毒

梅毒是由梅毒螺旋体引起的一种慢性性传播疾病。患者受感染后,螺旋体很快播散到全身,几乎可侵犯全身各器官,并产生多种多样的症状和体征。早期主要侵犯皮肤、黏膜,晚期侵犯心血管系统和中枢神经系统。这些症状和体征与很多疾病的临床表现非常相似;另一方面梅毒又可以多年无症状,呈潜伏状态。梅毒主要通过性交传染,也可以通过胎盘传染给胎儿而发生胎传梅毒。

(一)流行病学

梅毒流行甚早也很广泛。据史料记载,最早流行于美洲,16 世纪传入欧洲,后来传至东南亚,经广州传入我国,故有"广疮"之称。

梅毒是全球性的公共卫生问题。1992 年美国官方报告梅毒患病率为 45.30/10 万,占 STD 的 17.05%。近几年,美国以吸可卡因成为梅毒的主要流行因素。世界卫生组织估计全世界每年发生 1200 万梅毒新病例,其中 90% 发生于发展中国家。先天性梅毒是许多发展中国家死产和新生儿死亡的主要原因。在俄罗斯和一些东欧国家,梅毒的流行加剧了 HIV 的流行。在北美和西欧,梅毒在部分人群中流行严重,如男性行为者、吸毒者。

新中国成立前我国梅毒流行猖厥,某些少数民族地区通过血清检查患病率高达 10%～50%。1940－1948 年,在上海、济南等城市医院皮肤科初诊的患者中,梅毒占 4%～10%。新中国成立后政府采取了积极的防治措施,1964 年宣布基本消灭了性病。80 年代以来,梅毒的发病率逐渐增加。1987 年全国梅毒占所有 STD 的 5.85%;全国梅毒病例报告数从 1994 年的 4591 例增加到 1999 年的 80181 例;2004 年较 2003 年增长 11.54%;2008 年全国梅毒报告病例数较 2007 年增长 23.32%,表明近几年梅毒有增多的趋势。另外,梅毒合并 HIV 的感染病例日益增多,给梅毒的诊疗带来了更多困难。

(二)传染途径

人是梅毒的唯一传染源,其传染途径有如下几种:

1. 性接触传染　95% 以上是性接触传染。

2. 胎盘传染　梅毒孕妇在妊娠期其体内梅毒螺旋体能通过胎盘屏障进入胎儿体内,引起胎儿宫内感染,多发生于妊娠 4 个月后。

3. 产道传染　梅毒孕妇在分娩时,新生儿通过产道时发生感染,常在头部、肩部擦伤处发生硬下疳,是区别胎传梅毒的标志。

4. 非性接触传染　少数患者可因与梅毒患者皮肤黏膜发生非性接触的直接接触而受到传染,如普通的接吻、握手、妇科检查、哺乳等。

5. 输血感染　个别患者可因输入有传染性的梅毒患者的血液而被感染。

6. 间接接触感染　少数患者可因接触带有梅毒螺旋体的衣物、毛巾、剃刀、文具、医疗器械等而间接被感染。

（三）临床表现

梅毒按传染源可分为获得性梅毒（后天）和先天性梅毒（胎传梅毒）。前者主要通过两性的直接接触，后者从母体通过胎盘传给胎儿。获得性梅毒在长期病程中，由于机体的抵抗力和反应性的改变，症状时显时隐，可分为一、二、三期，一期为下疳期，二期为斑疹期，合称早期梅毒，传染性强，三期为晚期，传染性小。

1. 获得性梅毒

（1）一期梅毒：主要为硬下疳（图 5-1）。局部淋巴结肿大，大小不等，质硬，不粘连，不破溃，无痛。

（2）二期梅毒：螺旋体由淋巴系统进入血液循环形成螺旋体菌血症，引起皮肤、黏膜、骨骼、内脏、心血管及神经损害。

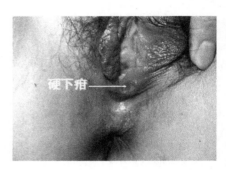

图 5-1　硬下疳

二期梅毒丘疹性毒疹（图 5-2）的共同特点是皮疹泛发对称（扁平湿疣除外），多呈古铜色，好发于掌跖；皮损和分泌物中有大量的梅毒螺旋体，传染性强；一般无任何自觉症状，但扁平湿疣可有痒感；皮疹破坏性弱但传染性强，不经治疗持续数周可自行消退。

（3）三期梅毒（晚期梅毒）：其发病率约占梅毒患者的 40%。一般为 3～4 年，最长可达 20 年发病。除皮肤、黏膜、骨及眼出现损害外，还侵犯心血管、中枢神经系统等重要内脏器官，发生梅毒性脑膜炎、脊髓痨、麻痹性痴呆等，危及生命。

2. 先天性梅毒（胎传梅毒）　先天性梅毒是梅毒螺旋体（TP）由母体经胎盘传给胎儿，一般在妊娠 16～18 周经胎盘传染。先天感染性疾病，常有较严重的内脏损害。根据胎儿的发病时间，分为早期先天梅毒、晚期先天梅毒和先天潜伏梅毒。其经过与后天梅毒相似，其特点是不发生硬下疳。

3. 潜伏梅毒　无临床症状，早期潜伏梅毒（<2 年），晚期潜伏梅毒（>2 年），梅毒血清反应阳性。

梅毒侵入人体若不根治，不但传染家人，对下一代或隔代都有传染性，如先天性梅毒或形成死胎。

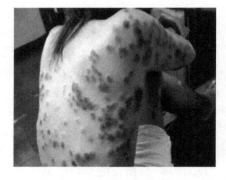

图 5-2　二期梅毒丘疹性毒疹

（四）治疗

1. 原则

（1）梅毒治疗越早疗效越好。

（2）治疗必须正规、足量、足疗程。

（3）治疗后应作两年随访，第一年每 3 个月复查一次，以后每半年复查一次。

（4）性伴侣应同时接受检查或治疗。

2. 治疗方案　青霉素是目前治疗梅毒最有效的药物，对青霉素过敏者可用红霉素等。

（1）早期梅毒（包括一、二期梅毒及早期潜伏期梅毒）。

1）苄星青霉素 240 万 U，肌注，1 次／周，共 2～3 次。

2）普鲁卡因青霉素 80 万 U，肌注，1 次／日，连用 10～15 日。

3）对青霉素过敏者可用：红霉素，500mg，4 次／日，口服 15 日；多西环素（强力霉素），100mg，2 次／日，口服 15 日。

（2）晚期梅毒（包括二期复发梅毒）。

1）苄星青霉素 240 万 U，肌注，1 次／周，共 3 次。

2）普鲁卡因青霉素 80 万 U，肌注，1 次／日，连用 30 日。

3）对青霉素过敏者可用：红霉素，500mg，4 次／日，连服 30 日；多西环素（强力霉素），100mg，2 次／日，连服 30 日。

二、淋病

淋病是淋菌性尿道炎的简称，是最常见的性传播疾病，是由淋病奈瑟菌（简称淋球菌）引起的泌尿生殖系统化脓性炎性疾病。主要通过性交传染。淋病几乎可以发生于任何年龄，目前淋病患者主要是性生活比较活跃的中青年。男性高发年龄组为 20～24 岁，女性高发年龄组为 15～19 岁。

（一）流行病学

淋病在世界范围内广泛流行，是性传播疾病中发病率最高的一种，以欧美和非洲一些国家尤甚。在美国，淋病发病率在男性中最高，在女性中带菌率最高。性活跃者、青少年、贫民、黑种人、受教育较少者、未婚者中发病率最高。

解放前，我国一些城市的淋病发病率为 20％左右。解放后在 1953 年早期患者已近绝迹，1960 年基本上完成了晚期患者的普查普治，1964 年淋病已基本消失。80 年代性病重新传入我国，淋病患者逐年呈直线增多，在性病发病中属首位。如上海地区性病以淋病为主，占 90％以上。在所有淋病患者中，大约有 20％男性和 60％女性为无症状淋病，这部分人是最危险的传染源。

（二）传染途径

人是淋球菌的唯一自然宿主，淋球菌通常寄居于黏膜表面的细胞内，主要通过性接触传染，也可间接接触传染，产道感染可致新生儿结膜炎。

（三）临床表现

有尿频、尿急、尿痛、尿道口流脓或宫颈口、阴道口有脓性分泌物等，或有淋菌性结膜炎、肠炎、咽炎等表现，或有播散性淋病症状。

1. 男性淋病　几乎全部由性交时受对方传染引起的，主要有以下 6 型：

（1）淋菌性尿道炎：表现为急性尿道炎，99％的感染者有症状。初期表现为尿道口红肿、发痒、轻微刺痛，继而有稀薄黏液流出（图 5-3），严重者有轻度肿胀，引起排尿困难。24 小时后，分泌物变黏稠，为深黄色或黄绿色脓液，并有尿道刺激症，还可伴有腹股沟淋巴结炎、包皮炎、包皮龟头炎或嵌顿包茎。

（2）附睾炎：发生于 5％～10％未经治疗的男性淋病患者，表现为附睾肿胀和触痛。

（3）淋菌性前列腺炎：淋球菌进入前列腺排泄管、腺体引起前列腺炎，出现发热、寒战、会阴疼痛及排尿困难，前列腺肿胀、压痛。

（4）男性同性恋淋病：男性同性恋患者中的咽部和直肠淋球菌感染极为常见。

（5）淋菌性咽炎：咽部淋菌性感染率约为 20％，有 80％无症状，少数患者有轻微咽痛和红肿,咽后壁或扁桃体隐窝淋球菌培养阳性。

(6)成人淋菌性眼炎:发生少,一旦发生则很严重,淋球菌化脓性结膜炎可进一步损害角膜。

(7)其他还可出现阴茎水肿、尿道周围脓肿或瘘管、精囊炎、尿道狭窄。

2. 女性淋病 症状较轻,特点是急、慢性症状不易区分。宫颈内膜、尿道是最常受累的部位;直肠、咽部的感染少见,症状轻微。约60%的患者无明显临床症状。故经常发生漏诊而延误治疗。

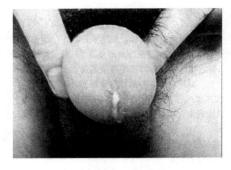

图 5-3 淋菌性尿道炎

(1)淋菌性宫颈炎:多数感染者无症状,有症状的女性常为阴道分泌物异常和增多,不正常的经期出血,中、下腹部疼痛和触痛。检查时,可见宫颈口红肿、触痛和脓性分泌物。

(2)急性尿道炎:常于性交后2~5天出现尿急、尿频、尿痛。检查尿道口红肿、溢脓。

(3)急性输卵管炎:有时出现性交疼痛,急性发作者有下腹部和盆腔疼痛,阴道有脓性分泌物,可引起发热。检查时,附件肿胀或出现肿块。

(4)前庭大腺炎:女性淋病中有1/5~1/4的患者出现,症状为前庭大腺红肿、疼痛。前庭大腺开口与阴道两旁,易受阴道和肛道排出的脓液污染而发炎,严重时,可形成前庭大腺脓肿。

(5)盆腔炎:包括子宫内膜炎、输卵管炎、输卵管卵巢脓肿、盆腔腹膜炎中的任一组合。

(6)肝周围炎:淋球菌向上蔓延至上腹部可引起肝周围炎。

(7)其他还可继发输卵管、卵巢脓肿,表现为腹痛突然加剧,出现腹膜刺激症状,肠鸣音减弱,提示脓肿破裂及腹膜炎。慢性反复发作的输卵管炎可导致不孕或宫外孕。

3. 儿童淋病 主要包括新生儿、幼儿及较大儿童的淋球菌感染。新生儿出生时通过产道也容易受母体子宫颈淋球菌的感染而患病。

(1)新生儿淋病:

1)新生儿淋球菌性结膜炎:新生儿在出生后2~3天出现结膜水肿、发红、有脓性分泌物。如延误治疗,则角膜呈蒸气状,角膜可能穿透,导致失明。

2)新生儿其他淋球菌感染:包括菌血症、关节炎、头皮肿胀和肛门、生殖器及鼻咽等部位感染。

(2)儿童淋病:幼女表现为淋球菌性外阴阴道炎,多由于与患淋病的双亲或保姆同床睡觉、共用浴巾、浴盆、便器、污染的手为小孩洗外阴而间接传染,也有被性虐待而感染。主要表现为急性外阴阴道炎、阴道口流脓、会阴部红肿。脓性分泌物较多时,可流至肛门,引起刺激症状,使肛周黏膜皮肤发生红肿溃破,严重时可感染直肠,引起幼女淋球菌性直肠炎。

(四)治疗

1. 治疗原则

(1)早期诊断,早期治疗。

(2)足量规范用药。

(3)配偶、性伴侣应同时治疗。

2. 治疗方案

(1)无合并症淋菌感染:头孢曲松250mg,1次肌注;或大观霉素2g,1次肌注。也可选用环丙沙星500mg,顿服。

（2）有合并症淋菌感染：头孢曲松 250mg，肌注，1 次/日，连用 10 日；或大观霉素 2g，肌注，1 次/日，连用 10 日，同时加用甲硝唑 400mg，口服，2 次/日，连服 14 日。

（3）播散性淋菌感染：头孢曲松 1g，静注或肌注，1 次/日，连用 10 日；或大观霉素 2g，肌注，2 次/日，连用 10 日。

（4）淋菌性眼炎：成人：头孢曲松 1g，肌注，1 次/日，连用 7 日；或大观霉素 2g，肌注，2 次/日，连用 7 日。

（5）新生儿：头孢曲松 25～50mg/kg，静注或肌注，1 次/日，连用 7 日；或大观霉素 40mg/kg，肌注，1 次/日，连用 7 日。

三、软下疳

软下疳又称第三性病，是由杜克雷嗜血杆菌引起的生殖器的急性性传播感染性疾病，主要侵犯外生殖器及腹股沟淋巴结，引起化脓性炎症，以痛性溃疡和反复腹股沟淋巴结炎为特征。

（一）流行病学

本病多见于热带及亚热带地区的低社会经济阶层，黑人发病率高。西方国家少见，英国主要发生在海员。美国近来报告 10 万人口仅为 0.3～0.6 例，每年发病在 1000 例以内。在肯尼亚、内罗毕的一个性病门诊，每年约有 5000 例患者，Nsanze 等推测是由于大量移民、与家庭分居的劳动者、未做包皮环切术的男性较多以及未做治疗的妓女等原因所造成。20 世纪 60 年代后我国基本绝迹，80 年代本病又在青岛、广西、四川等地陆续出现，呈慢性增长趋势，至 2000 年，全国共报告 1047 例。

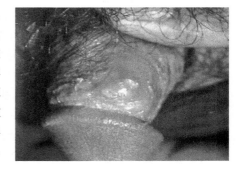

图 5-4 软下疳

本病男多于女，男女之比为 10∶1。女性发病率低的原因：①女性阴唇和尿道即使能分离出杜克雷嗜血杆菌，可以带菌而不发病；②女性发生溃疡症状不显著，诊断困难。

（二）临床表现

特征是生殖器部位的化脓及溃疡和附近的淋巴结肿大，局部疼痛明显。发病前有性接触史，尤其是不洁性交史，典型的临床表现和经过较短的潜伏期后发生软而扁的丘疹、脓疱、溃疡，单侧性的化脓性淋巴结炎。

男性多发生在包皮内外表面、包皮系带、冠状沟、阴茎体与龟头处（图 5-4），常见包皮水肿。女性主要发生在阴道口、阴唇系带、前庭和阴蒂处，纵向溃疡常在阴唇系带后面，阴道壁溃疡少，生殖器外很少发生，但胸、手指、大腿和口内均有报告。

（三）治疗

1. 阿奇霉素 1g，顿服；或头孢曲松 250mg，1 次肌注；也可选用红霉素 500mg，4 次/日，口服，连服 7 日。

2. 溃疡部保持清洁，用生理盐水清洗或湿敷，对成熟的淋巴结脓肿，可穿刺出脓液，必要时切开引流。

四、尖锐湿疣

尖锐湿疣（CA）又称生殖器疣或性病疣，是最常见的性传播疾病之一。尖锐湿疣是由人乳

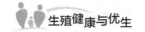
头瘤病毒（HPV）感染引起的生殖器或肛门周围的菜花状、乳头状赘生物。主要通过性接触传染，少数通过间接接触传染。

（一）流行病学

本病在美国是最常见的一种性传播疾病，据美国德克萨斯州妇科咨询处统计，1975 年发病率为 2‰，1976 年为 5.4‰，1977 年为 19.2‰。根据瑞典的报告，生殖器疣占男性 STD 的 9.3%，在女性占 5.8%。发病年龄大多数在 16～25 岁。高峰年龄男性为 22 岁，女性为 19 岁。

儿童肛门生殖器疣较少见，但近年来在增多。从出生第 1 天到 13 岁都有发生，女孩 2 倍于男孩，主要发生于女阴、肛周及尿道口。绝大多数病毒传染是发生于妊娠期间（逆行感染或血行感染），或在分娩过程中感染，或在出生后与母亲亲密接触而感染。有一些病例是性接触传染，是儿童受性虐待而发生的。

（二）临床表现

起初多为淡红色或皮色丘疹状，逐渐增大增多，融合成乳头状、菜花状或鸡冠状增生物，根部可有蒂，疣体表面呈白色、污灰色或粉红色，可有痒感、灼痛和恶臭。有的疣体可呈现条索状或手指状。肛门、直肠、阴道、子宫颈尖锐湿疣可有疼痛或性交痛和白带增多。约 70% 的患者无任何症状。少数患者疣体过度增生，成为巨大尖锐湿疣。

尖锐湿疣如果发生在湿度较低及较干燥的部位，常表现为小而扁平的疣状物；如果发生在温热和湿润的部位，常呈现为丝状或乳头瘤状，易融合成大的团块。会阴部的尖锐湿疣可以出现痛痒和不适感；而发生在直肠内的尖锐湿疣可引起直肠疼痛。如果是直肠内较大的尖锐湿疣，还可有像患痢疾时的里急后重感。

1. 男性尖锐湿疣　常见于冠状沟、龟头、包皮系带以及尿道口（图 5-5），有时也可发生于阴茎体及其周围皮肤，阴囊部位较少见。男性同性恋者往往发生于肛门周围。阴茎部位的皮疹多为小而散在的无蒂疣，多发而不融合，类似扁平疣。龟头、冠状沟及系带疣常伴有尿道口湿疣存在。包皮、龟头及阴茎最后可完全被疣组织破坏，可恶变为癌肿。

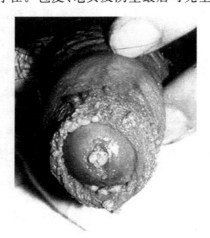

图 5-5　男性尖锐湿疣

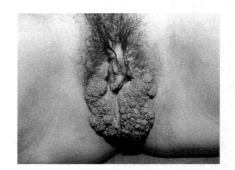

图 5-6　女性尖锐湿疣

2. 女性尖锐湿疣　多见于阴蒂、大小阴唇、肛周、会阴部，阴道及宫颈也可发生（图 5-6）。宫颈尖锐湿疣约占 35%，常引发阴道炎，在临床上可能无自觉症状，约 20% 患者阴道镜检查可见菜花样湿疣，患者也可出现阴道白带及瘙痒，偶有性交后出血现象。妊娠期妇女，由于内分泌改变、分泌物增多、环境潮湿而不洁，疣生长快而多，恶臭明显。

（三）治疗

1. 消除疣体

（1）化学疗法：用 10％～25％足叶草酯酊，每周 1 次，搽于疣体上，4 小时后洗去；或用 80％～90％三氯醋酸，每周 1 次，搽于疣体上，连续用药不超过 6 次。

（2）物理疗法：激光治疗、冷冻治疗、电灼治疗或外科手术切除。

（3）免疫疗法：用干扰素 100 万～300 万 U 肌内注射，每周 3 次，至少 4 周，可用 8～12 周，还可做皮损内注射。也可用 5％咪喹莫特霜，每周外用 3 次，用药后 6～10 小时清洗掉，可用到 8～12 周。

2. 抗复发治疗　用 α-干扰素 100 万～300 万 U 肌内注射，每周 3 次，连用 3 周。

五、生殖器疱疹

生殖器疱疹是由单纯疱疹病毒（HSV-2）通过性接触感染的一种常见的易复发的难治愈的性传播疾病。新生儿可通过胎盘及产道感染。女性生殖器疱疹与宫颈癌的发生密切相关。HSV-2 占 80％，HSV-1 占 20％。

（一）流行病学

生殖器疱疹的发病率在全球范围内有逐年升高趋势。据世界卫生组织估计全球每年新发病例 2000 万，美国每年报道的新病例为 50 万，居性病发病率的第三位，在由病毒所引起的性传播疾病中占第一位。估计 85％原发生殖器疱疹和 98％的复发患者与 HSV-2 有关。这种病毒的传染性对未接触过 HSV 的人较高；据统计，接触男性患者后，有 80％的女性受到感染。

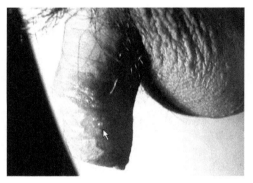

图 5-7　生殖器疱疹

血清学调查证明，人类抗 HSV-2 的中和抗体在 14～29 岁之间升高，可能与此时期内性接触机会增加有关。性生活活跃的人群，如国外统计妓女中，有抗 HSV-2 抗体者可达 70％，而独身生活者则仅 3％。

国内近 10 年来生殖器疱疹病的发生率增加 10 倍以上，各地报道的病例数有较大差异，可能与生殖器疱疹多数为亚临床无疱疹表现，或症状不典型未识别而被漏诊有关，因此报道的病例只是部分临床有症状的患者。在性生活活跃的人群中，约有 30％的人患过生殖器疱疹，尤其是在青年人中该病的发病率越来越高。

（二）临床表现

生殖器疱疹临床上分为原发性、复发性和亚临床三型。

1. 原发性生殖器疱疹　潜伏期 3～14 日，表现为外生殖器或肛门周围群簇或散在的小水泡（图 5-7），2～4 日破溃形成糜烂或溃疡，自觉疼痛，最后结痂，愈合，病程 2～3 周。常伴有腹股沟淋巴结肿大、压痛、发热、头痛、乏力等全身症状。男性好发于包皮、冠状沟、龟头、阴茎等处。女性多见于大小阴唇、会阴、阴道口等处。同性恋者常见肛门、直肠受累。

2. 复发性生殖器疱疹　多见于 HSV-2 感染者，常发生于原发性感染后 1～4 个月。多数复发前有前驱症状，如生殖器局部瘙痒、烧灼感、刺痛、麻木感等。表现为外生殖器或肛门周围群簇小水泡，破溃形成糜烂或浅溃疡，自觉症状轻，病程 7～10 日自愈。间隔 2～3 周或月余后再发,感染 1 年后反复发作。男性同性恋者可出现肛门直肠 HSV-2 感染,表现为肛门直肠疼痛、便秘、分泌物增加、里急后重,肛周可有疱疹性溃疡。

3．亚临床型生殖器疱疹 即无症状型生殖器疱疹,一般 50％ HSV-1 和 70％HSV-2 感染在临床上无症状。皮疹不典型,生殖器部位有轻微细小裂隙、溃疡,成为无症状的 HSV 携带者。亚临床型生殖器疱疹是本病的主要传染源,潜伏的 HSV-2 较潜伏的 HSV-1 更易被激发致病。

(三)治疗

1．抗病毒治疗

(1)原发性生殖器疱疹:阿昔洛韦 200mg,5 次/日;或法昔洛韦 300mg,2 次/日;或泛昔洛韦 250mg,3 次/日,连服 7～10 日。

(2)复发性生殖器疱疹:最好在出现前驱症状或损害出现 24 小时内开始治疗。阿昔洛韦、法昔洛韦或泛昔洛韦,连服 5 日。

(3)频繁复发患者(1 年复发 6 次以上),为减少复发次数,可用抑制疗法:阿昔洛韦 400mg,2 次/日;或法昔洛韦 300mg,1 次/日;或泛昔洛韦 125～250mg,2 次/日。以上药物均需长期服用,一般服用 4 个月到 1 年。

(4)原发感染症状严重或皮损广泛者:阿昔洛韦 5～10mg/kg,静滴,每 8 小时 1 次,用 5～7日或直至临床症状消退。

2．局部治疗 保持患处清洁、干燥。皮损处可外涂 3％阿昔洛韦霜、1％喷昔洛韦乳膏和酞丁胺霜等。

六、非淋菌性尿道炎

非淋菌性尿道炎(NGU)是通过性接触传染的一种临床上有尿道炎的表现,但尿道分泌物中查不到淋球菌感染的性传播性疾病。女性患者不仅有尿道炎症,而且还有宫颈炎等生殖器炎症,故也称为"非特异性生殖道感染(NSGI)。主要由沙眼衣原体或解脲支原体感染所致。

(一)流行病学

自 20 世纪 60 年代起,国外人群非淋菌性尿道炎发病率已超过淋病。20 世纪 80 年代美国每年新发病例达 300 万～1000 万人,其中 1.1 万名女性因本病导致不孕而需要治疗。有30％～40％的患者在感染后可无明显症状,甚至无症状而成为带菌者。本病直接诊断方法少,病原体携带者多见,易漏诊,这是造成流行的主要因素。在美国女大学生中的调查资料表明衣原体感染率的升高,与开始性生活的年龄过早,性伴侣的数目较多和不避孕或不用阴茎套、宫颈帽等工具有关,加上婚前性生活、离婚、性解放等因素都促成了该病的流行。

近年来报道显示,非淋菌性尿道炎发病率不断上升,居 STD 的首位,其中衣原体感染所致的病例明显增加。男性非淋菌性尿道炎在全球范围内呈急剧上升的趋势,如美国 1 年有 300万人患本病。在女性生殖器感染症中衣原体是主要的病原菌。我国的病例也日渐增多,成为最常见的 STD 之一。

(二)临床表现

1．男性非淋菌性尿道炎 潜伏期 1～3 周,表现为尿道口红肿(图 5-8),流浆液或黏液性分泌物,并有尿痛、尿道不适等症状。常见的并发症有:

(1)附睾炎,表现为一侧的附睾疼痛、肿大,有触痛,表面皮肤发红、肿胀。有排尿不适,会阴部、腹股沟、腹部、耻骨联合上部、腰背部轻微疼痛或坠胀感。

（2）前列腺炎，表现为会阴钝痛、阴茎痛或无症状。

（3）直肠炎，主要是同性恋者，尤其是被动肛交中发生。轻者无症状，重者有直肠疼痛、出血、腹泻等。

2.女性非淋菌性泌尿生殖道炎 主要表现为宫颈水肿、潮红、糜烂，表面肥大性滤泡是宫颈炎特有的外观，可出现白带增多及性交后出血。宫颈衣原体感染与宫颈癌前期或恶性期改变之间可能密切相关。可并发急性输卵管炎、子宫内膜炎和宫外孕及不孕症。围生期感染能引起新生儿衣原体性结膜炎或新生儿衣原体肺炎；支原体可引起肾炎、习惯性流产、绒毛膜炎等。

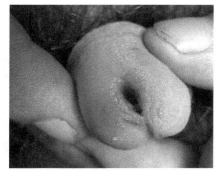

图 5-8 男性非淋菌性尿道炎

（三）治疗

主要针对沙眼衣原体或解脲支原体进行治疗，治疗因人而异。目前尚无最佳治疗方案及药物，推荐下列几种：

1.多西环素（强力霉素）100mg，口服，2次/日，连服7日。

2.红霉素500mg，口服，4次/日，连服7日。

3.氧氟沙星300mg，口服，2次/日，连服7日。

4.米诺环素100mg，口服，2次/日，连服10日。

上述四种抗生素可任选一种，也可用阿奇霉素1g，一次顿服。

七、性病性淋巴肉芽肿

性病性淋巴肉芽肿（LGV）是由沙眼衣原体通过性接触感染而引起的性传染性疾病之一，主要表现为外生殖器溃疡、腹股沟淋巴结化脓、穿孔以及晚期外生殖器象皮肿和直肠狭窄等症状。

（一）流行病学

本病呈全球分布，以热带与亚热带的南美、西印度群岛、东西非、东南亚等多见。本病多发于30岁左右，男女之比为5∶1。我国新中国成立初期少见，近年来发病率有上升趋势，2000年报告505例。

（二）临床表现

潜伏期1～4周，病程可分为三期：

1.生殖器初疮 为早期，在外生殖器部出现小丘疹、疱疹、糜烂或溃疡，多单发，可有数个，无明显自觉症状，原发性损害在数日内痊愈，不留瘢痕，常被患者忽略。

2.腹股沟综合征 为中期，常在初疮发生后2～6周（最长可在6月）内发生，多单侧，也可双侧，腹股沟淋巴结肿大，触痛，逐渐融合成坚实的菱形水肿斑块，与周围组织粘连，表面皮肤呈青紫色或紫红色。当累及腹股沟淋巴结时，肿大的淋巴结位于腹股沟韧带两侧，中间形成沟槽，具有特征性"沟槽征"（图5-9）。数周后肿大的淋巴结软化，破溃形成多发性瘘管。

3.生殖器-直肠-肛门综合征 为晚期，多发于女性，可能是由于二期病变未能识别或未予治疗，导致髂及肛门直肠周围淋巴结炎及直肠结肠炎。表现为发热、疼痛、里急后重。发生肛周脓肿、溃疡、瘘管，晚期主要病变为外阴象皮肿和直肠狭窄（图5-10）。

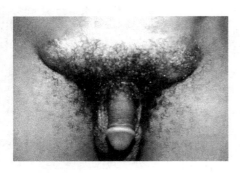
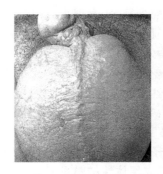

图 5-9　沟槽征　　　　　　　　图 5-10　外阴性病肉芽肿(阴囊象皮肿)

(三)治疗

1. 药物疗法

(1)多西环素(强力霉素)100mg,口服,2 次/日,连服 21 日。

(2)红霉素 500mg,口服,4 次/日,连服 21 日。

(3)四环素 500mg,口服,2 次/日,连服 14～28 日。

(4)米诺环素 100mg,口服,2 次/日,连服 21 日。

上述四种抗生素可任选一种,也可用阿奇霉素。

2. 其他疗法　　化脓性淋巴结炎可穿刺吸脓,再注入抗生素,以促进愈合。直肠狭窄可行扩张,象皮肿可做整形手术切除。

八、艾滋病

艾滋病是获得性免疫缺陷综合征(acquired immune deficiency syndrome,AIDS)的简称,是由人类免疫缺陷病毒(human immunodeficiency virus,HIV)引起的人体细胞免疫功能缺陷,导致一系列条件致病微生物感染和肿瘤发生的致命性综合征。本病主要通过血液传播、母婴传播和性接触等,病毒主要侵犯和破坏辅助性 T 淋巴细胞,使机体细胞免疫功能受损,最后并发各种严重的机会性感染和肿瘤。艾滋病被称为"超级癌症"和"世纪杀手",国际医学界至今尚无治疗艾滋病的有效药物和疗法。

艾滋病(AIDS)属于 STD 范畴,又是致死性传染病。一方面,其预防措施以及给个人和社会带来的后果与其他性病有许多不同。另一方面,性病和人类免疫缺陷病毒(HIV)感染又有密切关系,性病的存在,将大大增加感染 HIV 的概率。患 STD 可促进 HIV 感染,而感染 HIV 后更易感染各种性病。依据性病种类的不同可使感染 HIV 的可能性增加 2～18.2 倍,尤其是软下疳、梅毒、生殖器疱疹等溃疡性 STD 在增加 HIV 感染概率方面意义重大。非溃疡性 STD 同样也能增加感染 HIV 的危险性,因其较溃疡性 STD 更为常见,HIV 感染的影响不容忽视。研究显示,有效地控制 STD 会给减少 HIV 流行带来巨大而直接的影响。

(一)流行病学

1. 艾滋病在全球的流行状况　　自 1981 年美国发现世界首例艾滋病患者后,艾滋病病毒在全球范围内传播速度惊人。联合国艾滋病规划署(UNAIDS)和世界卫生组织于 2006 年 11 月 21 日联合发布的《2006 年世界艾滋病报告》显示,艾滋病在全球范围继续蔓延,世界上每隔 8 秒钟就有 1 人感染 HIV,全球每天有 1.1 万人感染 HIV,与此同时,每天有 8000 名感染者丧命。艾滋病规划署执行主任彼得·皮奥特在新闻发布会上说:"有证据表明这一全球流行病感染情况正在各地增多。"撒哈拉以南非洲地区是艾滋病重灾区,全球 63％ 的艾滋病病毒感染者集中在这里,2006 年新增艾滋病病毒感染者 280 万。全球艾滋病病毒感染者已达 3950 万人,其中 40％ 为 15 岁至 24 岁的年轻人。亚洲在过去一年中估计有约 96 万人感染艾滋病,63 万人死于同艾滋病相关的疾病。感染艾滋病的亚洲人总数比 2004 年上升了 10％,新病例增长了 12％。报告指出,印度的艾滋病患者占了亚洲总患者的 2/3;阿富汗、巴基斯坦两国的艾滋病感染人数也正在迅速增加。在亚洲,艾滋病感染率最高的国家集中在东南亚,其最主要的传播途径是未采取保护措施的有偿性服务和男性间性行为,以及共用针头的静脉毒品注射。在多个亚洲国家的男性同性恋者中,艾滋病病毒正在快速传播,包括柬埔寨、中国、印度、尼泊尔、泰国和越南。

2. 艾滋病在国内的流行状况　　我国自 1985 年发现第 1 例艾滋病患者以来,截至 2012 年 10 月底,国家卫生部通报,全国累计报告艾滋病病毒感染者和患者 492191 例,存活的感染者和患者 383285 例。2012 年 11 月 29 日,国家卫生部公布,2012 年 1—10 月新增艾滋病感染者和患者 68802 例。

当前我国艾滋病疫情呈现以下几个特点:

(1)经性途径已成为主要的传播途径,男男同性性传播比例上升明显。2012 年 1—10 月新报告的艾滋病病毒感染者中经性途径传播所占比例为 84.9％(去年同期为 77.9％),其中男男同性性传播所占比例为 21.1％(去年同期为 15％)。2012 年哨点监测发现,男男同性性行为人群艾滋病病毒感染率为 6.7％。

(2)局部地区和特定人群疫情严重。全国累计报告感染者和患者数超过 1000 的县(区)有 93 个,超过 5000 的县(区)有 5 个。疫情严重的 9 个省(区)累计报告感染者和患者数占全国的 79.9％。15～24 岁青少年和 50 岁以上老年人感染数逐年上升,仅 2012 年 1—10 月就分别报告 9514 例和 16131 例,较去年同期分别增加 12.8％ 和 20.2％。

(3)感染者陆续进入发病期,艾滋病死亡人数增加。2012 年 1—10 月,报告的艾滋病患者数为 34157 例,较去年同期增加 12.7％,艾滋病死亡人数为 17740 例,较去年同期增加 8.6％。

我国政府高度重视艾滋病防治工作。各地、各部门坚持"政府组织领导、部门各负其责、全社会共同参与",贯彻落实扩大宣传教育、监测检测、预防母婴传播、综合干预、抗病毒治疗覆盖面等"五扩大、六加强"政策措施,进一步缓解艾滋病疫情快速上升的势头,减少艾滋病新发感染和患者病死率,减少社会歧视,改善感染者和患者的生活质量。

(二)病原学

在室温下,液体环境中的 HIV 可存活 15 天,被大量 HIV 污染的物品在湿润的情况下在 3 天内有传染性。含有 HIV 的离体血液可造成感染。但是 HIV 非常脆弱,液体中的 HIV 加热到 56℃ 10 分钟即可灭活。如果煮沸,可迅速灭活;37℃ 时,用 70％ 的酒精、10％ 漂白粉、4％ 福尔马林、0.5％ 来苏水和 0.3％ 过氧化氢等消毒剂处理 10 分钟,即可灭活 HIV。

艾滋病病毒只能在血液和体液中活的细胞中生存,不能在空气中、水中和食物中存活,离开了血液和体液,病毒会很快死亡。只有带病毒的血液或体液从一个人体内直接进入到另一个人体内时才能传播。艾滋病病毒进入消化道后会被消化道内的蛋白酶所破坏。

(三)传染途径

艾滋病患者及 HIV 感染者是传染源。目前已从艾滋病患者的血液、精液、阴道分泌物、宫颈黏液、唾液、眼泪、脑脊液、乳汁、羊水和尿液中都分离到 HIV。流行病学证明血液、精液等体液有传染性。乳汁可使婴儿受感染。

1. 性接触传播　无论是同性还是异性性接触都可发生传染,特别是性乱和同性恋者发病率最高,据调查,同性性接触者,其发病率高达 70% 左右。因为人受到艾滋病病毒感染后不会立即发病,这就使性交者有可能隐蔽地传播艾滋病病毒。

2. 血液传播　包括:

(1)输了污染 HIV 的血液、血液成分或血液制品;

(2)与静脉药瘾者共用污染了 HIV 的注射器和针头;

(3)移植或接受 HIV 感染者的器官、组织或精液;

(4)医疗器具消毒不严等。

我国少数地区经血液传播是主要途径。

3. 母婴传播　感染 HIV 的母亲,其病毒可通过胎盘、产道、产后母乳哺养时传染给新生儿。

艾滋病病毒的传播力不很强,一般的日常接触不会传染艾滋病,如握手、接吻、拥抱、共餐、生活在同一房间、共用办公用品、共用电话、共用厕所、游泳池,接触门把、汗液或泪液、打喷嚏等都不会感染艾滋病,甚至照料病毒感染者或艾滋病患者都没有关系。所以艾滋病患者在生活中不应受到歧视。

(四)临床表现

从无临床症状到严重病变,形成多系统、多样化表现。

1. "窗口期"与潜伏期

(1)"窗口期":是指从患者感染 HIV 到形成抗体所需要的时间,平均时间为 45 天或更短。输血感染者为 2～8 周;性交感染者为 2～3 周。窗口期内患者也是传染源。

(2)潜伏期:是指从感染 HIV 起,至出现艾滋病症状和体征的时间。儿童平均 12 月,成人平均 29 月,个别达 5 年,最长 14.2 年,最短仅 6 日。潜伏期患者是重要的传染源。

2. HIV 感染的临床分期

(1)急性 HIV 感染期:多数人在感染初期无任何症状与体征。少数患者感染后 3～4 周出现急性 HIV 感染的临床表现,可出现发热、乏力、肌痛、厌食、恶心、呕吐、腹泻、咽炎、头痛等;淋巴结肿大,头面、躯干部的斑丘疹,或口腔、生殖器黏膜溃疡;血常规白细胞正常,单核细胞增高,淋巴细胞比例轻度降低。在周围血淋巴细胞中可培养出 HIV 病毒,血清中可以测到 HIV-RNA 和 P_{24} 抗原,但抗 HIV 抗体阴性。此期持续 2～3 周自行缓解。

病毒载量和 $CD4^+$ T 淋巴细胞计数是监测预后的重要指标。

(2)无症状 HIV 感染期:患者无症状,仅少数有淋巴结肿大,$CD4^+/CD8^+$ 比值正常,血清 HIV 抗体阳性。

(3)艾滋病:患者发热、乏力、盗汗、腹泻,伴体重下降,全身浅表淋巴结肿大,伴有各种机会感染和肿瘤。血清 HIV 抗体阳性,$CD4^+$ T 淋巴细胞明显下降,低于 $0.2×10^9/L$。

(4)完全型艾滋病:血清 HIV 抗体阳性,$CD4^+$ T 淋巴细胞明显下降,低于 $0.2×10^9/L$,伴有各种机会感染和肿瘤。

3. HIV 感染的皮肤表现　皮损可分为三大类:感染、炎症性皮肤病和肿瘤。

(1)急性 HIV 皮疹:30%～50% 伴有皮疹和黏膜膜疹,为斑疹、丘疹、脱屑、玫瑰疹样皮疹。发疹原因可能是宿主对 HIV 感染的一种反应。

(2)鹅口疮:口腔念珠菌感染。

(3)口腔毛状黏膜白斑:为 HIV 感染独特的口腔黏膜损害。表现为稍隆起的白膜,表面呈毛状(图 5-11),不能刮去,抗真菌药物治疗无效,活检组织中可发现 EB 病毒。

(4)脂溢性皮炎:发生率 20％～80％,较正常人严重,黄色油腻性厚屑堆积成片,双颊或颧部呈红斑狼疮样蝶形皮疹。

(5)银屑病:发生率 5％,可作为 HIV 感染者的首发体征,预后差的标志之一。

(6)毛细血管扩张症:几乎所有 HIV 感染者中均可见到。

(7)各种感染:细菌、病毒、真菌等。

(8)卡波西肉瘤(Kaposi's sarcoma,KS):又名多发性特发性出血性肉瘤(图 5-12)。常见于躯干、四肢、鼻尖、口腔黏膜等。皮损开始时为粉红色斑疹,常与皮纹方向一致,以后颜色变暗,形成淡紫色或棕色的斑疹或斑块,最后变为出血性皮损和结节。

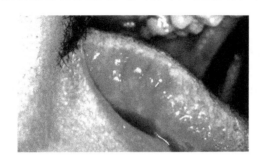
图 5-11　艾滋病(口腔毛状白斑)

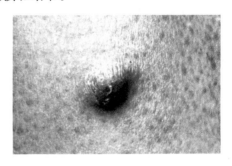
图 5-12　艾滋病(Kaposi 肉瘤)

4. HIV 感染的系统表现

(1)肺部:卡氏肺囊虫性肺炎(PCP)是 85％的艾滋病患者的主要致死原因。还有肺结核、巨细胞病毒性肺炎、真菌感染等。

(2)消化道:各种细菌、真菌、原虫、病毒等感染,导致腹泻、体重减轻、吸收不良。

(3)中枢神经系统:20％～40％出现神经系统病变。亚急性脑炎是艾滋病痴呆的基础,出现认知、行动和行为不能。

(五)治疗

艾滋病治疗包括针对 HIV 感染、艾滋病期及并发症的治疗,也包括性行为及其他行为的咨询及心理治疗。

1. 抗 HIV 治疗

(1)HIV 逆转录酶抑制剂:阻止 HIV 在体内的复制,包括齐多夫定(AZT)、去羟肌苷(DDI)、扎西他滨(DDC)等。

(2)蛋白酶抑制剂:如沙奎那韦、英地那韦、瑞托那韦等。

1996 年何大一医生提出"鸡尾酒"式混合药物治疗方法,即用蛋白酶抑制剂与逆转录酶抑制剂联合治疗,取得了显著的疗效。

(3) 免疫调节治疗:目前临床应用的有 α-干扰素、白细胞介素 2、丙种球蛋白等。

2. 机会性感染的治疗

(1)卡氏肺囊虫肺炎(PCP):首选药是复方新诺明(TMP-SMZ),静注或口服。

(2)鹅口疮或念珠菌感染:用制霉菌素、氟康唑治疗。

3. Kaposi 肉瘤的治疗　皮损内注射长春新碱、放射治疗和联合化疗。

4. 中医药治疗　多种中草药对 HIV 有抑制作用,一些中药提取物有较明显的抗 HIV 的效果,如紫花地丁、甘草素、天花粉蛋白等,部分已临床试用。

(六)预防

1.特异性预防 艾滋病疫苗正在试验中。

2.综合预防措施

(1)宣传艾滋病防治知识,洁身自爱,避免婚前、婚外性行为。取缔卖淫、嫖娼。

(2)严禁吸毒,禁止静脉药瘾者共用注射器、针头。

(3)使用进口血液、血液成分及血液制品时,须经严格 HIV 检测。

(4)HIV 感染者应避免妊娠,所生婴儿避免母乳喂养。

(5)使用避孕套,有一定的保护作用。

(6)不要借用或共用牙刷、剃须刀、刮脸刀等个人用品。

(7)医疗人员接触 HIV/AIDS 者的血液、体液时,应严格注意防护。

(七)对艾滋病病毒感染者及艾滋病患者的理解和关爱

1.世界艾滋病日 国际医学界至今尚无防治艾滋病的有效药物和疗法。为了提高公众对艾滋病危害的认识,更有效地唤起人们采取措施预防艾滋病的蔓延,世界卫生组织于1988年1月确定每年的12月1日为世界艾滋病日,强调世界各国在这一天举办各种活动,宣传和普及预防艾滋病的知识。

2.世界艾滋病日历年主题

1988 年:全球共讨,征服有期

1989 年:青年与艾滋病

1990 年:妇女与艾滋病

1991 年:共同迎接艾滋病挑战

1992 年:预防艾滋病,全社会的责任

1993 年:是行动的时候了

1994 年:艾滋病与家庭

1995 年:共享权益,共担责任

1996 年:同一世界,同一希望

1997 年:生活在有艾滋病世界中的儿童

1998 年:青少年,迎战艾滋病的生力军

1999 年:聆听,学习,珍爱生命!

2000 年:男士,责无旁贷

2001 年:你我同参与

2002—2003 年:相互关爱,共享生命

2004 年:关注独女,抗击艾滋

2005—2007 年:遏制艾滋,履行承诺

2008 年:全民动员

2009 年:普遍可及和人权

2010 年:遏制艾滋,履行承诺

2011—2012 年:行动起来,向"零"艾滋迈进

3.红丝带

(1)红丝带的由来:20 世纪 80 年代末,美国的一些艺术家用红丝带来默默悼念身边死于艾

滋病的同伴们。在一次世界艾滋病大会上,艾滋病病毒感染者和艾滋病患者齐声呼吁人们的理解。一条长长的红丝带被抛在会场的上空,支持者们将其剪成小段,并用别针将折叠好的红丝带标志别在胸前。后来,许多关注艾滋病的爱心组织、医疗机构、咨询电话纷纷以"红丝带"命名(图 5-13)。红丝带逐渐成为呼唤全社会关注艾滋病的防治问题,理解、关爱艾滋病病毒感染者及艾滋病患者的国际性标志。

（2）红丝带象征的意义:红丝带像一条纽带,将世界人民紧紧联系在一起,共同抗击艾滋病,象征着人们对艾滋病病毒感染者和艾滋病患者的关心和支持;象征着人们对生命的热爱和对和平的渴望;象征着人们用心来参与预防艾滋病的工作。

防治艾滋病任重道远,需要全社会共同努力。面对因艾滋病酿成的一桩桩悲剧,我们不需要旁观者,我们要用自己的力量来扭转这场恶性流行病的传播态势——团结全社会的力量,以我们所能做到的各种方式,共同抗击艾滋!

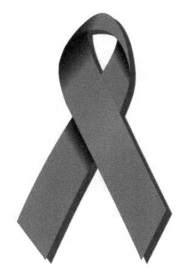

图 5-13 红丝带

第四节 性传播疾病的传播途径

一、性途径传播

性途径传播包括接吻、触摸在内的性行为均可传播 STD,是主要的传播途径。如奈瑟氏淋病双球菌、艾滋病病毒、支原体、衣原体、阴道滴虫等多种病原体可存在于阴道分泌液和精液中,性伙伴一方患病就能通过性行为传染给对方,而梅毒、生殖器疱疹、软下疳的病原体虽不存在于精液中,但可通过皮肤黏膜的直接接触传染对方。女性比男性更容易感染性病。包皮过长者较易感染性病。

二、非性接触传播

性病患者的分泌物中有大量病原体,间接接触被病原携带者或患者泌尿生殖道分泌物污染的衣服、用具、物品、被褥、便器等,也可能被感染。

三、血源传播

艾滋病、梅毒、淋病感染均可通过输血传播。输注含有上述病原体的血液,其传染概率一般可高达 95% 以上,而且潜伏期短,发病快,症状严重,合并症多。

四、母婴传播

（一）胎内感染

梅毒螺旋体和艾滋病病毒等可通过胎盘传染胎儿,造成胎内感染。胎儿感染一般发生在妊娠 4 个月以后。梅毒螺旋体经胎盘感染可引起胎儿流产、早产、死胎或出生后死亡,即使婴儿存活,也常出现畸形、智力低下等疾病。艾滋病病毒可穿过羊膜进入羊膜腔,进而通过胎儿吞食羊水经肠道感染,或直接经黏膜感染,或者病毒穿过胎盘屏障经血感染。

(二)产道感染

有些 STD 虽不能经胎盘传染,但胎儿通过产道时,可以发生感染,例如新生儿淋菌性眼炎、非淋菌性婴儿结膜炎、新生儿肺炎等。HIV 亦可经孕妇产道感染胎儿。

(三)产后感染

产后哺乳和母婴间密切接触可引起婴儿感染。如果母亲为 HIV 感染者,通过食入含 HIV 的乳汁可致婴儿受染。

五、医源性传播

医疗操作所用器械消毒不严,可造成医源性感染。主要是未消毒或消毒不彻底的注射器、手术器械、以及刺破皮肤或黏膜的其他医疗器械,造成患者之间、医患之间的传播,特别是艾滋病的传播。

六、人工授精、器官移植及性暴力

人工授精和器官移植可造成 STD 的传播,尤其是 HIV 的传播。儿童或成人被强奸后有时会染上 STD。

第五节　性传播疾病的危害

STD 是一种社会性疾病,不仅给患者造成不同程度的身体损伤,同时带来精神痛苦,还给配偶、子女、家庭带来不幸,无疑会给社会和国家造成严重损失。

一、对个人身心健康的影响

性病患者不仅承受身体上的病痛,还要承受经济负担及来自家人、同事甚或好友的鄙视,精神压力往往很大。若患者羞于启齿延误及时、正确的治疗,会造成并发症和后遗症,男性可导致附睾炎、精索炎而致不育,女性可引起盆腔炎、输卵管炎、子宫内膜炎、异位妊娠、流产等。尖锐湿疣、生殖器疱疹等均可引起癌变,AIDS 则为致死性疾病。

二、危害他人

STD 传染性强,配偶或性伙伴以及密切接触者都处于危险中,常发生家庭中传播。由于婚外性关系而感染 STD,常导致婚姻危机,造成家庭解体。

三、危害社会

STD 与性乱相伴,婚外性关系影响家庭稳定,部分患者产生报复心理,出现反社会行为,成为社会的不稳定因素。同时 STD 迅速传播蔓延,对健康人构成严重威胁。高昂的医疗费用和劳动力丧失给家庭和社会带来沉重的经济负担,直接影响国民经济发展。

四、影响下一代

一些 STD 可通过垂直感染和间接接触传染给婴幼儿,影响他们的健康发育和成长,如梅毒可通过胎盘传给胎儿,发生流产、死产、先天性畸形;HIV 母婴传播的概率约 30%,受染婴儿寿命通常在 5 年以内。

第六节 性传播疾病的预防

一、性病的防治方针

诸多社会因素极大地影响着 STD 的发生、传播和流行,因此 STD 的防治工作是一项艰巨而复杂的社会系统工程。我国《性病防治管理办法》明确指出,我国对 STD 防治实行预防为主、防治结合、综合治理的方针。仅靠卫生医疗部门是不够的,必须结合社会主义精神文明建设,强化法制教育,动员全社会的力量共同参与,形成各级政府领导下的多部门分工合作、各司其责、密切配合、齐抓共管的防病网络,才可能有效地控制流行。

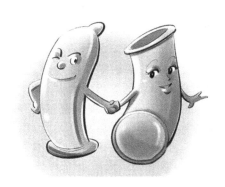

二、性病的预防

STD 预防包含两个层次的内容,一是保护健康人免受传染,即 STD 的初级预防;二是对 STD 患者及可疑患者进行追访,力争早发现、早诊断和正确治疗,以免疾病发展到晚期出现并发症和后遗症,以及防止进一步传染给周围健康人形成二代传染,即二级预防。

(一)性病的初级预防

1. **普及 STD 防治知识和提高自我保护意识** 普及 STD 防治知识,针对不同人群采用不同健康教育模式。通过健康教育使人们充分认识到 STD 的危害性和可预防性,明了该怎样保护自己免受传染。

2. **严禁不洁性行为** 恪守一夫一妻制的伦理观,严禁不洁性行为。特别是避免同属于高危险人群的人发生性行为。不良的性习惯易传染 STD,如直肠上皮比阴道上皮更娇嫩,肛交比阴道交更易造成黏膜的损伤而增加感染 STD 的危险性。

3. **使用避孕套** 对拒绝改变高危性行为的人,要提倡每次性交都正确使用避孕套。

4. **避免妊娠** 加强妊娠妇女的 STD 感染检查非常重要,应列为常规检查项目。如梅毒、淋病、艾滋病和生殖器疱疹等可以通过胎盘传染胎儿,此外淋病、非淋菌性宫颈炎、生殖器疱疹、尖锐湿疣等还可造成新生儿经产道的感染;因此,患有这些疾病的妇女在彻底治愈之前,应避免妊娠,已经妊娠的要及时进行彻底治疗和向医生咨询。

5. **严格控制经血传播** 输血和使用血液制品是传播艾滋病和梅毒感染的重要途径。依据有关规定,供血者在供血之前要经过 HIV 抗体、梅毒血清反应等项目的检查,只有检测项目全部阴性者才准许供血。

虽然输注经检测合格的血液基本上是安全的，但并不等于 100％ 安全可靠，这是因为任何一种传染病从受感染到目前所用检测手段能检测到，有一定的间隔时间（窗口期），此时虽然检测阴性，但传染性存在；另外，由于试剂质量和诸多因素的影响，可能出现假阴性，所以临床工作中应尽量避免输血。同样原因，未能检测出病原污染的血制品原料（血浆），一旦投入生产，将污染大量血浆，因此制作的血制品传播范围更大，所以使用血制品也应提高警惕。

6. 应用抗生素和局部消毒剂 虽然在性交前或性交后服用抗生素对预防某些 STD 有一定作用，但性乱者、妓女和嫖客采用事后服用或注射治疗 STD 的抗生素来保护自己免受感染并不可靠，因为没有任何一种抗生素能预防所有的 STD，尤其是艾滋病、生殖器疱疹、尖锐湿疣等病毒性 STD 目前还没有特效治疗药物。如反复使用抗生素还会形成耐药性和二重感染，带来不良影响。局部消毒剂，即使其所含消毒药实在，又保证了使用浓度和作用时间，但充其量只是杀灭已存在于皮肤、黏膜表面的病原体，而难以保证由病损深部、组织器官随时排出的病原体。使用者也往往过于相信或依赖其消毒作用而忽略其他预防方法。

(二)性病的二级预防

1. 性病患者要及时诊断和正确治疗 STD 种类多，引起 STD 的病原体种类也多。特别是病毒引起的 STD，目前仍无特效治疗药物。一些不同种类 STD 的临床特征有许多相似之处，加之临床上常出现混合感染和不典型病例，必须采用多种检测手段明确诊断。多数患者症状一旦缓解或消失就停止治疗，不完成全疗程治疗，或者盲目用药，使治疗不彻底而转为慢性，给进一步治疗带来困难。因此，对 STD 要做到及时诊断和有效、彻底地正规治疗。几乎所有 STD 均不会因一次感染而产生较长时间的保护性免疫，故治疗后可以再受传染和发病。对密切接触者应进行预防性治疗，及早切断传染链。

2. 追踪性伙伴和夫妻同治 医生要尽力说服患者，通知其所有性伙伴或其配偶进行 STD 感染的检查和必要的治疗，强调夫妻同查同治，以便消除传染源和防止循环传染。

3. 性病患者治愈前要禁止性生活 至少也应采用避孕套安全性交，以防止疾病进一步传染扩散。

三、做好性病患者的咨询工作

医生除给予患者及时诊断治疗外，还要做好咨询工作，主要方面有：动员性伙伴或配偶及时就诊查治；建议和指导患者接受艾滋病抗体检测；正确使用避孕套；做好宣传，不要轻信街头游医广告；劝其停止高危性行为；防止家庭内接触传染。

四、性病患者治疗后的追访

如梅毒完成正规治疗后的一年内应每间隔 3 个月、第二年每间隔 6 个月做非梅毒螺旋体抗原的梅毒血清学检测（RPR 或 USR 等），淋病正规治疗后第 7～10 天及第 14 天前后做淋菌培养等，来评价治疗效果和以防复发。

（张金萍）

人口数量和质量是世界各国政府和人民共同关注的中心问题，人口问题直接关系着民族昌盛、国家富强和人民幸福。

控制人口数量、提高人口素质是我国的一项基本国策，也是实行计划生育的主要要求。

积极采取优生措施，贯彻优生法规，努力防治遗传病，是达到上述目标的必由之路。

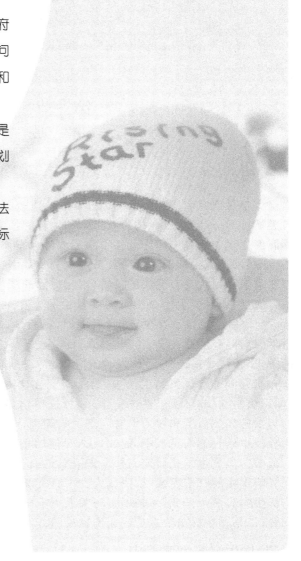

第六章
遗传与优生

第一节　优生学

一、概述

优生学是研究应用遗传学的原理和方法以改善人类遗传素质的科学。优生学的理论基础是人类遗传学，内容涉及各种影响婚姻和生育的社会因素，如宗教、法律、经济政策、道德观念、婚姻制度。优生学是一门综合性很强的发展中的科学，可以分为基础优生学、社会优生学、临床优生学、环境优生学四大部分。与优生关系最密切的是环境优生学，即研究用改善环境因素的方法来提高后代身心健康的科学，现在提倡的围产医学、优育、胎教就是环境优生学的体现。此外，优生学还需要生物医学及人文社会科学中的多个分支学科共同配合，需要与分子遗传学、人类遗传学、医学遗传学、行为遗传学、胚胎学、畸形学、实验生物学、妇产科学、围产医学、儿科学、精神病学、社会学、伦理学、人口学、法学等多学科的共同协作研究，同时更需要整个社会的重视，使优生措施社会化、群众化，并由一系列政策法令和工作机构来加以保证。

在研究和推行优生的工作中，为了研究方便，美国学者斯特恩（Stern）将优生学划分成两类，即正优生学（或称演进性优生学）和负优生学（或称预防性优生学）。正优生学是研究如何增加与促进在体质上和智力上有利基因的频率，以期繁衍更多的优秀后代。例如，目前应用优生工程技术进行的人工授精，建立优秀个体的精子库，"培育"试管婴儿等方面的工作，都属于这一范畴。负优生学是研究怎样采取有效的社会措施，防止、减少遗传病患儿的出生；排除和减轻影响优生的有害因素，以降低人群中有害基因的频率，改进人群的遗传素质。

优生学有两个任务：一是增强有关人类不同特征遗传本质的知识，并判定这些特征的优劣和取舍；二是旨在提出改进后代遗传素质的方案。

二、优生学的发展简史

人类的优生思想和实践的历史，几乎与人类本身的历史同样悠久。可以把优生学的发展历史分为三个阶段：

1. 优生学的前科学阶段　人类很早就注意优生问题,在原始部落中,对出生有显著残疾的畸形婴儿,给予遗弃任其死亡。在我国的《左传》一书中即有"男女同姓,其生不蕃"的记载,已经认识到近亲结婚的后代往往不易存活和繁育。在国外,古希腊哲学家柏拉图在他的《理想国》中曾提出择偶和生育年龄对后代健康的影响;它的学生亚里士多德在《政治学》中提出了妊娠期卫生;古斯巴达人甚至实行过严格选择后代的措施。但这些优生措施不是建立在科学基础上。因此,在 19 世纪以前,优生学尚未成为一门科学。19 世纪以后,由于遗传学与进化论的建立,人们对遗传现象及其物质基础和规律性有了科学的认识,才开始对优生学有了较为深入的研究。

2. 优生学建立时期　1883 年,英国杰出的生物学家高尔顿(F. Galton)在达尔文进化论思想影响下,综合了人类学、心理学、遗传学、统计学等学科知识,提出了优生学这一术语,其含义是"遗传健康"。他提出"在社会控制下,全面研究能改善或损害后代遗传素质(包括体力和智力)的动因",从而奠定了优生学的基础。他还主张促使有优良或健全素质的人口增加,防止不良素质的人口增加,以改进人类的素质。高尔顿的优生理论,过分强调了智能的遗传性,他提出"智力出众的人有责任多生孩子,以使社会受益",并把犯罪、漂泊习性等归因于"卑贱"家族的遗传性等非科学见解,对后来的优生学发展起了一定的误导作用,使后来的一些优生学者受到种族主义谬论的影响,过分强调智能的遗传作用,大肆宣传民族有优劣之分,把阶级差别与遗传混为一谈,以致为德国法西斯头目希特勒所利用,他们以"种族卫生",推行"人口改良政策"为幌子,打着优生旗号,大搞种族灭绝,残杀了 600 万犹太人,使优生学、优生运动和优生政策蒙受了巨大的耻辱,造成在此后一段时期内,人们对"优生"一词不敢问津。甚至一些优生学者对优生学也采取回避的态度,使优生学长期处于低潮、停顿状态,这是优生学发展史上一段曲折的经历。

3. 科学时期的优生学　第二次世界大战后,一方面种族主义的伪科学受到批评和清算,另一方面生命科学如人类细胞遗传学、生化遗传学、分子遗传学、产前诊断技术等的迅速发展,使优生学的研究进入了科学的新阶段,逐渐走上了健康发展的道路。人们认识到遗传素质只是人心理发展的生理前提,优秀人才固然有其遗传上的原因,但是,他们的成才与出生后的生活环境、教育以及社会实践密切相关。人的素质是在社会实践中逐渐发育和成熟起来的,甚至有些素质上的先天缺陷可以通过实践和学习得到不同程度的补偿,因此,人的智能是先天遗传和后天社会实践共同作用的结果。人的智能与种族或阶级是风马牛不相及的,不同的种族与不同的阶级中,均可产生不同智能的人群。

由此,优生学重新引起了人们的注意和重视,世界各国重新掀起了研究人类群体遗传学、优生学的高潮。例如,日本从 1948 年开始以法律形式推行优生,从 1978 年开始在高中教科书加入优生学内容,颁布了优生保护法,明确规定许多疾病患者不得结婚或生育。自实施优生法以来,人口素质(如身高、寿命等)已有明显提高。美国从 1976 年开始以法律形式,每年拨专款进行"出生缺陷"的防治研究,结果先天愚型、黑矇性痴呆、半乳糖血症、苯丙酮尿症等病的患儿出生率明显下降。苏联一些生物学家因混淆了优生学和种族主义、法西斯主义的界限,曾对优生学进行大肆指责和批判,但从 1978 年开始重视优生学的研究。

我国于 20 世纪 20 年代引进优生学,在丁文江撰写的《谱牒与哲嗣学》中宣传过优生学观点,介绍了高尔顿的优生理论;生物学家陈长衡、周建人也向国内读者介绍进化论与优生学。著名优生学家潘光旦自 1923 年至 1949 年期间连续发表了有关优生学的系列文章,提出节制生育、限制人口、禁止血缘相近的男女"内婚"和早婚,以及指出同姓、表亲结婚的害处等,对优生学知识的普及起到了重要的推动作用。新中国成立初期，由于照搬苏联批判优生学的做法，我国的优生学长期没有发展。直至 1979 年，才逐渐认识到优生学在提高人口素质方面的重要性，优生学的研究才又得到支持和重视。1984 年召开了第一届全国优生科学讨论会，其后又先后成立"中国优生科学协会"、"中国优生优育协会"，以组织和推动优生工作的开展，这标志着我国的优生学已开始进入一个新阶段。

三、我国出生缺陷的现状

2010 年 4 月 28 日，国家统计局公布 2010 年第六次人口普查我国人口数据，登记全国总人口 13.39 亿，是世界上人口最多的国家。由于有效地实行了计划生育国策，我国人口已经完成了转型，已从高出生率、高自然增长率、低死亡率的人口增长模式转变为低自然增长率、低出生率、低死亡率的人口增长模式，人口增长压力已减轻。因此，目前我国的人口政策重点已从控制人口数量增长转移到提高人口素质、调整人口结构上来了。我国目前的人口素质究竟如何呢？

1. **出生缺陷正在日益严重地影响着我国人口素质** 出生缺陷是指婴儿出生前发生的身体结构、功能或代谢异常。出生缺陷可由染色体畸变、基因突变等遗传因素或环境因素引起，也可由这两种因素交互作用或其他不明原因所致，通常包括先天畸形、染色体异常、遗传代谢性疾病、功能异常（如盲、聋和智力障碍）等。

全世界每年大约有 500 万出生缺陷婴儿诞生，其中 85% 在发展中国家。世界卫生组织官员称，出生缺陷已逐渐成为发展中国家婴儿和儿童死亡的主要原因。2012 年 9 月 12 日，卫生部在京发布《中国出生缺陷防治报告（2012）》，报告指出，我国是出生缺陷高发国家，根据世界卫生组织估计，我国出生缺陷发生率与世界中等收入国家的平均水平接近，约为 5.6%，每年新增出生缺陷数约 90 万例，其中出生时临床明显可见的出生缺陷约有 25 万例。出生缺陷是导致早期流产、死胎、围产儿死亡、婴幼儿死亡和先天残疾的主要原因，不但严重危害儿童生存和生活质量，影响家庭幸福和谐，也会造成巨大的潜在寿命损失和社会经济负担。出生缺陷已成为影响人口素质和群体健康水平的公共卫生问题，如不及时采取适当的干预措施，出生缺陷将严重制约我国婴儿死亡率的进一步下降和人均期望寿命的提高。

2. **主要出生缺陷病种的发生现状** 我国出生缺陷监测（监测期为孕满 28 周至出生后 7天）数据表明，2000－2011 年期间，先天性心脏病、多指（趾）、唇裂伴或不伴腭裂、神经管缺陷、先天性脑积水等 10 类疾病是我国围产儿前 10 位高发畸形。2000 年这 10 类畸形占所有出生缺陷病例的 72.1%，2011 年这一比例下降到 65.9%；2011 年，先天性心脏病占所有监测发现病例的 26.7%。2000－2011 年围产期先天性心脏病发生率呈上升趋势，2011 年全国先天性心脏病发生率为 2000 年的 3.56 倍，城市为 4.41 倍，农村为 2.97 倍。

3. **出生缺陷成为我国重大公共卫生问题** 近 30 年来，随着社会经济的快速发展和医疗服务水平的提高，我国婴儿死亡率和 5 岁以下儿童死亡率持续下降，危害儿童健康的传染性疾病逐步得到有效控制，出生缺陷问题却日益凸显，成为影响儿童健康和出生人口素质的重大公共卫生问题。我国每年新发出生缺陷例数高达 90 万，部分出生缺陷发生率呈上升态势。据测算，我国每年将新增先天性心脏病超过 13 万例，神经管缺陷约 1.8 万例，唇裂和腭裂约 2.3万例，先天性听力障碍约 3.5 万例，唐氏综合征 2.3 万～2.5 万例，先天性甲状腺功能低下症7600 多例，苯丙酮尿症 1200 多例。

（1）出生缺陷逐渐成为婴儿死亡的主要原因。出生缺陷在发达国家已成为婴儿死亡的第一位原因。这一趋势在我国也逐渐显现,出生缺陷在全国婴儿死因中的构成比顺位由 2000 年的第 4 位上升至 2011 年的第 2 位,达到 19.1%。

(2)出生缺陷是儿童残疾的重要原因。随着医疗技术的发展和卫生保健水平的提高,出生缺陷患儿的生存率不断提高。国际研究显示,出生缺陷儿中约 30% 在 5 岁前死亡,40% 为终生残疾。据调查,我国残疾人口中,先天性致残者约 814 万,约占残疾人总数的 9.6%,其中,肢体残疾、听力残疾和智力残疾所占比例较大,分别为 28.62%、24.97% 和 21.57%;在 998 万智力残疾人口中,先天性残疾占 21.36%。每年约有 20 万~30 万可见的先天畸形儿出生,加上出生后才显现的缺陷,先天残疾儿童总数高达 80 万~120 万,平均每 30 秒就有一名缺陷儿出生,约占每年出生人口总数的 4%~6%,其中,除 20%~30% 患儿经早期诊断和治疗可以获得较好生活质量外,30%~40% 患儿在出生后死亡,约 40% 将成为终生残疾。这意味着每年将有 40 万家庭被卷入终生痛苦的漩涡中,且有增长的趋势。

(3)出生缺陷导致的疾病给社会和家庭带来的负担巨大。出生缺陷降低了人群健康水平和人口素质,因治疗、残疾或死亡导致的负担巨大。根据 2003 年的资料测算,我国每年因神经管缺陷造成的直接经济损失超过 2 亿元,每年新出生的唐氏综合征生命周期的总经济负担超过 100 亿元,新发先天性心脏病生命周期的总经济负担超过 126 亿元。在社会保障水平总体偏低的情况下,出生缺陷导致的因病返贫、因病致贫现象在中西部贫困地区尤为突出。出生缺陷不但严重影响儿童的生命和生活质量,给家庭带来沉重的精神和经济负担,而且也是导致我国人口潜在寿命损失的重要原因。

上述几方面是当前影响我国人口素质的重要问题。随着全球一体化进程和中国加入世贸组织,新的世纪里充满着竞争和挑战。能否以富强、文明之邦屹立于世界民族之林,取决于一个国家国民素质的优劣、人才的多寡、教育的成败。人口素质涉及人口性别、年龄构成、职业构成、人群健康、国家政策、社会关系、教育水平、人际交往、环境和遗传等诸方面因素。因此,提高人口素质、调整人口结构是我国目前面临的最重要人口政策任务,优生措施是实现这一任务的重要手段。

2005 年,我国政府将 9 月 12 日设定为"中国预防出生缺陷日",并建议联合国确定为"世界预防出生缺陷日",号召全世界发展中国家携起手来,为全世界妇女和儿童的健康贡献力量。

四、我国现行的优生措施

从实际情况出发,考虑到正优生学在研究上、实际应用上存在的诸多具体问题,目前正优生学尚难推广应用。因此,当前我国主要应该推行负优生学,以预防和减少遗传病和先天性畸形的发生、发病,达到提高人口素质为目的。具体措施如下:

1. 积极实行婚前优生保健检查　就预防性优生来说,婚前优生保健检查具有首要意义,因为这是预防遗传病患儿出生的第一道关口。通过婚前检查,凡是不利于优生和两性生活的因素,都可以和应该在婚前发现和处理。例如对患有严重遗传病的患者应该绝育;对隐性遗传病的携带者应进行婚姻、生育指导;禁止近亲婚配;对有生殖器畸形如阴道闭锁、隐睾、包皮过长等应建议及时治疗;提倡适龄生育等等。但是,我国自从新的《婚姻登记条例》出台后,全国的婚检率大幅下降,部分地方婚检率不足 1%,主动婚前检查者微乎其微。一个人选择婚姻意味着愿意承担责任,婚检无疑是对婚姻负责的第一步。为了婚姻的美满,为了下一代的健康,请要踏上红地毯的青年对幸福的另一半轻声说:亲爱的,去婚检吧。

2. 大力开展孕前遗传优生咨询,重视产前诊断　通过孕前遗传、优生咨询,发现和确诊出遗传病患者,并据此对患者及其有关家系成员进行生育指导,是预防该病在该家系中再发的最基本措施。产前诊断是对可能生出遗传病、先天性畸形患儿的孕妇,于妊娠早期穿刺获取绒毛、羊水、羊水细胞,发现染色体病、先天性代谢病、分子病、神经管缺陷(脊柱裂、无脑儿)等,并对确诊的患病胎儿及时进行选择性流产,以防止患儿的出生。通过这些措施,既可防止有遗传病的家系生出患儿,而且可以通过产前诊断生出健康的后代。因此,有人将遗传咨询、产前诊断以及选择性流产三者结合的优生措施称为"新优生学"。

3. 建立并推行优生优育法规　我国政府历来高度重视出生缺陷防治工作。1980 年我国公布的《婚姻法》第二章第七条明文规定"直系血亲和三代以内的旁系血亲之间禁止结婚"以防止残缺儿的产生。为了保障母亲和婴儿健康,提高出生人口素质,1994 年 10 月全国人大常委会审议通过《母婴保健法》,将出生缺陷三级预防纳入了法制化管理轨道。2001 年 8 月国务院颁布《母婴保健法实施办法》,提出了"以保健为中心,以保障生殖健康为目的,保健与临床相结合,面向基层、面向群体和预防为主"的妇幼卫生工作方针,要求建立孕产妇死亡、婴儿死亡和新生儿出生缺陷监测、报告制度。20 世纪 90 年代以来,我国政府分阶段颁发了《中国妇女发展纲要》和《中国儿童发展纲要》(以下简称纲要),把加强出生缺陷防治作为重要的任务目标。为实现纲要目标,卫生部先后印发了《母婴保健专项技术许可及人员资格管理办法》、《母婴保健专项技术服务基本标准》、《婚前保健工作规范》、《孕前保健服务工作规范》、《孕期保健管理办法》、《产前诊断技术管理办法》、《新生儿疾病筛查管理办法》、《全国儿童保健工作规范》等出生缺陷防治相关法规和技术规范,使出生缺陷防治工作基本实现了有法可依。2012 年印发的《卫生部贯彻 2011—2020 年中国妇女儿童发展纲要实施方案》将加强出生缺陷防治作为重要内容,明确了相关任务目标。

卫生部、教育部、中国残联等部门联合印发了《中国提高出生人口素质、减少出生缺陷和残疾行动计划(2002—2010 年)》、《全国听力障碍预防与康复规划(2007—2015 年)》等。卫生、教育、科技、人口计生、妇联、残联等部门结合自身职责,加强协作,广泛开展出生缺陷防治的社会宣传和健康教育、婚前医学检查、新生儿疾病筛查、出生缺陷患儿治疗和康复等服务。社会参与、形成合力。我国政府部门、医疗保健机构与国内外民间慈善组织广泛合作,积极开展出生缺陷患儿的矫治和康复工作,为唇腭裂、先天性心脏病、先天性听力障碍、苯丙酮尿症等患儿免费实施了治疗和康复,极大地改善了出生缺陷患儿的预后,提高了患儿及家庭的生活质量,取得了良好的社会效益。

4. 开展遗传病的群体普查和遗传病的登记　群体普查的目的是了解所查群体中的主要遗传病种类和发病频率,并对患者及其家系进行系统登记,作为采取对策的依据,以减少该群体中这些遗传病的再发频率,逐步提高其遗传素质。

5. 加强环境保护　随着我国工业化的发展,影响优生的环境污染问题已日益严重。因此,控制环境污染,加强对新合成的化学物品、药品的遗传毒理学检查,以减少致畸剂、诱变剂造成的遗传负荷,降低遗传病、先天畸形的发生都具有重要作用。

6. 开展出生缺陷干预　出生缺陷干预的关键是预防。世界卫生组织提出了预防出生缺陷的"三级预防"策略,我国"三级预防"措施不断加强。

(1)一级预防措施广泛开展。一级预防是指防止出生缺陷儿的发生,具体措施包括健康教育、婚前医学检查、孕前保健、遗传咨询、计划生育、最佳生育年龄选择、增补叶酸、孕早期保健(包括合理营养、预防感染、谨慎用药、戒烟戒酒、避免接触放射线和有毒有害物质、避免接触高温环境)等。《母婴保健法》将婚前医学检查作为母婴保健专项技术服务之一。各地加强婚前

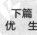

保健和孕前保健服务,创新工作机制,为农村育龄妇女免费增补叶酸,探索免费婚前医学检查模式,全国婚前医学检查率已由 2005 年的 2.9％上升到 2011 年的 41.0％,其中福建、广西、宁夏等地的婚检率已达到 90％以上。2011 年,共有 889 万人进行了婚前医学检查,疾病检出率为 9.0％,共检出 80 万人患有疾病,其中患有传染病的 18 万人,严重遗传病的 6140 人。

(2)二级预防措施逐步落实。二级预防是指减少严重出生缺陷儿的出生,主要是在孕期通过早发现、早诊断和早采取措施,以减少严重出生缺陷儿的出生。常规孕产期保健服务的广泛开展,有效提高了出生缺陷防治服务的可及性。2011 年全国孕产妇产前检查率和系统管理率达到 93.7％和 85.2％。据联合国儿童基金会报告,中国产前检查率明显高于发展中国家的平均水平(77％)。2011 年全国唐氏综合征产前血清学筛查率为 22.7％,较 2008 年提高了 7.5 个百分点。

(3)三级预防措施不断推进。三级预防是指出生缺陷患儿出生后采取及时、有效的诊断、治疗和康复,以提高患儿的生活质量,防止病残,促进健康。各地不断推进新生儿先天性甲状腺功能减低症、苯丙酮尿症等遗传代谢性疾病和听力障碍筛查工作,新生儿疾病筛查率和治疗率不断提高。全国新生儿遗传代谢性疾病筛查率已从 2002 年的 15％提高到 2011 年的 69.6％;2010 年全国新生儿听力筛查率为 39.9％,较 2008 年提高了 10 个百分点。北京、天津、上海、江苏、浙江、山东等地的新生儿遗传代谢性疾病筛查率已超过 95％,新生儿听力障碍筛查率达到 90％以上。部分地区已将先天性心脏病、葡萄糖-6-磷酸脱氢酶缺乏症、先天性肾上腺皮质增生症等病种纳入新生儿疾病筛查范围。

出生缺陷预防是一项综合性措施,干预工程的开展要有计划生育和卫生工作者与社区、家庭和育龄夫妇的良好合作,要以社区为基础。要重视社会和行为因素在出生缺陷干预中的重要性。我们提出"健康饮食、健康行为、健康环境、健康父母、健康婴儿"的预防出生缺陷的理念。其主要目标是使育龄妇女在孕前和怀孕期间主动避免接触各种危险因素,为迎接新生命的生长发育提供良好的内外部环境。

第二节 遗传病

一、遗传病的概念及特征

遗传病是生殖细胞或受精卵的遗传物质(染色体或基因)发生数量、结构或功能上的改变所导致的疾病。有以下特征:

1. **先天性** 由于发病的原因是染色体异常或基因突变,造成胚胎时期或胎儿发育早期即已形成这种疾病,所以婴儿在出生时已患病。当然,也有的遗传病在出生后并未发病,到了青年甚至中年才发病,如 Huntington 舞蹈病,杂合子个体在青春期前无任何临床表现,多数个体到 35～40 岁才发病。但遗传病的病源是先天性的。

2. **终身性和难治性** 遗传病大多数终生难以治愈,基本上"一病定终身",如先天愚型、白化病等。根本病因在于遗传物质的缺陷,而至今尚无纠正有缺陷的致病基因或染色体的有效办法。

3. **垂直传递** 遗传病不同于传染病的水平传递,而是由上代传给下代,世代中可按遗传规律传递与发病。但不是每个遗传病的家系中都可观察到这一现象，因为有的患者是首次突变产生的病例，是家系中的首例；有些遗传病特别是染色体异常的患者，由于活不到生育年龄或不育，以致观察不到垂直传递的现象。

4. 家族性 遗传病一般在家族中的发病率比群体中的平均发病率要高，同胞中可有数个患者，而且在患者家系中，随亲缘关系的接近发病率逐渐增高；同卵双生比异卵双生同时患有同一种遗传病的概率要大。

5. 遗传性 遗传病患者在婚后生育子女，可将致病基因传给后代。根据致病的基因是显性还是隐性的、是在常染色体上还是在性染色体上，疾病的遗传方式有所不同。如白化病可以是代代相传或隔几代才发病；多发性、家族性直肠息肉症，遗传性舞蹈病是男、女都可以发病的；血友病、红绿色盲等则是"传男不传女"的伴性遗传，当女性为遗传基因携带者时，后代如果是男性50%发病，后代如果是女性则不发病，50%为携带者。

二、遗传病的分类

依据遗传物质改变的不同，可将遗传病分为五类：

（一）染色体病

人的体细胞中有23对染色体，1～22号为常染色体，X和Y为性染色体。由于染色体数目和结构异常所引起的疾病称染色体病，目前已经得知的染色体病有400余种，染色体病可分常染色体病和性染色体病两类。由于每条染色体上都载有许多基因，因此染色体病往往累及的基因数目较多，故症状通常很严重，可累及多器官、多系统的畸变和功能改变，并大多数伴有生长发育迟缓、智力低下、畸形、性发育障碍等多种先天缺陷，如Down综合征、猫叫综合征等。

（二）单基因病

人类的体细胞核中染色体是成对的，其上的基因也是成对的。如果一种遗传病的发病只涉及一个或一对等位基因，该基因就称主基因，所导致的疾病称为单基因病，符合孟德尔遗传方式，所以也称为孟德尔式遗传，目前已经发现3550余种单基因病，又可分以下几类：

1. 常染色体显性遗传（AD）病 主基因位于常染色体上，其性质是显性的，杂合时即可发病。如视网膜母细胞瘤、软骨发育不全等。

2. 常染色体隐性遗传（AR）病 主基因位于常染色体上，其性质是隐性的，在杂合状态时不表现相应性状，只有当基因纯合子（aa）时才发病。如先天性聋哑、白化病、苯丙酮尿症等是常染色体隐性遗传病的代表。

3. X连锁显性遗传（XD）病 主基因位于X染色体上，其性质是显性的，杂合子（女性）或半合子（男性）时均可发病。如抗维生素D佝偻病。

4. X连锁隐性遗传（XR）病 主基因位于X染色体上，这些基因的性质是隐性的，纯合子（女性）或半合子（男性）时发病，杂合（女性）不发病。如红绿色盲、Duchene肌营养不良、甲型血友病、蚕豆病等。

5. Y连锁遗传病 主基因位于Y染色体上，有致病基因就发病，随Y染色体而传递，故只有男性患者。由于Y染色体只存在于男性个体，所以致病基因只能由父亲传给儿子，再由儿子传给孙子，这种遗传方式又称为全男性遗传。如多毛耳。

（三）多基因病

一些遗传性状或遗传病不是由一对基因控制，而是由多对基因控制的，每对基因对该遗传性状或遗传病形成的作用是微小的，所以这些基因称微效基因，但是多对微效基因累加起来，可以形成明显的表型效应称为加性效应。值得注意的是,上述遗传性状的形成除受微效基因的影响外,环境因素影响也相当大。这种性状的遗传方式称为多基因遗传或多因子遗传。由这种方式遗传所产生的疾病称为多基因遗传病或多因子病(MF)。由于这些基因没有显性和隐性的关系,因此同样的病不同的人由于涉及的致病基因数目不同,其病情严重程度、复发风险均可有明显的差异,如唇裂就有轻有重,有些人同时还伴有腭裂。哮喘、唇裂、精神分裂症、高血压、先心病、癫痫等均为多基因病。

(四)线粒体遗传病

线粒体内存在自身的遗传系统,是动物细胞核外唯一含 DNA 的细胞器。人类细胞的线粒体 DNA(mtDNA)是人类基因组的组成部分。由 mtDNA 突变所导致的疾病称为线粒体遗传病。线粒体遗传病一般由卵细胞胞质内的 mtDNA 发生突变而传给下一代,因此表现为母系遗传现象,即家系中男、女均可患病,但男性患者后代无患者。最典型的线粒体病是 Leber 遗传性视神经病(LHON)。

(五)体细胞遗传病

体细胞中遗传物质改变所致的疾病,称为体细胞遗传病,一般不向后代传递。发病率不断上升的恶性肿瘤就属于体细胞遗传病,各种肿瘤的发病中都涉及特定组织中的染色体和癌基因、肿瘤抑制基因的变化。一些先天畸形也属于体细胞遗传病。

三、遗传病与一些疾病的关系

主要指遗传病与先天性疾病和家族性疾病的关系。

(一)先天性疾病

先天性疾病是指个体在出生时即表现出来的疾病,包括外形或体内有可识别的、并非由分娩损伤引起的结构异常的各种先天畸形及酶缺失或异常引起的先天性代谢性疾病。先天性疾病不一定是遗传病(表6-1)。但大多数先天性疾病实际上是遗传病,也有某些先天性疾病是胎儿在宫内发育过程中引起的,例如,母亲患有梅毒病时可引起其后代患有先天性梅毒,这是胎儿受母体的梅毒螺旋体感染所致;又如母亲妊娠的前 3 个月感染风疹病毒,可引起胎儿先天性心脏病或先天性白内障,这是胚胎早期受病毒感染所致;又如孕妇孕期服用甲氨蝶呤、环磷酰胺与"反应停"可引起胎儿各种畸形

表 6-1　先天畸形的病因

引起先天畸形的病因	百分比
单基因遗传	7.5%
多基因遗传	20%
染色体畸变	6%
先天感染	2%
母亲有病	3%
母亲用药、饮酒或 X 线照射	1.5%
病因不明	60%

等,这些都是环境因素引起的先天性畸形,而非遗传物质改变所致,因而不是遗传病。这些因在胚胎发育过程中受到环境因素干扰所引起的畸形,很像遗传物质改变的效应,在遗传学上称表型模拟。

遗传病的发病必须有遗传基础,但并非与环境因素无关。相反,现已证明人类的正常性状和各种疾病的发病,在很大程度上都需要环境因素的共同作用,只不过两者的作用有大小之分。如果从遗传因素和环境因素在疾病发生上所起的作用大小来看,可以把疾病分为如下几类:

1.由遗传因素决定发病,尚未看到特殊环境因素的作用。例如成骨不全、先天性聋哑、甲

型血友病、染色体病等。

2.主要由遗传因素决定发病,但是环境因素也起着重要的诱导作用。例如单基因遗传病中的苯丙酮尿症患者,除要具有两个隐性致病基因(aa),导致苯丙氨酸羟化酶缺乏外,还需进食了高苯丙氨酸食物后才诱发苯丙酮尿症;蚕豆病患儿除要具有 X 连锁隐性致病基因(X^aY),导致葡萄糖-6-磷酸脱氢酶缺乏外,还需进食蚕豆后才能诱发溶血性贫血。

3.遗传因素和环境因素对发病共同作用,但在不同疾病中,其遗传度或遗传率(即遗传因素)对发病作用的大小是不同的。例如唇裂、腭裂、先天性幽门狭窄等畸形,遗传度要达 70% 以上,遗传因素相对较重要;而先天性心脏病、消化性溃疡等的发病,环境因素的作用相对较突出,遗传度不到 40%;还有一些疾病如脊柱裂、无脑儿、高血压、冠心病等,遗传度约在 50%～60%,表明遗传因素和环境因素具有同等重要的作用。

4.发病基本由环境因素决定,而与遗传因素无明显相关,例如坏血病、某些烈性传染病。

以上 1、2、3 三类疾病都有一定的遗传基础,所以都属遗传病。

(二)家族性疾病

家族性疾病是指某种表现出家族聚集现象的疾病,即在一个家庭中不止一个成员罹患。当然,遗传病具有家族性,许多遗传病(特别是显性遗传病)常见家族聚集现象,但也有不少遗传病(特别是隐性遗传病和染色体病)不一定有家族史。如维生素 C 缺乏所引起的坏血病、缺碘引起的甲状腺功能低下所导致的孩子智力低下等病,可有家族中多人发病的情况,但不能认为是遗传病。故“家族性”一词一般用于表达未弄清病因而又怀疑可能为遗传病时,但在弄清病因后,应该代之以“遗传性”。

四、遗传与优生

生儿育女关系到家庭幸福,是保障民族健康、提高人口素质的大事。生育虽然是人的自然本能,但要生一个健康聪明的孩子,还要讲究科学。

(一)正确择偶

男大当婚,女大当嫁,两个人的结合,不仅是两性的结合,而且会孕育出新的生命。下一代的素质如何,受夫妻双方遗传素质、健康等因素的影响。人们以缔结婚姻、组织家庭为目的的两性相互选择称为择偶,俗话称“谈恋爱”、“找对象”。择偶是恋爱、婚姻、生育的第一步,要想有一个美满的婚姻、幸福的家庭、优秀的子女,必须从择偶开始。择偶既要考虑有情爱和性爱的基础,也要考虑遗传和健康因素。应恰当确定自己所选择对象的条件或标准。其中按优生学原则择偶是择偶十分重要的条件之一,具体内容一般包括以下三项:

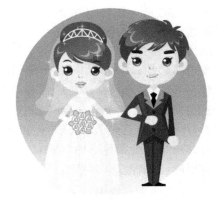

1.**要符合我国婚姻法的规定** 我国婚姻法已规定,直系血亲和三代以内的旁系血亲禁止结婚。避免近亲结婚是一项重要的优生措施。直系血亲指的是父母与子女、祖父母与孙子女、外祖父母与外孙子女等;旁系血亲指的是堂兄弟姐妹、表兄弟姐妹、舅、姨、姑、叔、伯等亲缘关系;或者说凡三代以内有共同祖先的即是“三代以内的旁系血亲”。

2.**身体健康是优生的根本** 夫妻双方身体健康是优生的根本条件,身体健康与否将直接影响到婚后的夫妻生活、生育等一系列问题,所以要特别慎重,尤其要了解对方有无不能结婚和生育的疾病。

3. 同病莫相恋结婚　患有同一遗传病的青年男女若是相恋、结婚,其后代患病的概率大大增加。如患先天性软骨发育不全的男女结合,其后代的发病率是 3/4。

(二)适龄婚育

我国婚姻法规定,结婚年龄男不得早于 22 周岁,女不得早于 20 周岁。这是法定最低年龄,但不是最佳年龄。从医学和社会观点来看:结婚女性最佳年龄为 23～25 岁,男性为 25～27 岁,此时青年男女的生理才真正发育成熟。结婚,意味着会生儿育女,繁衍后代,一般来说,约 80％的新婚夫妇,是在婚后一年内怀孕的。而最佳生育年龄是 24～29 岁;理想的生育年龄还要从有益于母儿健康、优生、计划生育、家庭生活及工作和学习等多方面考虑。因此,青年夫妇在结婚 1～2 年后再生育,对国家,有利于控制人口增长,对个人和家庭,婚后有个缓冲时间,有利于夫妇双方的健康、学习和工作,另外,在经济和精力上也不至于过分紧张;从生理上,我国妇女身体各系统的器官于 23～25 岁才完全发育成熟,此时,生殖器官也已发育成熟,生殖力旺盛,精子和卵子的质量较高。过早生育(小于 20 岁),孕产妇的难产、早产、低体重儿发生率高;过晚生育(大于 35 岁),胎儿畸形率、分娩并发症和婴儿死亡率均有所增加。同样,男性生育年龄过大,精子的数量和质量都会下降,基因突变率也增高。

(三)婚前保健

婚前保健是优生重要的一环,是对准备结婚的男女双方在结婚登记前所进行的保健服务。婚前保健的任务是提供相关的生殖保健技术服务,以保障结婚后家庭幸福和提高出生婴儿素质。婚前保健的目的是保证健康的婚配,避免在医学上认为不适当的结婚和生育,以利婚配双方和后代的健康,防止一些疾病的传播,特别是遗传性疾病的延续,以减少人群中的遗传负荷。因此,婚前保健不但与个人有关,而且还将影响到整个民族的人口素质和社会的发展。完整的"婚前保健"应该包括 3 个方面:婚前体格检查、婚前性知识咨询与婚后生育计划的安排。

1. 婚前检查　婚前检查和咨询在一些发达国家已经成为一条法律规定,双方结婚前要交换健康诊断书。在我国,也曾有过规定,但于 2003 年 10 月 1 日开始正式实施新的《婚姻登记管理条例》取消了强制婚检,改为自愿。

(1)婚前健康检查的目的。

①有利于未婚夫妇双方的健康。一般情况下,青年人很少有机会进行全面检查。婚前检查提供了一次全面的、系统的健康检查机会,可以发现疾病并及时治疗,特别是对暂时不宜结婚的疾病,例如麻风病、结核病活动期、精神病和急性传染病,严重的心、肝、肾疾病等,都暂时不宜结婚。必须待健康状况好转或疾病治愈后,才能结婚。这对双方和未来的子女都有好处。对于患者来说,身体本来就不健康,加上准备结婚的操劳、忙碌,可使病情加重甚至危及生命。有的虽然结婚前不操劳,但由于身体不好,婚后性生活也可加重病情,对疾病恢复十分不利。

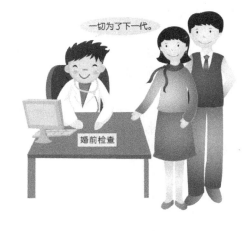

②有利于未来的家庭幸福、夫妻生活的和谐。婚前检查除对身体各部进行检查外,还会对生殖器官进行重点检查。这样就可以了解男女双方的生殖器官是否有先天畸形或异常,对患有这些病的人要经过手术治疗后才能结婚。如果事先不检查、不治疗,会给婚后的生活带来痛

苦。另外,婚前检查和咨询中,医生还会对即将结婚的男女青年进行必要的性生活指导,讲一些性方面的知识,使新婚夫妻健康、愉快地度过新婚之夜。

③有利于后代的健康。婚前检查是优生的第一步,是一次优生监督。通过婚前家族史的咨询和调查,可以发现一些明显的遗传病和遗传缺陷,通过判定,对未来子女是否有患遗传病的风险进行分析。如先天性聋哑、白化病、精神分裂症等都有遗传的可能,如果夫妇双方或双方近亲中有患相同遗传病,其后代的发病率相当高。在婚前检查和咨询中就可以劝告这样的青年男女最好不要结婚,或结婚后不生育。

④有利于计划生育。不少青年人婚后不急于要孩子,但多数新婚夫妇不好意思咨询避孕方法,以至怀孕后去做人工流产。这样不仅不利于妇女健康,也会增加家庭负担。婚前检查时,医生可以根据他们的情况指导避孕方法,介绍安全有效的避孕措施和注意事项,以利于日后的计划生育。

(2)婚前健康检查内容。婚前检查和咨询既是一次全面、系统的健康检查,同时又有所侧重。按照《母婴保健法》第7、8条规定:"对准备结婚的男女双方可能患有影响结婚和生育的疾病进行医学检查",据此,在婚前医学检查中重点是检查严重遗传性疾病、指定传染病、有关精神病和影响结婚与生育的重要脏器疾病及生殖器官异常等。严重遗传性疾病是指医学上认为不宜生育的遗传性疾病。患有这种疾病的人往往生活能力不能自理,而现在又无有效的治疗方法,一旦他们结婚、怀孕时没有办法对胎儿是否患这种遗传性疾病进行事先诊断,他们生下的孩子再患这种遗传病的风险很高。指定传染病是指《中华人民共和国传染病防治法》中规定的传染病(如艾滋病、淋病、梅毒和麻风等)和医学上认为影响结婚和生育的其他传染病。有关精神病是指精神分裂症、躁狂或抑郁型精神病及其他重型精神病。

根据各医院的医疗条件和医生的技术水平不同,婚前检查一般包含四方面的内容:

①健康询问:目的是了解双方既往身体健康状况,有无遗传病史、精神病史和其他严重的疾病;双方家史调查,包括直系、旁系血亲的健康情况,一般追溯到三代,重点是遗传病、遗传缺陷、畸形、配偶间有无近亲血缘关系等。是否有近亲关系,双方的父母家庭中有无遗传病或先天缺陷,以决定双方能否结婚或结婚后能否生育。例如,双方为近亲关系,按法律规定禁止结婚;一方或双方为痴呆或精神病,生活不能自理,遗传度高,就应说服并制止结婚;有些疾病患者虽然生活可以自理,但其所生子女患病风险较高,如果非要结婚,应动员其婚后绝育。

②全面的身体检查:包括一般常规检查和生殖系统及其他重要器官的重点检查。一般常规检查包括身高、血压、体态、营养状况、体格发育(特别是第二性征发育)、智力、精神状态等。生殖系统及其他重要器官重点检查的目的是对生殖器官和重要脏器的发育及健康状况进行检查,若发现有不宜结婚的急性、慢性传染病或严重心、肝、肾等疾病,须经治愈后才可结婚,以免给双方及后代带来痛苦;对男女生殖器官畸形,如男性尿道下裂、包茎、女性阴道横隔、处女膜闭锁、先天性无阴道等须在婚前治疗,不治疗的应向对方讲清楚,以免婚后发现增加家庭和社会的不安定因素;若发现有未经治愈的麻风病、精神分裂症及医学上认为不能结婚的疾病,应劝他们不要结婚。

③实验室检查:胸透、血、尿常规、乙肝、淋病、梅毒等则为实验室检查的必检项目,必要时还须做精液检查、染色体核型分析、B型超声波检查、心电图检查、脑电图检查。

④婚后性生活、性卫生知识的宣传,避孕方法的介绍和选择,政策的讲解,宣传计划生育的意义等。

(3)婚前健康检查的时机。婚前检查时机的选择也很重要,不少青年人在结婚登记前才去做婚前检查,这样就太迟了。一是结婚前要忙于准备,身体很疲劳,精神又紧张,不宜做全面健康检查;二是一旦检查出患有不宜马上结婚的疾病,需治疗后才能结婚,往往使自己措手不及;三是从优生学的角度不宜婚配的青年男女,在即将结婚时才发现,从感情上难以接受。因此,婚前检查应该早一些为好。什么时间为宜,要根据具体情况而定。如双方或一方家族中有遗传疾病的人,在即将确定恋爱关系前应做婚前遗传病咨询,对是否可以婚配,未来的子女遗传病的发生概率如何,请医生指导,以便做出分手或继续恋爱的决定。婚前健康检查应在婚前半年左右为宜,发现异常可及时进行治疗或矫正。结婚前 3 个月应在医院或计划生育技术服务站(室)接受性生活及避孕方法的指导。

(4)婚前健康检查的结果。婚前医学检查的结果因人而异,一般有如下四种:

①不宜结婚:双方为直系血亲、三代以内旁系血亲关系,以及医学上认为不宜结婚的疾病。

②不宜生育:发现医学上认为不宜生育的严重遗传性疾病或其他重要脏器疾病。

③暂缓结婚:发现指定传染病在传染期内、有关精神病在发病期内或其他医学上认为应暂缓结婚的疾病。对于婚检发现的、可能会终身传染的疾病,虽然不在发病期间的传染病患者或病原体携带者,在出具婚前检查医学意见时,应向受检者说明情况,提出预防、治疗及采取其他医学措施的意见。若受检者坚持结婚,应充分尊重受检双方的意愿,注明"建议采取医学措施,尊重受检者意愿"。

④婚检合格:未发现上述情况,应对当事人出具可以结婚的证明,允许其登记结婚。

2. 婚前性知识咨询　通过讲课、放录像、录音或幻灯等多种形式对准备结婚的男女进行性道德、性生理、性心理、性卫生、计划生育、生殖健康、生殖保健等教育,以帮助准备结婚的男女提高性健康知识,从而达到增强自我保健的意识和能力。

3. 婚后生育计划的安排　每对新婚夫妇,都应该在结婚前,做一个生育计划的安排。如果婚后不准备马上要小孩,就应该认真做好避孕,尽量不要在受孕后再做人工流产。现在有一些新婚夫妇,婚后不久受孕,由于工作、学习、家庭条件等因素,要求中止妊娠。初孕妇女中止妊娠,是有一定的危害性与困难的。因此,新婚夫妇在结婚前要做好生育计划并且选择适当的避孕方法。

为了有幸福美满的家庭和一个健康可爱的宝宝,要重视"婚前保健"的各个环节。

(四)婚姻咨询

1. 婚姻咨询的意义　男女从恋爱到结婚是爱情的建立和发展。结婚意味着两性的结合,生儿育女就是这种结合的必然结果。选择配偶、结婚成家,除了感情的"升华"之外,还将产生生物学和社会学的后果——将一个新生命送到人间。因此,结婚决不是两个人的私事,而是有着更广泛的意义。

遗传病的严重性之一就是因为它有遗传性,即通过一定的方式将疾病传递给下一代。因此,必须对遗传病患者及其亲属进行婚姻指导,以减少由于婚配不当使遗传病绵延的危险,以达到优生的目的。

我国人民由于长期受封建礼教的影响,许多人缺乏性卫生知识。不少青年人到了结婚年龄,甚至已经结婚,对于性卫生知识、避孕、优生等科学知识却一无所知,或知之甚少,给婚后的夫妻生活带来一些烦恼。有的因缺乏性知识,婚后性生活不和谐,夫妻感情受到影响;有的缺乏优生知识,怀孕后生下痴呆儿、畸形儿;有的因缺乏避孕知识使婚后马上怀孕、分娩、哺育婴儿,甚至刚刚生育不久,几个月就再次妊娠流产,既影响了生活、工作和学习,又损害了身心健康。为了使婚姻、家庭生活更幸福、美满,为了下一代的健康成长,我们必须对婚前检查、婚姻咨询、做好优生和计划生育的指导给予足够的重视。

开展婚姻咨询的目的是为了保证健康的婚配,防止各种疾病,特别是遗传病的传递蔓延,它是优生监督的第一关,是提高人口素质的有效措施。

2. 婚姻咨询的内容

(1)按优生学的原则择偶(详见正确择偶)。

(2)哪些情况应避免结婚?

①禁止近亲婚配。《中华人民共和国婚姻法》第二章第七条规定:"直系血亲和三代以内的旁系血亲禁止结婚。"这是从优生学角度规定的一项有利于国家民族的法令,是结婚当事人必须遵守的重要规定。

因为血缘关系越近,双方所携带相同基因的可能性越大。隐性遗传病是由于父母都有相同的致病基因,这种隐性致病基因一旦相遇,就会在后代中表现出来。在随机婚配中,这种相遇机会很少,后代患遗传病的可能性也就非常少见。而在近亲婚配的夫妇中,这种相遇就明显增加,遗传病的发病率也就大大超过随机婚配者。例如,在自然人群中,半乳糖血症基因携带的可能性是 1/150,如果是随机婚配,夫妻都是半乳糖血症基因携带的可能性是 $1/150 \times 1/150 = 1/22500$,由于他们所生子女每胎的发病率是 1/4,所以随机婚配生出患半乳糖血症子女的可能性是 $1/22500 \times 1/4 = 1/9$ 万,如果是表兄妹婚配,由于它们的基因有 1/8 是相同的,所以生出半乳糖血症子女的可能性为 $1/150 \times 1/8 \times 1/4 = 1/4800$,约为随机婚配的 19 倍。

从实际情况来看,据江苏省台县计划生育办公室对 54 万人口的调查,近亲结婚者 3355 对,生育子女 5227 个,其中智力低下和痴呆者 98 人,占 1.87%,而随机婚配所生子女中智力受影响的仅为 0.13%,前者的患病率是后者的 14.4 倍。

近亲结婚除了与常染色体隐性遗传病有密切关系外,还发现部分多基因遗传病,如脊柱裂、无脑儿、先天性心脏病、精神分裂症等,如果近亲结婚,其子女得病的机会亦较非近亲结婚的子女为高。据埃及一项调查表明,在埃及,无脑儿和脊柱裂发病率在群体中(非近亲婚配)只有 0.57%,而在近亲婚配的子代中却为 1.67%。

因此,对全国人民,尤其是少数民族,宣传避免近亲结婚是我国现阶段最简便、最有效的一项优生措施,据统计,避免近亲结婚可使先天性耳聋哑的发病率降低 20%,着色性干皮病发生率降低 50%。

那么,近亲结婚的夫妻有没有可能生出正常的子女呢? 当然,近亲结婚所生子女不一定百分之百患遗传病,但患遗传病的概率肯定会大大增加,所以,青年男女绝不要冒这个风险。

总之,近亲婚配时,由于夫妇带有相同致病基因的可能性大,后代遗传病发病率高。近亲婚配不仅给孩子本人和家庭带来痛苦,而且给国家也增加了负担。这就是要禁止近亲结婚的理由。

②重度智力低下者应禁止结婚。重度智力低下又称白痴,智商在 25 分以下,这种患者生活不能自理,不能说话,或只能发单音,且吐字不清,对许多具体事物也不理解。他们不可能有结婚的感情基础,更不能承担家庭和教育子女的义务,因此应禁止结婚。

③患有无法矫正的生殖器官畸形的人不应结婚。因为这些患者婚后不能进行正常的性生活,绝大多数有离婚的可能。

(3)哪些情况可以结婚但不宜生育?

凡有下列情况之一者,可以结婚但不宜生育:

①男女任何一方患有某种严重的常染色体显性遗传性疾病,如强直性肌营养不良、软骨发

育不全、成骨发育不全、脊髓小脑共济失调、马凡氏综合征，以及遗传性致盲性眼病，如视网膜母细胞瘤、遗传型双侧先天性小眼球等。

②婚配双方均患有相同的严重隐性遗传病，如垂体性侏儒症、头小畸形、苯丙酮尿症、肝豆状核变性等。

③男女一方为患有严重多基因遗传病的高发家系，如精神分裂症、躁狂或抑郁性精神病（高发家系指除患者本人外，其父母或兄弟姐妹中有一人或更多人患同样遗传病）。

（4）哪些情况可以结婚生育，但必须控制下一代的性别？

①X 连锁显性遗传病：男性患者与正常人结婚后，所生的男孩正常，女孩是病儿。应做胎儿性别测验，保留男胎，女胎进行人工流产。女性患者与正常人结婚后，所生子女各有 1/2 机会发病，应进行产前诊断，或禁止生育。

②X 连锁隐性遗传病：男性患者与正常人结婚后，所生子女中，男孩正常，女孩表型正常，但为致病基因携带者。X 连锁致病基因携带者与正常男人结婚后所生子女中男孩每胎有 1/2 机会发病，1/2 正常；女孩 1/2 机会为携带者，1/2 正常。因为男孩发病率太高，应进行产前诊断，去掉男胎，保留女胎。如不能作产前诊断时，应终止妊娠。常见的这类遗传病有血友病甲、蚕豆病（葡萄糖-6-磷酸脱氢酶缺乏症）、假肥大型进行性肌营养不良症等。

（5）应延期结婚的对象。

①凡有生殖器官畸形宜先进行矫形手术（如女方的先天性无阴道、阴道纵隔、阴道横隔等，男方的包茎或尿道下裂等），然后再择期结婚。

②凡患有传染病而仍处于规定隔离期内的患者或正处于活动期的慢性病（如肺结核、严重心脏病）患者，均应暂缓结婚。

③患有梅毒、淋病等性病和麻风病而未彻底治愈的，不宜结婚，特别是梅毒，可通过性行为传染给对方，女性患者还可以通过胎盘传染给胎儿，因此未彻底治愈前不宜结婚。

（吴建红）

第七章
环境与优生

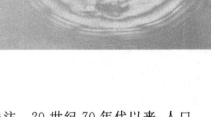

　　人类所处的环境与人类的优生关系越来越受到人们的关注。20世纪70年代以来,人口、能源和环境一直为世界三大主要难题。由于工业的发展,人类对环境的破坏力增强,环境污染已经成为威胁人类健康和生殖的第一杀手。环境污染通过饮食、接触、呼吸等各种途径进入人体,损害人体健康,同时损伤生殖细胞,导致精、卵无法正常结合或干扰胚胎生长发育的过程,增加畸胎和先天性疾病的发生率,严重影响人类的生育能力。

　　在人类历史中曾发生过多次环境污染严重危害人类优生的事件:从20世纪40年代以来相继发现孕妇感染风疹病毒可引起胎儿先天性心脏畸形、先天性白内障及先天性耳聋;日本广岛、长崎两地原子弹爆炸而诱发胎儿畸形事件。20世纪50年代日本水俣湾的水源被甲基汞污染而引发胎儿先天性水俣病事件。1959年西德生产的"反应停"用于治疗妊娠期呕吐效果显著,曾被英国、日本等20多国引进用于治疗妊娠期呕吐,从而在短短几年时间内诱发近2万例"海豹"肢或短肢畸形。1984年印度博帕尔市农药厂泄漏有毒气体污染大气,造成2500多人死亡,近52万人中毒,其中10万人终身残疾。

　　一系列与环境因素有关的畸形事件,充分说明环境与优生的关系密不可分。1973年美国March of Dimes基金会通过认真调查、分析和研究,认为人类出生缺陷的原因,其中20%属于遗传原因,20%属于环境原因,其余60%原因不明,可能由于遗传和环境因素共同作用的结果。

　　影响胚胎、胎儿发生发育的环境因素从广义上讲包括人类所处环境中能对人体造成损害的各种外源性环境因素、母体因素和胎盘因素。通常称这些能引起胎儿出生缺陷或畸形的各种有害因素为致畸因素或致畸原。所有致畸因素必须通过母体而对胚胎或胎儿发生影响。致畸因素主要包括有害的生物因素、化学因素、物理因素、药物因素和其他因素。致畸因素对胚胎或胎儿作用持续的时间、剂量、强度等不同而导致不同的致畸结果,轻者影响胚胎或胎儿的正常发育、发育迟缓,重者可能导致胚胎畸形、功能缺陷甚至死亡。

　　优生是控制人口数量,提高人口质量的一种有效计划生育途径,是关系到几代人及未来民族的素质。处理好环境与优生的关系,对整个人类的发展前景具有重大的现实意义和深远的历史意义。

第一节 生物性致畸因子

生物因素是指影响生物生长、发育和分布的任何其他动物、植物或微生物活动的因素。生物性致畸因子是指环境中一些有害的生物因子能够通过孕妇的胎盘这道天然屏障，对妊娠期间的胚胎、胎儿造成感染从而引发一系列不良反应。影响胚胎生长发育最常见的生物致畸性因子主要指病毒、细菌、寄生虫等微生物。其中以病毒最常见、危害最大。

一、病毒

病毒的结构比较简单，由核酸芯（DNA 或 RNA）和蛋白质外壳构成。病毒不是生命体，也不是有机体，是生物大分子的复合物。病毒缺乏进行自主代谢的完整结构，在细胞外环境中存在时无繁殖能力，专营细胞内的寄生生活，通过感染其宿主细胞而发生生物学作用。病毒感染对胎儿的影响最常见于两方面：一方面是发生急性病毒感染，孕妇出现高热、毒血症、缺氧、脱水、酸中毒以及血管内弥漫性凝血等，可引发流产、早产和死产，另一方面，病毒通过胎盘屏障直接侵犯胎儿，干扰胚胎的正常生长发育，导致先天性发育畸形、发育迟缓甚至死亡。临床易通过胎盘发生宫内感染的病毒有风疹病毒、流感病毒、单纯疱疹病毒、巨细胞病毒、乙型肝炎病毒、艾滋病病毒等。

（一）风疹病毒

现在研究比较多的是风疹病毒。据报道，1964 年美国风疹病毒流行后的第 2 年，出现了 2 万余例畸形儿。风疹病毒易通过胎盘感染胎儿，处于妊娠前 3 个月的孕妇感染了风疹病毒将会引起胎儿宫内感染。胎儿感染风疹病毒后，风疹病毒就会在胎儿体内的细胞中大量繁殖，消耗大量能量，致使被感染的细胞得不到充分的营养而影响其分裂增殖能力，使细胞增殖速度减慢，最终阻碍胎儿组织器官的正常分化、发育而导致畸形发生，常见的有白内障、耳聋、心脏畸形等。人们研究发现，孕妇在妊娠 1 个月内感染风疹病毒，有 50% 的胎儿发生缺陷；妊娠 2 个月内感染，有 22% 的胎儿发生缺陷；妊娠 3～5 个月内感染，只有 7% 的胎儿发生缺陷。因此，人们认为在妊娠开始的 3 个月内，若孕妇不慎感染了风疹病毒，畸胎的发生率将会明显增高；妊娠 5 个月以后，风疹病毒对胎儿的致畸作用微弱。3 个月内感染风疹病毒，应及时就诊，必要时实行人工流产终止妊娠。

我国在 20 世纪 80 年代后建立了测定风疹病毒特异性 IgM 的捕获酶免疫法，对风疹病毒流行区的早孕妇女实行风疹病毒血清学检测，从而大大降低了风疹病毒感染的畸形胎儿出生率。目前，我国育龄妇女风疹病毒易感率约 5%，这些人在怀孕前半年通过接种风疹病毒疫苗，可以有效防止风疹病毒宫内感染。

（二）流感病毒

流行性感冒简称流感，是由流感病毒感染后引起，急性起病时有畏寒、高热、全身酸痛、明显乏力等症状，卡他性者有鼻塞、流涕、咳嗽。流感病毒抗原变异频繁，变异后的新亚型毒株可以逃逸人体免疫系统的识别和清除，成为高毒性、高致病力和高传播力毒株，对人类的健康造成一定的威胁。由于流感病毒可以通过胎盘传播，若孕妇感染了流感病毒，易将病毒传递给胎儿，引发胎儿缺陷、畸形甚至死亡。现在研究表明，流感病毒对孕妇妊娠全过程均具有不同程度的影响,尤其在妊娠前 3 个月期间,胚胎正值发育的敏感期,某器官正处于迅速分化、增殖阶段,最易受致畸因子的干扰,破坏正常的分化、发育环境。梁少联等报道,50 位被流感病毒感染的孕妇,妊娠结局是:12%发生先兆流产,18%胚胎停止发育,2%胎儿畸形。

(三)单纯疱疹病毒

人类感染的单纯疱疹病毒分为Ⅰ型、Ⅱ型。Ⅰ型又称口型或上半身型,约占 10%,主要引起上半身皮肤、黏膜或器官疱疹,很少感染胎儿。Ⅱ型又称生殖器型,约占 90%,主要引起生殖器、肛门及腰以下的皮肤疱疹,可以通过孕妇胎盘感染胚胎、胎儿。孕妇在妊娠前 20 周感染了Ⅱ型单纯疱疹病毒,可垂直传播给胎儿,引起胎儿发育异常,甚至停止发育、流产、死胎等,其中有 34%的胎儿发生流产。妊娠后 20 周感染Ⅱ型单纯疱疹病毒,低体重儿增多,偶见流产,很少出现发育畸形儿。据报道,有 80%以上的新生儿单纯疱疹病毒感染属于产道感染,由于新生儿免疫功能尚未发育完全,病变常快速扩散,遍布全身,死亡率高达 70%。目前关于单纯疱疹病毒的诊断方法明确可靠,但治疗上仍存在一定的局限性。因此,孕妇在妊娠期间被单纯疱疹病毒感染,应及时就诊,必要时实行人工流产终止妊娠。

(四)巨细胞病毒

巨细胞病毒感染是由巨细胞病毒引起的一种全身感染性疾病,现归属性传播疾病。我国先天性巨细胞病毒感染发生率在 0.95%~3.5%。在妊娠初期,巨细胞病毒感染孕妇,并通过胎盘感染胚胎、胎儿,导致畸形发生,严重者可发生流产、死胎、死产及新生儿死亡。若存活,巨细胞病毒感染的新生儿绝大多数无明显症状和体征;约 10%新生儿出现低体重、黄疸、紫癜、肝脾肿大、智力障碍、视网膜脉络膜炎、脑内钙化等,多数患儿出生后数小时至数周内死亡,死亡率高达 50%~80%。巨细胞病毒主要通过性接触传播和母婴垂直传播两种途径。感染巨细胞病毒的孕妇主要通过 3 种方式传给胎儿,分别为妊娠早期通过胎盘感染、分娩过程中通过产道感染、出生后通过哺乳及密切接触感染。孕妇在妊娠期间被巨细胞病毒感染时,多无明显症状和体征,不易被发现。临床常用病原学和血清学诊断巨细胞病毒。常用技术有酶联免疫吸附试验检测孕妇血清巨细胞病毒 IgG、IgM,孕妇宫颈脱落细胞、DNA 分子杂交技术等。一旦确诊孕早期感染巨细胞病毒,应尽早行人工流产终止妊娠。

(五)乙型肝炎病毒

据世界卫生组织报道,全球约 20 亿人曾感染过乙型肝炎病毒(HBV),其中 3.5 亿人为慢性 HBV 感染者,每年约有 100 万人死于 HBV 感染所致的肝衰竭、肝硬化和原发性肝细胞癌(HCC)。我国属 HBV 感染高流行区,一般人群的乙型肝炎表面抗原(HBsAg)阳性率为 9.09%。接种与未接种乙型肝炎疫苗人群的 HBsAg 阳性率分别为 4.51% 和 9.51%。HBV 主要经血和血制品、母婴、破损的皮肤和黏膜及性接触传播。围生(产)期传播是母婴传播的主要方式,多为在分娩时接触 HBV 阳性母亲的血液和体液传播。由于对献血员实施严格的 HBsAg 筛查,经输血或血液制品引起的 HBV 感染已较少发生。

接种乙型肝炎疫苗是预防 HBV 感染的最有效方法。我国卫生部于 1992 年将乙型肝炎疫苗纳入计划免疫管理,对所有新生儿出生后 24 小时内接种乙型肝炎疫苗。单用乙型肝炎疫苗阻断母婴传播的保护率为 87.8%。对 HBsAg 阳性母亲的新生儿,应在出生后 24 小时内尽早注射乙型肝炎免疫球蛋白(HBIG),最好在出生后 12 小时内,剂量应≥100IU,同时在不同部位接种 10μg 重组酵母或 20μg 中国仓鼠卵巢细胞(CHO)乙型肝炎疫苗,可显著提高阻断母婴传播的效果。也可在出生后 12 小时内先注射一针 HBIG,1 个月后再注射第 2 针 HBIG,并同时在不同部位接种一针 10μg 重组酵母或 20μg CHO 乙型肝炎疫苗,间隔 1 和 6 个月分别接种第 2 和第 3 针乙型肝炎疫苗(各 $10\mu g$ 重组酵母或 $20\mu g$ CHO 乙型肝炎疫苗)。后者不如前者方便,但其保护率高于前者。新生儿在出生 12 小时内注射 HBIG 和乙型肝炎疫苗后,可接受 HBsAg 阳性母亲的哺乳,接种乙型肝炎疫苗后有抗体应答者的保护效果一般至少可持续 12 年,因此,一般人群不需要进行抗-HBs 监测或加强免疫。但对高危人群可进行抗-HBs 监测,如抗-HBs $<$10mIU/ml,可给予加强免疫。

(六)艾滋病病毒

艾滋病是由人类免疫缺陷病毒引起的获得性免疫缺陷综合征。艾滋病病毒主要通过性接触、血液和母婴三种方式传播。HIV 可通过胎盘感染胎儿,经产道和母乳感染婴儿。感染 HIV 的孕妇易发生流产、死胎、早产和产出低体重儿等。先天性 HIV 感染可影响胎儿脑发育,造成永久性智力发育和运动神经功能障碍。

目前认为,我国艾滋病的传播途径主要以经注射吸毒感染为主,占累计总数的 68.0%,经采血(血浆)途径感染人数占 9.7%。此外,经性接触途径感染人数占 7.2%,血液和血制品感染占 1.5%,母婴传播为 0.2%,尚有 13.4%传播途径不详。HIV 阳性的母亲所生婴儿有 15%~40%可能被感染 HIV。感染了 HIV 的婴儿发生艾滋病和相关疾病的病程比感染了 HIV 的成人更短,预后更差。艾滋病死亡率高,目前没有特效药物治疗,患者往往死于并发症。

(七)人乳头瘤病毒

人乳头瘤病毒(HPV)共有 68 个亚型,其中低危的 6 亚型和 11 亚型是最常见的病原体,主要通过性接触传播。人乳头瘤病毒感染人体后主要表现形式是尖锐湿疣,在性传播疾病中仅次于淋病,居第二位。妊娠期间 HPV 感染后可能会发生母婴垂直传播。有报道 HPV 通过胎盘或羊水感染胎儿后,可引起死胎或畸胎发生。通过产道感染,在婴儿期可发生喉头瘤。

(八)柯萨奇病毒

柯萨奇病毒属于肠病毒,可分为 A 型和 B 型,在孕妇中的感染率约为 9%。可通过呼吸道和消化道传播,孕妇感染后通过胎盘传播给胎儿,引起胎儿畸形甚至死胎。孕早期感染柯萨奇病毒 A 型可致胎儿畸形,孕晚期感染可导致死胎。若感染了柯萨奇病毒 B 型,可致先天性心脏病,尤以早孕期多发,并可同时伴有泌尿生殖道、心血管和消化道的畸形。

二、细菌

(一)梅毒螺旋体

梅毒螺旋体为苍白密螺旋体,是小而纤细的螺旋状微生物,在体外干燥环境中不易生存,煮沸、肥皂水及一般消毒剂如石炭酸、酒精等很容易将其杀死。梅毒是由梅毒螺旋体引起的慢性全身性疾病,病变可以侵犯皮肤黏膜及全身各个组织器官,临床表现多种多样。被梅毒螺旋体感染的孕妇能通过胎盘将病原体传给胎儿引起早产、死产或产出先天梅毒儿。梅毒螺旋体主要通过性接触传染。未经治疗的梅毒患者在感染后一年内传染性较大,以后,随着病期延长,传染性逐渐减小。梅毒偶可通过接触了患者用过的日常用品而受染,此外,输血、接吻也可导致感染,但概率很低。未经治疗的一、二期梅毒的孕妇几乎 100%把梅毒螺旋体传给胎儿,其所生的婴儿,一半为死婴或出生后不久即死亡,另一半活婴则患先天性梅毒;未经治疗的早期潜伏梅毒的孕妇所生婴儿 20%可能正常,40%患先天性梅毒,其余为死胎或早产。

(二)淋球菌

淋球菌是 1879 年由 Neisseria Gonorrhoea 从急性尿道炎、阴道炎和新生儿结膜炎患者分泌物中首先发现的,又称革兰染色阴性的淋病奈氏菌,是需氧菌,在温度 35~37℃,含 5%~

10％二氧化碳环境中生长迅速。该菌喜潮怕干,在完全干燥条件下 1～2 小时即死亡,在潮湿的毛巾上可生存 10～24 小时,在厕所坐垫上可生存 18 小时,在厚层脓液或湿润的物体上,可生存数天。淋球菌对理化因子的抵抗力较弱,42℃ 时存活 20 分钟,50℃ 时仅存活 5 分钟,100℃ 时立即全部死亡,因此加热很容易达到消毒目的。淋球菌对各种消毒剂也很敏感,1：4000 的碳酸银可使淋球菌在 7 分钟内死亡,1％ 的石炭酸溶液能使淋球菌在 1～3 分钟内死亡。但人类对淋球菌几乎没有免疫力,也没有预防疫苗。淋病是由淋球菌引起的以泌尿生殖系统化脓性感染为主要表现的性传播疾病。近年来,淋病发病率位居我国的性传播疾病首位。性接触是淋病主要传播方式,人是淋球菌的唯一宿主。女性因其尿道和生殖道短,很易感染。孕妇感染淋球菌约占 0.5％～7％。妊娠期妇女淋病患者,可引起羊膜腔内感染,包括胎儿感染,出现早产、胎儿宫内发育迟缓、死胎、死产等。幸存的新生儿可能会发生淋巴结炎、肺炎,甚至淋球菌败血症,治疗不及时,可能导致死亡。

(三)沙眼衣原体

沙眼衣原体感染泌尿生殖道是世界公认的性传播疾病。妇女感染沙眼衣原体可引起宫颈炎、子宫内膜炎、盆腔炎和输卵管炎等,导致不孕。孕妇生殖道感染沙眼衣原体后,可通过垂直传播传递给胚胎或胎儿,引起胎膜早破、流产、早产、死胎等发生。据报道,我国妇女宫颈涂片检测沙眼衣原体阳性率达 16.92％。新生儿衣原体感染多发生于产道感染,宫内感染少见。感染衣原体的新生儿多发生在生后 4～16 天,多表现为眼结膜充血、眼睛有黏液脓性分泌物及乳头增生。

三、寄生虫

孕妇最常见的寄生虫疾病是弓形虫病。弓形虫又称刚地弓形虫、弓形体、弓浆虫,是一种人畜共患的寄生虫病病因。弓形虫呈世界性分布,猪、猫、犬、羊、牛等 32 种动物和人易感,人群的平均感染率在 25％～50％,高者可达 80％ 以上。人感染寄生虫的途径主要有摄食被猪、狗、猫等动物粪便中感染性包囊污染的食物和水,节肢动物的叮咬,输血及器官移植等。孕妇感染弓形虫可通过胎盘垂直传播,引起流产、死产,50％ 胎儿出现先天性弓形体病,出生时出现脑积水、小脑畸形、智力缺陷、视网膜脉络膜炎、脑内钙化等症状,死亡率达 12％。存活者中 80％ 有精神发育障碍,50％ 出现视力障碍。

由于孕妇感染弓形虫后多无症状,或症状轻微,临床上易发生漏诊或误诊。为能及时发现孕妇患弓形虫感染,在妊娠早、中、晚期孕妇最好做酶联免疫吸附试验,检测体内是否有弓形虫存在。治疗上遵循早发现,早治疗,必要时终止妊娠的原则。

第二节　物理性致畸因子

一、电离辐射

对胎儿影响较大的物理因素主要是各种放射线,如 X 射线、γ 射线、α 射线、紫外线等。当这些射线具有足够能量引起物质电离作用时,称电离辐射。实验研究表明,长期大剂量电离辐射会引起染色体畸变明显增加,小剂量引起基因突变,导致胚胎及胎儿发育缺陷。在胎儿畸形中以中枢神经发育缺陷最常见,导致小头畸形和脑积水,严重者会引起白血病、恶性肿瘤以及胎儿死亡。现在研究比较多的是 X 射线。我国对 25 个省、市、自治区的医用 X 射线职业辐射人员调查显示,其自然流产率、新生儿死亡率、20 种先天畸形和遗传性疾病的发生率均明显高于对照组。另据报道,小剂量放射线照射卵巢,妇女会出现月经周期延长,0.774C/kg(30000R)以上剂量照射可导致不孕;当男性睾丸接受 1Gy 的吸收剂量时,即可导致精子缺乏。不同胎龄的胎儿对 X 射线的敏感性不同,50 天以内的胎儿对 X 射线特别敏感,常导致死胎或严重畸形。X 射线对 7 个月以后的胎儿致畸作用较弱,但仍有致畸作用。因此,对于怀孕早期的孕妇来说,不管是腹部平片、胸透、胃肠透视、骨盆测量,还是胎位测定,都尽量减少或避免对胎儿的电离辐射。

我国放射防护法规明确规定,从事放射性工作的孕妇或哺乳期妇女,每年受照剂量应低于职业性工作人员最大容许剂量的 3/10。孕妇于妊娠早期应避免接受腹部及盆腔 X 线检查。

二、微波与超声波

从日常使用的手机、电视、微波炉到工作中的无线电广播以及雷达操作等,人类正越来越多地把自己暴露于微波与超声波之中。微波可通过升高体温,损害生精上皮而抑制精子的发生,导致男性生殖能力下降甚至终生不育。据报道,国内从事微波作业的女工妊娠时,发生死胎、畸胎、流产和先天性缺陷的比率明显高于正常人群。国外对接触微波的男子进行调查,结果显示,其精子总数、正常精子和活动精子数明显减少,并且子代先天愚型的发生率增高。纽约爱因斯坦医学院的研究证明,诊断剂量的超声检查会产生温热、机械和空化作用。这些生物效应可使组织细胞的免疫功能降低、姐妹染色体交换次数改变、细胞死亡或增加畸变率。南斯拉夫与美国的研究结果表明,孕妇在孕期较频繁接受诊断剂量超声辐射,分娩后新生儿体重与未经超声辐射的正常婴儿体重比较,呈下降趋势。因此,孕期需严格遵守超声检查的适应证,尽量避免孕早期不必要的超声波检查。如必需检查应尽量利用小频率和低强度,缩短辐照时间。

三、噪声

噪声对人体健康的影响正日益受到人们的重视。实验证实,噪声通过影响机体细胞分裂和 DNA 合成进程,使染色体结构畸变率明显增加。噪声对人体的危害程度,取决于噪声强度、频率及作用时间。往往噪声强度越大,频率越高,作用时间越长,对身体损害的程度就越大。噪声对中枢神经系统有强烈刺激,长期生活或工作在噪声环境下的妇女会发生内分泌紊乱,出现月经周期异常。同时,噪声可以致使孕妇内分泌腺的功能紊乱,从而使脑垂体分泌的催产素过剩,引起子宫强烈收缩,导致流产、早产或新生儿体重减轻。噪声污染也会影响胎儿大脑的发育,使婴儿智力低下。1970—1972 年美国洛杉矶国际机场周围 90dB 等响线内,婴儿出生缺陷发生率高于其他地区。据报道,接触强噪声的孕妇,其胎儿脐带绕颈的发生率明显增高。建议孕妇不宜在强噪声的环境中长期工作,对从事噪声作业女工孕期应加强健康监护,或孕前调换工种。

四、电磁场

电磁场是各种较大功率电器所产生的磁场,电磁场可通过损伤胚胎或胎儿组织细胞 DNA 而影响妊娠期胚胎或胎儿的正常发育,从而引起胎儿发育不良或造成孕妇早期流产。据报道,长期从事电脑工作职业的女性,其妊娠期间自然流产率和胎儿先天畸形率均高于正常人群。20世纪90年代以来,国内的调查结果显示,从事视屏显示终端作业的女性,其月经周期延长,经期延长及经量增多的频率显著高于对照组;自然流产发生率高于对照组;月经紊乱、痛经、经前紧张的发生率随作业时间延长而增加。长期居留在高压变电器和高压输电线附近的人受到的高压电磁场的影响,会出现孕妇各种功能性变化,对胎儿的影响也是不可忽视的。建议孕妇不要长时间停留在具有电磁波辐射的区域,尤其是怀孕前3个月,尽量少接触和使用会产生电磁波辐射的电器,如电脑、电视机、电吹风等。

五、高温

1972年Edwards首先提出高热可能是人类出生缺陷的病因之一。其后,一些流行病学调查结果也提出,妊娠期发生高热与新生儿脑发育缺陷有明显相关关系。此外,高热也会导致流产、死产发生率增加,出生后智力低下。

六、振动

振动可能会干扰胚胎、胎儿在母体子宫内的正常生活环境,导致发育迟缓、低体重儿甚至自然流产事件发生。

第三节　化学性致畸因子

影响优生的化学因素主要包括水污染、空气污染和食品污染三个方面。造成水污染的化学物质主要有汞、镉、铬、镍、钼、铅、锶、砷的金属和非金属化合物,有机磷农药和有机氟农药,亚硝酸盐类,苯及其衍生物,染料等。造成空气污染的化学物质主要有:含硫化合物,如二氧化硫、硫化氢;含氮化合物,如氨气、多氧化氮,碳氧化合物,如一氧化碳等。造成食物污染的主要化学物质是残留在食物中的各种农药、工业废水及亚硝酸盐等食品添加剂。这些化学物质对精子和卵子的形成及胎儿的发育都有明显的伤害,如畸形精子量增加,精子生命力和运动能力降低,无脑儿、畸形儿和痴呆儿发生率升高。

一、金属和非金属化合物

(一)汞及其化合物

汞在工业上的用途十分广泛,各种塑料、化工生产中用汞作催化剂,仪表、仪器用汞作添充剂,无机汞和有机汞化合物还用作杀虫剂、防腐剂和选种剂。随着工业的发展,汞进入环境的机会增加,可能污染蔬菜、水果和粮食,如果汞经消化道、呼吸道侵入孕妇机体,经胎盘进入胎儿血循环可导致胎儿中毒,引起中枢神经系统功能障碍或大脑发育畸形。动物实验证明,醋酸汞可引起胎鼠唇裂、肋骨融合,氯化甲基汞可引起胎鼠畸形及死产。汞化合物的胚胎毒性作用以甲基汞最大,金属汞次之,无机汞毒性较低。日本1960年后发生的胎儿水俣病,其症状与成人汞中毒相似,结果均证明为甲基汞中毒。

(二)铅及其化合物

铅是现代工业化国家广泛应用的有毒微量元素,污染环境日趋严重,人体铅负荷随之增加,对孕妇、胎儿及儿童健康的影响已成为公共卫生关注的问题。工业生产中铅及其化合物主要用于印刷铸字、化妆品、铅蓄电池、油漆、农药、制药、放射防护材料等。铅主要以粉尘、烟或蒸汽形式经呼吸道进入人体,从尿中排出。如果摄入量大于排出量,便有铅蓄积,长期蓄积可损害造血功能、神经系统和内脏形成铅中毒。铅具有生殖毒性,铅作业男性工人若防护不当,可致精子活动无力,数目减少,畸形精子增多。铅作业女工或男工的妻子或孕妇受到铅污染,均可造成不孕、流产、死产、早产或婴儿发育迟缓、智力低下和先天畸形。动物实验和流行病学调查均证实铅可以通过胎盘进入胎儿体内,影响胚胎和胎儿的正常发育。我国出生监测研究指出,铅主要损害胎儿的神经系统发育。在妊娠前3个月前后接触铅,可诱发胚胎中枢神经系统畸形。铅对人类生殖功能的影响与剂量有关,血铅 $250\sim400\mu g/L$ 可使精子畸变,胚胎生长发育受影响。

二、化学农药

化学农药已被广泛应用于防治和杀灭病虫害,除生产及使用过程中人暴露于农药外,食品中农药残留对机体也会产生影响。化学农药可通过胎盘进入胚胎和胎儿体内,影响胚胎和胎儿的发育,造成早产、低出生体重儿及先天畸形。农药还可影响男性生殖功能,造成精子缺乏。

(一)有机磷农药

有机磷农药大多为磷酯或硫代磷酸酯类化合物,是农业上常用杀虫剂,包括敌百虫、敌敌畏等,其主要通过抑制胆碱酯酶活性引起虫体的神经功能紊乱而达到防治病虫害的目的。动物实验证实,有机磷农药可影响精子生成,并引起妊娠功能障碍。

(二)有机氯农药

有机氯农药可以通过胎盘到达胎儿体内,有明显的蓄积作用,主要包括六六六(BHC)和滴滴涕(DDT)。中国预防医学科学院的一项监测结果表明,我国产妇母乳中DDT、BHC蓄积水平很高,是世界母乳中有机氯含量最高的国家之一。在乳汁中检出DDT含量为0.105～0.14mg/kg的妇女,新生儿窒息为对照组的3倍。乳汁中检出有DDT的妇女中早产及低体重儿的发生率较高。据估算我国有95%的婴儿自母乳中摄入的有机氯量超过国际粮农组织和世界卫生组织联合制定的每日容许摄入量。因此,为了预防农药对胎儿的危害,孕妇在妊娠期要避免接触农药,住宅和庭院不要喷洒农药、去蚊蝇剂;吃水果时一定要削皮,不能去皮的水果、蔬菜应在清水中反复冲洗后再食用。

(三)苯类化合物

1. 多氯联苯 1963年,由于食用了多氯联苯污染的米糠油,在日本发生了米糠油中毒事件,有13个孕妇出现了中毒症状。分娩的13例新生儿中有2例死产,活产中还有2例早产儿。新生儿表现为体重不足、皮肤色素沉着、脱屑、眼分泌物增多、牙龈着色等症状,称为"油症儿"。

2. 三氯苯氧乙酸 2,4,5-三氯苯氧乙酸(2,4,5-T)是一种激素除草剂,含有毒性很强的杂质四氯二苯二噁英。在越南战争期间,美国曾以超过国内实际使用量13倍的2,4,5-T从空中撒布。自1966年以来,越南先天性腭裂、脊柱裂剧增。在撒药地区生活2个月以上的19名成年女子中有4人怀孕后生出的小儿有畸形,表现为小头症、不能走路、关节弯曲、发育迟缓以及多趾及并趾等异常。

三、有机溶剂

有机溶剂是一大类在生活和生产中广泛应用的有机化合物,分子量不大,常温下呈液态。

有机溶剂包括多类物质,如链烷烃、烯烃、醇、醛、胺、酯、醚、酮、芳香烃、萜、卤代烃、杂环化合物、含氮化合物及含硫化合物等,多数对人体有一定毒性。有机溶剂对人体的危害与溶剂的挥发性有密切关系。在常温下,低挥发性溶剂在空气中不易造成危害。另外,有机溶剂对人体危害还取决于溶剂的脂溶性、反应性、含杂质情况、人体吸收的方式及途径、人体的代谢速率、累积情形、个体感受及敏感性、暴露时间的长短等。对人体危害的途径主要是经皮肤接触、呼吸道吸入和消化器官吸收有机溶剂。

苯、二甲苯和甲苯作为溶剂和化工原料被广泛应用于油漆、橡胶、喷漆、制药、染料、涂料、合成纤维等行业中,与人类的生产、生活息息相关。目前动物实验证实高浓度苯及其同系物具有明显的致胚胎毒性并导致骨骼发育异常,低浓度的二甲苯($50mg/m^3$)可造成胚胎发育迟滞乃至骨骼畸形。苯及苯系化合物对长期接触者及实验动物的生殖毒性主要表现为月经失调、痛经发生率增高、受孕率下降、自然流产、胎儿畸形、子代智力低下等。蒋汝刚等通过回顾性研究 326 名在苯工厂中接触苯作业工龄 1 年以上的已婚育龄女工,结果显示从事苯作业的女工在月经周期、经量、经期异常率、痛经发生率、自然流产率、早产率及出生缺陷率均高于对照组,死胎、死产、过期产发生率与对照组比较无显著性差异。火忠礼等认为苯作业组女工生育婴儿心脏先天缺陷(主要是室间隔缺损)、流产以及死胎的发生与苯及其同系物的亲脂性有关,破坏生育周期,使受精卵不易着床或干扰精子与卵子的遗传信息,造成精子、卵子畸形或先天性缺陷等,导致细胞染色体畸变而出现胚胎的死亡。因此,孕妇应尽量避免接触含苯系有机溶剂,给胎儿创造一个良好的宫内环境。

四、有毒有害气体

有毒有害气体是指能够损害人体健康的各类气体,主要包括二硫化碳、二氧化硫、甲醛、一氧化碳、硫化氢等。

(一)二硫化碳

二硫化碳(CS_2)为无色或微黄色透明液体,纯品有乙醚味,有毒,是重要的化纤工业原料。CS_2 具有强烈的麻醉性,人接触后通过呼吸道吸入或皮肤接触而渗透吸收进入体内。如果人体长期接触 CS_2 气体,可产生下列后果:①在接触低浓度气体时能造成慢性中毒症状,如疲劳、头晕、失眠、记忆功能衰退、视觉混乱甚至失明,整个神经系统都受影响;②接触高浓度气体时产生急性中毒症状,有头痛、烦躁、多言、蹒跚、精神失常、肌肉僵木,继而不醒人事,以至死亡。据报道,长期暴露于 CS_2 环境中的男性工人可出现性功能障碍,精子数目减少,精子活动无力和精子畸形率增高。长期从事 CS_2 作业的女工及男性工人的妻子发生自然流产率和婴儿先天缺陷率明显高于对照组。研究发现,CS_2 气体的致病率与性别、年龄无明显关系,而与接触的浓度及接触时间有关。人们长期接触 CS_2,CS_2 的代谢产物二硫代氨基甲酸酯能络合铜离子而抑制单胺氧化酶等含铜酶类,从而干扰体内生物胺代谢,对生殖细胞及胚胎产生毒性作用。

(二)二氧化硫

二氧化硫(SO_2)是全球性的常见大气污染物,而且其衍生物亚硫酸钠和亚硫酸氢钠被广泛用作食品添加剂起防腐、保色作用,与人类健康有密切关系。SO_2 是一种无色、具辛辣及窒息性气味的气体。人和动物吸入后首先在体液中转化成为它的衍生物——亚硫酸和亚硫酸氢盐,然后可随血液分布到全身。SO_2 对动物和人的毒害作用,实质上是通过这些体内衍生物对组织、细胞等的损伤而达到的。流行病学调查显示,长期接触 SO_2 污染的工人,其血淋巴细胞

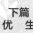

染色体畸变、姊妹染色单体交换及微核率均显著增高。实验证明，SO_2 体内衍生物可引起多种类型的精子形态异常，引起小鼠精子数量和质量的降低，使受精率受到影响，从而可能造成生殖率下降。

（三）甲醛

甲醛是一种有特殊刺激性气味的无色气体，易溶于水、醇和醚，其 37％ 的水溶液称"福尔马林"。甲醛用途广泛，是室内外常见的污染物之一。Rapoport 早在 1946 年就首次报道了甲醛具有致突变性。Caxsidy 等 1983 年在对 Wistar 大鼠一次经口给予大剂量（200mg/kg 体重）的甲醛后发现，甲醛能使精子的畸形率明显增高。Majumder 等人报道对雄性大鼠经口给予剂量为 10mg/（kg 体重·天）的甲醛，连续 30 天的染毒后，大鼠精子的活动度及生存能力均减弱，精子计数也明显减少。这说明甲醛对雄性动物的生殖功能有一定的影响。甲醛对雌性动物生殖功能的影响和对胚胎的毒性方面，目前仍存在争议。Humilina 调查了 446 名暴露于甲醛的职业女性，发现长期暴露在甲醛环境中的女性会出现月经紊乱、痛经、原发不孕、继发不孕及低体重儿的发生率均高于非暴露女性人群。Taskinen 等发现长期接触甲醛者可增加自发性流产率。

五、生活方式

（一）吸烟

吸烟引起胎儿畸形，主要是由于香烟中的尼古丁可以通过胎盘到达胎儿体内，也可以直接引起胎盘血管收缩，胎儿缺血、缺氧，致使发育迟缓、体重低，易早产。Rubes 等报道，男性吸烟能引起精子的多倍体率显著提高，减少精子的直线运动能力，增加"圆头"精子数，总的精子数量与不吸烟的男性相比显著下降，并且相对活动精子数也显著减少，使精液质量下降，影响男性生殖能力，增加父源性多倍体综合征患儿出生的机会。Vine 的研究也揭示，男性吸烟和精液的质量（精子浓度、活动能力和形态特征等）下降关系密切，男性生殖力下降与其吸烟有一定的关系；父源性的吸烟与儿童先天异常、儿童癌症的高发生率有关。Van Voorhis 等研究发现，与不吸烟者相比，正在吸烟和有过吸烟史的妇女在进行体外受精（IVF）时卵巢对促性腺激素的刺激反应均下降，烟龄越长的妇女的血清 E_2 水平越低、取出的卵母细胞数越少；在进行 IVF 治疗中，吸烟妇女的着床率、妊娠率下降 50％，但是如果在进行 IVF 治疗前就已经停止吸烟，则这些妇女的受精率和妊娠率与不吸烟者相比差异无显著性，提示吸烟对女性生殖有一个短暂的毒副作用，停止吸烟后生殖能力又可以恢复正常。流行病学调查显示，每天吸烟不足 10 支的孕妇，其胎儿出现畸形的危险性比不吸烟者增加 10％；每天吸烟超过 30 支的孕妇，其胎儿出现畸形的危险性增加 90％。父亲严重吸烟，其子代有可能发生脑积水、心室瓣膜缺损、唇颚裂和尿道狭窄。而母亲吸烟对子代的影响有：① 低出生体重；② 胎儿烟草综合征；③ 智力迟钝；④ 出生缺陷；⑤ 儿童癌症。

（二）酗酒

乙醇是酒的主要成分，它对前列腺及卵巢均有损伤作用，并可使精子结构发生变化。研究表明，长期嗜酒者的精子中，不活动的精子可高达 80％，发生病理形态改变的精子，如双头、短尾、小头等高达 83％。育龄妇女如长期嗜酒，卵巢会发生脂肪变性或排出不成熟的卵子，导致受孕概率明显下降。因此，酒精可通过男女生殖细胞以及受精卵子产生不良作用。西方一些国家曾流行的一种"星期日婴儿病"或称"星期日孩子"就是有力的证明。

第四节 致畸性药物

一、药物对胎儿的致畸作用

孕妇由于妊娠并发症或合并症常需要用药物治疗，但有些药物可通过胎盘屏障进入胎儿体内，干扰胎儿的正常发育，导致早产、畸形、流产、死胎、低体重和智力发育低下。因此，孕妇用药时，必须充分考虑药物、母体疾病、胎儿三者之间的关系后准确用药，切不可滥用药物。据报道，药物致畸占出生缺陷的 2‰～3‰，畸形产生的程度与孕妇用药早晚、持续时间、剂量大小及隐性遗传素质等因素有关。妊娠前 3 个月尤其 8 周内属致畸高危期，此时期用药危险最大，长时间大剂量用药危险更大，严重者可出现综合畸形或胎儿死亡。畸形的种类取决于致畸因子作用于哪一个致畸最敏感期的器官，如神经系统的最敏感期为受精后的 15～55 天，心脑为 20～40 天，眼为 24～39 天，四肢为 24～46 天，外生殖器为 36～55 天。妊娠早期胎儿各器官和系统正处于相继分化联合阶段，对致畸因素极为敏感，因此孕妇在致畸高敏感期应尽量不用药。妊娠中期或晚期，由于各器官已形成，药物对胎儿的影响主要是中毒而不是畸形（中枢神经、生殖器、牙除外），若病情需要，可选择性慎重用药。

二、对胎儿有致畸和不良影响的药物

（一）激素类药物

1. 糖皮质激素（泼尼松、地塞米松、倍他米松等）可致无脑儿、腭裂、兔唇、低体重儿、电解质紊乱、肺成熟，出生前死亡率和感染的危险性增加。

2. 黄体酮、睾丸酮可致女胎男性化，阴蒂肥大，阴唇、阴囊融合。

3. 乙烯雌酚可使男胎女性化、女胎男性化、脑积水、脑脊膜膨出。

4. 口服避孕药可使胎儿肢体缺陷、先天性心脏病、无脑儿、腭裂、兔唇、低体重儿。

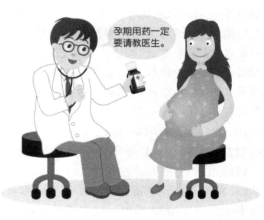

孕期用药一定要请教医生。

5. 孕妇分娩过程中应用催产素过多，可使子宫强烈收缩，造成胎儿缺氧，发生高胆红素血症。

（二）维生素类药物

1. 维生素 A、D 可致胎儿骨骼异常，骈指（趾），肺、肾小动脉狭窄，先天性白内障，智力低下，泌尿生殖系统畸形，高钙血症，神经管缺陷。

2. 维生素 K_3、K_4 可引起溶血性黄疸。

（三）抗生素类药

1. **四环素族（土霉素、强力霉素等）** 易通过胎盘进入乳汁，为孕期典型致畸药。孕早期服用有引起胎儿小肢畸形或先天性白内障；孕晚期服用可使胎儿牙釉质发育不良，四环素荧光物质沉积在牙釉,并影响胎儿骨质和体格发育导致宫内发育迟缓。

2. 链霉素　可通过胎盘,孕妇用药后可引起新生儿听力障碍。

3. 氯霉素　孕妇使用后可引起"灰婴综合征",以致新生儿死亡。氯霉素还可抑制新生儿造血功能。

4. 其他抗生素　如磺胺类药物,由于与血清蛋白结合,使游离胆红素增加而产生高胆红素血症,是胎儿核黄疸的一个原因。

(四)解热镇痛药

孕妇服用阿司匹林,早期可致胎儿神经系统和肾畸形,晚期则可影响血小板的凝血机制而使胎儿和新生儿发生头部血肿、紫斑或便血等。分娩前小剂量应用,可在 57 天内使出血时间延长,导致产后大出血;大剂量应用可使胎儿的动脉导管提前关闭,导致胎儿肺动脉高压和心肺的并发症。此外,易使新生儿黄疸和颅内出血的发生率增高。

(五)抗过敏药

苯海拉明可致震颤、腹泻、呼吸抑制、戒断症状。扑尔敏、盐酸布克力嗪(安其敏)、茶苯海明(乘晕宁)、盐酸美克洛嗪(敏可静)可致胎儿肢体缺损、兔唇、腭裂、脑损伤、肝受损、呼吸抑制。

(六)抗肿瘤药物

早期妊娠应用可导致胎儿停止发育、流产和先天性畸形。烷化剂具有致畸作用,可使胎儿发生多发性缺陷。6-巯基嘌呤和甲氨蝶呤可致胎儿小颌症、颅骨发育不全、耳畸形、腭裂、生长迟缓、脑积水、脑膜膨出。环磷酰胺可致四肢缺陷、外耳缺陷、腭裂。白消安(白血福恩)可致多发畸形。

(七)镇静安眠药

利眠宁、丙咪嗪等可造成胎儿先天四肢畸形、兔唇、腭裂以及心脏病等;巴比妥类在孕晚期应用,可使新生儿发生窒息、脑损伤;长期使用氯丙嗪使胎儿视网膜发生病变。

(八)抗糖尿病药

胰岛素可使胎儿畸形,甲磺丁脲、甲苯磺丁脲可致新生儿低血糖,也可使胎儿发育异常。

(九)抗甲状腺药和碘制剂

碘剂、硫脲嘧啶、他巴唑等抗甲状腺药可使胎儿甲状腺肿大,甚至可压迫气道,引起窒息。

(十)抗凝血药

双香豆素可使胎儿神经萎缩、小脑畸形及智力低下。华法令可致胎儿鼻发育不全、小眼、发育迟缓、癫痫、胎儿死亡等。

(十一)抗癫痫药

1. 苯妥英钠(又名大仑丁)　孕妇服用可致胎儿多系统畸形,包括颅面畸形、肢体畸形、智力及生长发育不足、先天性心脏病及疝症、凝血障碍、新生儿出血。

2. 三甲双酮　孕妇服用可致胎儿特殊脸型、心脏畸形及眼畸形、生长发育迟缓、智力低下、传导性听力消失。

(十二)部分中药及中成药

麝香、斑蝥、水蛭、虻虫、商陆、巴豆、牵牛、蜈蚣、牙皂、三棱、莪术等的毒性很强,可能有致畸形、坠胎作用,禁止使用。中成药牛黄解毒丸、大活络丸、小活络丸、牛黄消心丸、紫金丹、复方当归注射液、开胸顺气丸、黑锡丹、十滴水、失笑散、苏合香丸等禁用;上清丸、防风通圣丸、藿香正气丸等慎用。

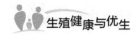
第五节　其他致畸因子

　　在胚胎、胎儿的发生、发育过程中,除上述各种因素对其具有影响外,铁、锌、镁、铜等微量元素和叶酸、维生素 C、B、A 等对其也具有一定的影响。一些流行病学研究认为,受孕季节、妊娠早期不良精神刺激、剧烈呕吐、营养状况、健康状况、基础疾病、孕妇文化程度、居住环境、血型、胎儿性别等因素,均与胚胎致畸作用有关。孕母患有代谢性疾病(糖尿病、高钙血症等)或能造成宫内缺氧的慢性病等,亦可引起子代的先天畸形。孕妇吸毒,毒品可经胎盘进入胎儿体内。毒品可致胎儿脑损伤、内脏残缺、发育迟缓、生殖器畸形等。母亲孕前及孕早期体内缺乏维生素特别是缺乏叶酸,是胎儿神经管畸形最重要的病因。动物实验和流行病学调查研究显示,孕妇在怀孕前 3 个月适当补充叶酸,可有效降低胎儿发生神经管畸形。

(刘学红)

第八章
受孕与优生

第一节　受孕的基本知识

怀孕,生儿育女,是人类繁衍生息的必然过程。在社会高度文明的今天,人类的繁衍再也不能顺其自然、自生自灭了,而应从受孕前就开始,优选优育,培育出优良的后代,使人类不断地进化和发展。只有令人满意的受孕才能培育出优良的个体。孩子是祖国的希望和未来,看着身边活泼可爱的小宝贝们,你是否会感叹生命的美丽与神奇?那新的生命是如何开始又经历了哪些变化呢?这是一个颇具神秘色彩而又有趣的话题。想当父母的青年夫妇,应了解生育的奥秘,了解一些受孕的基本知识,对于优生具有重要的意义。

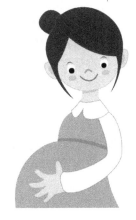

生命的诞生是从成熟的精子和卵子在输卵管内结合成为一个受精卵开始的,这个过程称为受精,持续时间约 24 小时。受精卵不断地进行分裂发育为囊胚,受精后第 5～6 天,在适合于它生长的子宫内"安家落户",称为着床。期间不断分裂增殖,从而生长、发育成为胎儿,从受精卵的形成到胎儿的娩出大约需 266 天(具体内容见第三章)。

那生男生女是由谁决定的呢?为了解决这个问题,科学家们进行了不懈的努力与探索。在我国封建社会中,把不生男孩也作为"休妻"的借口之一。其实,房事时不用说是生男生女,就是能否受孕也很难说。既不可能为男方或女方所感知,也不可能由男方或女方的主观想法来决定。无论是生男还是生女,根本不存在哪一方的责任问题。结婚之后,每对夫妻都有想生男孩或是女孩的愿望,这是可以理解的。但在 1946 年以前,想预测胎儿的性别是不可能的。这一年,医学家发现了猫的神经细胞核旁边,有一个小点,这个小点只有雌猫具有,雄猫则无,从而揭开了性别判断和预测的序幕。10 年以后,实验证实了人类的染色体是 46 条而不是 48 条,并发现了性染色体,从此,拉开了这个神秘世界的第一道帷幕,并找到了判断胎儿性别信息的可靠方法。

1956年人们发现,人体细胞中的染色体共有23对,其中的22对从外表看上去,男女都是一样的,称为常染色体;另一对男女不一样,称为性染色体,它们专门管理身体的性别特征,就是载有人体性别的遗传密码。性别就是由这一对性染色体决定的,男性的一对为XY染色体,女性的一对为XX染色体。正常精液每毫升约含1亿个精子,有的精子含X染色体,有的精子含Y染色体。成熟的卵子只含一种X染色体。含X的精子和卵子结合就成为XX受精卵,发育成女胎;含Y的精子和卵子结合成XY受精卵,发育成男胎。性别的决定可以概括成下式:

精子X(父)+卵子X(母)→女儿(XX)

精子Y(父)+卵子X(母)→儿子(XY)

由此可见,父亲的X染色体只能传给女儿,儿子的X染色体只能来自母亲。而决定人类性别的,主要是精子。卵子则是"中性"的,两条染色体相同,都是X。而将来发育成的是男性还是女性,就取决于受精时与卵子结合的是X型精子还是Y型精子。同时,我们还可以认识到,人的性别是在受精的一瞬间便大局已定的。在"一锤定音"之后,任何方法也不能改变,不管是打针还是吃药,都无济于事。

当然,遗传学研究还发现,X与Y型精子分别有各自的特点,在比重、活动力、寿命、电荷、表面抗原、生化特性、对阴道内酸碱度(pH值)的耐受性等方面均有差异。因此,有人想在受精时针对两种精子的不同特点,利用一些因素来干扰受精过程,从而达到控制性别的目的。这从理论上讲是可以做到的,并且也有了一定的动物实验和人类实践的探索。比如女性体力劳动者在剧烈劳动后,血中肌酸等酸性物质增加,不利于Y精子活动而易生女孩。女性脑力劳动者若工作生活压力过大出现亚健康状态,体内环境偏酸,也容易生出女孩。然而,生殖的过程毕竟是十分复杂的。在受精时,影响生男生女的因素还有很多,有些甚至还没有被人们所认识了解,所以说性别的控制远没有达到随心所欲的水平。就拿"掌握排卵时间选择儿女"来说,一般人就是想准确地测定排卵期也是很不容易做到的。即便将来有一天,能够做到控制性别,在我国的生育实践中也不能推广普及,至少在提倡一对夫妇只生育一个孩子的时代。道理很简单,随意地选择生育的性别,势必使人群中男女的性别比例失去平衡,将会带来难以解决的社会问题。因此,目前只能作为一项科学研究来进行。至于社会上流行的一些办法,无论是祖传验方,还是宫廷秘诀,并不科学实用,也不成熟可靠,即便不是有意或无意的骗局,至少也是无稽之谈。目前还没有夫妇双方自行人工控制胎儿性别的可靠方法。

由于精液里所含的X型精子和Y型精子的数目是相等的,与卵子的结合又是随机的,因此不生男就生女,不采取任何措施,生男生女各有约50%的可能性。但在实际上,Y型精子与卵子X结合的机会要明显地多一些,这是由于X型精子头大且重,不够活泼;而Y型精子头小而轻,运动起来机动、灵活,常常"捷足先登",率先到达卵子那里的机会更多。其次,Y型精子比X型精子的生命力更强,卵子比较容易接受Y型精子的钻入等。因此,受精时,男胎与女胎的数目之比,一般是60:40,也就是说,男性比女性要多得多,这称作第一性别比。但到婴儿出生时,男女的性别比又大大下降,通常维持在52:48,称第二性别比。这是因为在妊娠期间,男胎要比女胎死亡得多。妇产学统计表明,无论在妊娠的哪一个月份,男胎的流产数总比女胎多。在出生后,性别比还会发生变化,因为男孩的死亡率又总是略高于女孩,到了青春期,20岁左右,男性和女性的比例就基本维持在50:50了,这称为第三性别比。所以,如果没有特别的社会原因,如战争、饥荒或大规模的迁徙人口等,男女之间寻找配偶是不存在空缺问题的。当然,这里是指较大范围的社会人群来讲的,而不是指某一个狭小的地区。

由于我国几千年来传统的"重男轻女"封建思想的影响，导致许多人愿意生男孩。"不孝有三，无后为大"，只把男孩看作能传宗接代的家庭后代，实在是不妥的。而我国的人口性别比例本来就略高一些，1982年男性和女性的比例是108.5∶100，1990年为111.3∶100，2000年为106.7∶100，2010年第六次人口普查时为105.2∶100。如果人们采取一些办法，进一步人为地增高这个比例，就势必影响和贻害我们的子孙后代。据有关资料显示，因男女比例失衡，到2020年，全国将有三四千万处于婚育年龄的男青年无妻可娶，这对我国未来经济、社会健康协调发展带来的隐忧不得不引起人们的高度关注。有些国家，如苏联和日本，由于战争的影响，致使战后数十年，性别比例仍然没有恢复到正常，男子的数目明显地少于女性，女性选择配偶的余地因此大为缩小和困难，进而出现许多社会问题。所以，我们应该保持而不是去人为地破坏生男生女的自然规律。这对于社会的稳定、民族的昌盛和人民的幸福都是十分重要的。

我国法律规定"禁止利用超声波技术和其他技术手段进行非医学需要的胎儿性别鉴定或者进行非医学需要的选择性别的人工终止妊娠"。但对于有遗传性疾患家族史的孕妇来说，由于往往容易"重蹈复辙"，因此医学需要的胎儿性别鉴定是产前诊断的一项重要内容。目前较流行的办法是在妊娠的中期（4个月左右）施行羊水穿刺法，方法是：向羊膜腔内穿刺并抽出羊水，由于羊水中混杂有胎儿体内脱落的细胞，取出来后进行特殊培养，然后在显微镜下观察。如果染色体的组成是XX配对，这胎儿就是女性；若染色体的组成是XY配对，胎儿即为男性。这种诊断是十分准确可靠的。此外，还有人在开辟新的更为方便的途径，例如从孕妇的血液或尿液中寻找判断的方法。

第二节 受孕的最佳年龄

一、适宜的生育年龄

"男大当婚，女大当嫁"，我国婚姻法规定结婚年龄男不得早于22周岁，女不得早于20周岁，晚婚、晚育应予鼓励。虽然女子的结婚年龄规定下限在20周岁，但并不意味着20岁是最适宜的生育年龄。理想的生育年龄应从女性的生理发育特点、产科生理、妇婴健康、婚后生活、学习和工作、经济与精力、控制人口及优生优育等诸方面综合考虑，女性生育的最佳年龄为24～29岁，男性生育的最佳年龄为25～30岁。道理有三：一是从女性的生理发育特点来看，20岁的女子实际上身体并未完全发育成熟。妇女的身高，长到19岁左右停止，此时，骨盆逐渐宽大，臀部开始增宽，为以后顺利孕育和分娩创造条件。而骨骼的钙化一般要到23岁左右才能完成。因此，24～29岁生育最为合适。妇女生育太早或太迟对妇女和婴儿的健康都不利。二是青年人是人生中学习工作精力最充沛、思维最活跃、接受能力最强的时期，青年人应抓紧这大好时机，努力学习、积极工作，为国家建设事业作贡献。所以青年人参加工作后先工作几年，特别是女青年在工作几年后再结婚，婚后二三年再生育，这不仅有利于学习、工作，在经济上也有一定的基础，在精力上也不至于过分紧张，对孩子能进行良好的教养，有利于孩子的成长发育。三是提倡晚婚晚育符合国家人口控制政策。青年妇女20岁开始生育，100年内要生5代人，如果25岁才生育，100年内可减少1代人，这对国计民生有极大好处。

二、低龄孕妇的危害

我国《婚姻法》规定结婚年龄女不得早于 20 周岁,这是很有道理的。因为结婚以后,紧接着就是生育问题,如果一个不满 20 岁的妇女怀孕分娩,显然年龄过小,会出现以下问题:

1. 难产率高 孕妇年龄过小,身高、骨盆仍处于发育增长阶段,发育不完善的骨盆尚不具备女性骨盆的特点,各平面径线也偏小,分娩时骨产道阻力较大,可使产程延长,难产和手术产机会增多,母婴都易受到损害。

2. 胎儿发育不良及死胎率增高 孕妇年龄过小时,生殖器官的发育尚不十分完善,子宫的血液供应不够丰富,孕妇自身发育需要和胎儿竞争营养;加之,由于年龄较小,自我控制能力较差,日常生活起居不定时,饮食不周到,这些都会使胎儿得不到足够的营养而易致发育不良,体重过低,甚至胎死宫内。据国外统计,25~29 岁孕妇死胎率为 7.7%,而 15~19 岁者为 10%。母亲怀孕年龄≤20 岁生产低出生体重儿的危险性是对照组的 4.7 倍。

3. 妊娠合并症多 据统计,年龄小的孕妇子痫、胎盘早剥等妊娠合并症的发生率高于其他人群。子痫是妊娠高血压综合征的严重阶段,虽然目前关于此症的病因尚属不明,但一致认为其发病与子宫胎盘缺血有关。孕妇年龄过小,子宫的神经、肌肉、血管尚未充分发育,易于导致子宫胎盘缺血,诱发本症。如在此基础上再发生螺旋动脉栓塞、蜕膜坏死、胎盘后出血,则可致胎盘早期剥离。

4. 婴儿死亡率增高 孕妇年龄过小,思想不够成熟,生活经验差,考虑问题不够全面,甚至经济上还不能独立,都会影响到婴儿的健康成长,使婴儿的罹病率和死亡率增高。

三、高龄孕妇的危害

强调晚育并不意味着越晚越好,妇女生育一般不要超过 30 岁,更不要超过 35 岁。医学上把 35 岁以上的孕妇称为"高龄孕妇"。高龄妇女妊娠,会有一系列的问题,要担一定的风险,首先最突出的问题是先天痴呆儿和某些先天畸形儿的发生与高龄妊娠有密切关系。以最常见的"先天愚型"为例,国内外统计资料表明,35 岁以下的孕妇中发生率为 1/800 以下,35~39 岁孕妇中发生率为 1/250,40~44 岁孕妇中发生率为 1/100,45 岁以上孕妇中发生率为 1/50。

为什么高龄孕妇容易生痴呆儿、畸形儿呢?医学研究表明,高龄孕妇的卵子容易发生"老化"现象。大家知道,女性的生殖细胞——卵子在胚胎期就已形成,出生后数目不再增加,青春期后每月成熟一个并排出。卵细胞在发育、成熟过程中要进行一次"减数分裂",即细胞内成对染色体两两分开,由 23 对变成 23 条。育龄妇女年龄越大,卵巢中的卵子越容易衰退,卵子在卵巢中贮存时间越长,接受感染、放射线等有害因素影响的机会就越多,这些都会增加染色体的突变机会,特别容易引起"减数分裂"过程中的"染色体不分离"现象。若某对染色体有 3 条,这种胎儿医学上称为"三体儿",常见的"先天愚型"痴呆儿,就是多一条 21 号染色体,称为"21三体",还有"13 三体"、"18 三体"等。这些染色体异常儿都会患有先天痴呆症,并有多种畸形,终生不能治愈,成为社会和家庭的沉重负担。

其次,高龄孕妇机体反应性差、器官功能不活跃、血管弹性降低,妊娠期患各种合并症的机会增加,如高血压、糖尿病等,不仅影响胎儿质量,对母亲健康亦很不利。分娩时,由于高龄妇女的骨盆、韧带及会阴肌肉弹性降低,会使产程延长,难产、手术产的机会也增多,并且与年龄有关的子宫内环境的改变对胎儿神经系统的影响也不可忽视,致使新生儿患合并症的机会也增加。

另外,高龄妇女的体力、精力不充沛,不能及时提供给孩子所需要的各种刺激,如视、听、嗅、触觉训练,精细运动、粗大运动的训练,语言交流,社会交往,视-动整合训练等。

有人分析,假如对 35 岁以上的孕妇都进行产前诊断,并对确诊为先天愚型的患儿终止妊娠,则先天愚型患者的总数可减少 30%～40%,如果 40 岁以上的妇女都不生育,则先天愚型儿的出生率可降低 10 倍。因此,为阻止各种先天痴呆儿、先天畸形儿出生,高龄孕妇应到产前咨询门诊接受胎儿宫内诊断,一旦发现胎儿异常,立即进行选择性流产,这将免除不少家庭的经济和精神负担,并将有益于提高国家的人口素质。

第三节　受孕的最佳季节

生育是人的本能,如果你希望生一个健康聪明的宝宝,在受孕季节上要有所选择,要知道,并不是什么时候受孕都合适。科学工作者通过对 1 万名世界名人受孕时间的调查,发现大多数是在 4～6 月份,也有人对 4 万名大学生做过调查,得出了同样的结论。这是因为在此月份受孕有以下两个有利因素:

1. 春天是春暖花开、万物更新的季节,气候转暖,景色宜人,男女双方都精神饱满、生机勃勃。这时候,精子、卵细胞的发育最好;孕妇心情舒畅,即使发生妊娠反应,也容易顺利渡过。

2. 4～6 月份之后的 3 个月是胎儿大脑和神经系统形成的时期。这个时候正好是金秋季节,秋高气爽,给孕妇带来精神上的愉快,而且有品种齐全、数量丰富的蔬菜和水果,使孕妇和胎儿得到足够的无机盐和维生素;且整个妊娠期都能得到良好的日照,亦有利于胎儿骨骼的生长和发育。一般说来,冬末春初受孕对孕妇及胎儿都不利,这是因为许多病毒性疾病发生在冬末春初,像风疹、流感、腮腺炎等,很容易造成胎儿畸形。而且冬季受孕,生孩子时,天气太热会给孕妇的休养带来许多不便。其次,在盛夏季节最好不要怀孕,酷暑高温,孕妇妊娠反应重,食欲不佳,蛋白质及各种营养摄入量减少,机体消耗量大,会影响胎儿大脑的发育。由于我国南北方气候的差异,南方受孕季节适当提前,北方可适当推后。对于不同的地区,因不同的生育环境也会对生育有着很大的影响,比如在美国 7 月和 8 月两个月份是生育的高峰时段,可能主要是受这个时间的气候条件的影响。而在寒带很多地区,冬天出生的孩子则比较少。

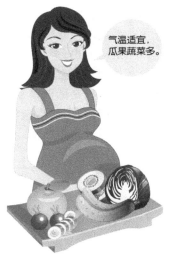

气温适宜,瓜果蔬菜多。

优生学家认为,满月和雷雨天不宜受孕。因为,阴历每月 14～16 日,月亮处于圆月阶段,对地球上的生物影响最大,容易使人产生情绪波动,影响人类精子、卵细胞的发育成熟。而在雷雨天,由于雷电可产生极强的 X 射线,能引起生殖细胞染色体的畸变。如果发育不成熟或有畸变的精卵结合,会导致畸形儿、低智能儿的出生。

第四节　生物钟与受孕

　　科学家研究发现,每种生物,包括人类在内,其行为和生理功能都具有一定的节律,即时间性或时间属性,由于其类似"钟"的特点,因此称之为"生物钟"。掌握和利用"生物钟",对于人类的活动有很重要的作用。因此也有很多人设想将"生物钟"运用于人类生殖活动中,使夫妇双方在体力、智力和情绪的最佳时期受孕,实现优生的目的。

　　目前人们常说的生物钟有日生物钟、月生物钟和年生物钟。

　　日生物钟即日节律,是与地球自转相吻合的生物钟,其周期为 24 小时。其内容是指人的生理现象和功能状态在一天之内的变化,早 7 时至 10 时功能状态呈上升趋势;下午 4 时左右较平缓,并处于白天之中的最低功能状态时刻;下午 5 时以后功能再度上升,晚 11 时以后又急剧下降。有人认为晚 9～10 时是同房受孕的好时机。

　　月生物钟即月节律,与月亮围绕地球运行的周期相适应,平均为 29.5 日。根据研究资料显示,农历每月初一、十五、初七、初八及二十一或二十三,是人类容易出现较大事故的日子,如重大暴力案件、交通事故等。推测可能与人脑电磁波与环绕地球的磁场产生共振,使大脑功能紊乱,判断力下降有关。人的体力、智力和情绪节律都具有近乎一个月为周期的变化,有高潮期,也有低潮期。处于高潮期时,精力充沛,思维敏捷,注意力集中;处于低潮期时则耐力下降,易于疲劳,情绪不稳或低落,记忆减退和精神不集中,很容易出差错。如果双方的生物钟均运行在高潮期时受孕,可能会促进优生。

　　年生物钟也称年节律。人的年生物钟表现为夏天朝气蓬勃,冬季精神萎靡,易于疲劳。许多少女月经初潮发生在秋天;儿童骨骼发育在夏天最快,冬天最慢。凡此种种说明人的一些功能和生理状态是随四季变化而波动的。

　　可以相信,人的生殖活动也受这些生物钟的影响,旺盛的精力、高涨的情绪、最佳的生理状态必定会促进生殖功能。

第五节　受孕的最佳时机

　　生儿育女,对一个小家庭来说是一件大事,要想生一个健康、聪明的孩子,选择好受孕时间,是优生的关键。因此,在决定怀孕之前,应综合考虑以下因素。

一、综合考虑的因素

　　1. 身体健康状况　一个优良的后代需要有良好的种子为基础,要获得优良的受精卵,前提条件是必须有优良的精子和卵细胞做保障,只有当男女双方身体健康时才会产生优良的精子或卵细胞。妇女怀孕后,由于体内的生理改变导致新陈代谢增加,如果身体有病就难以承受妊娠的"超重负荷",在怀孕之前,最好女方先进行一次全面的身体检查,当患有慢性疾病,如心脏病、高血压、糖尿病、肝炎、肾炎、急慢性传染病等,都不宜怀孕,应当先进行必要的治疗,待疾病得到控制,身体能够胜任妊娠负担时,或疾病不至于传给后代时再受孕。否则,妊娠合并症常常可导致胎儿死亡或使孩子生后体质不好,同时对母体健康产生不良影响。当男方大病初愈后,最好等待一段时间,待身体壮实后再考虑要孩子。

2. **心理、精神状况**　心理健康不可忽视,精神状态也会影响胎儿的质量。如受到较重的精神刺激,情绪不佳、忧郁,夫妻间不和等,在这种心理状态下,不宜怀孕。一定要待心理问题解决之后,心情愉快、家庭和睦的情况下再考虑怀孕。

3. **工作和学习情况**　最好把妊娠期安排在双方工作或学习都不很紧张的时期,尤其要考虑到女方的工作或学习情况。如果在妊娠期需要应付考试、出差或出国等任务,则不宜怀孕,因为工作或学习紧张可造成思想上的压力。孕妇如长期精神焦虑不安,会影响胎儿的正常生长发育。女方接触对胎儿有害的物质,如放射线、铅、镉等,应在与有毒物质隔离3~6个月后再受孕。

4. **尽量避免"床上喜"**　即结婚当月就怀孕。新婚阶段,因为操办婚事常使男女双方身心疲惫,接触烟酒机会较多,且婚后不久,性生活尚未达到完美和谐,如婚后随即受孕,常会影响孕妇的健康和胎儿的发育。一般认为最好延缓到婚后3~6个月受孕比较适当,因为经过几个月的婚后生活,新婚阶段的疲劳已恢复,工作和家务已安排就绪,性生活也有了规律,夫妻双方在各方面也能互相适应,此时健康状态良好,就可以考虑计划受孕。此外,也应避免旅行中受孕,旅行中除身体疲劳外,卫生也不能保证,并且旅行过程中常常饮食失调饥饱无常,营养偏缺不匀,睡眠不足,使大脑皮质经常处于兴奋状态。加上旅途颠簸,可影响孕卵生长或引起子宫收缩,易导致流产或先兆流产。

5. **家庭经济状况**　在怀孕期间和孩子出生后的花费必然增多,所以最好在有一定积蓄后再安排生育。

6. **选择适宜的性交时间**　人的脑细胞和体细胞最活跃的时刻是人经过充足睡眠再醒来之后3小时,精子和卵子也是这样的。所以性交应在睡眠后3小时,男女双方均感到情绪良好、精力充沛时进行,并应注意严禁酒后受孕。

二、受孕前的准备

为了使将来的宝宝健康聪明,受孕前要做一些必要的准备,选择一个双方精力、体力都比较充沛的时候受孕,这样可以在一定程度上避免出生缺陷的发生。

1. **受孕前思想准备**　做好孕前思想准备,可以使女方在怀孕后不至于惊慌失措,无所适从。怀孕的整个过程和分娩期总会遇到一系列的麻烦和问题,如果没有充分的思想准备,就不可能采取有效的措施来保证孕妇和胎儿的身心健康。思想准备包括:

(1)知识准备。了解受孕的基础知识,遗传的奥秘,有关妊娠过程的基本知识以及胎教的内容和方法等,为优生胎教、科学育儿做好知识准备。

(2)心理准备。怀孕前对妊娠过程有个详细的了解,对妊娠各个阶段可能会出现的问题有充分的估计,做好应付各种问题的精神准备。例如,妊娠早期会出现各种各样的妊娠反应,不妨把自己的妊娠反应想象得重一些,以良好的心理承受力来迎接妊娠中的第一道难关。

(3)经济预算。在怀孕前最好对妊娠过程中的花费以及孩子出生一年之内的花费作一个较为实际的预算。孕妇的营养开支,专门的孕妇服装,坐月子的吃喝,孩子的用具、玩具,孩子的吃喝,是否要请保姆等等,都应事先考虑。如果考虑不周,难免会出现怀孕后入不敷出的窘境。

2.增强体质,防止感染 未来的母亲应坚持锻炼身体,保持良好的健康状况,以便有力地抵御感冒、风疹等病毒侵袭,从而避免病毒等病原体感染,造成胎儿畸形。但是必须指出,未来母亲的体育活动应适量,避免参加剧烈的运动竞赛,因为激动、紧张的竞技心理状态,影响生理功能的平衡,如果必须参加时,应推迟受孕。计划受孕最好在男女双方都处于体质健壮、精神饱满的条件下进行。所以在传染病尚未康复,心、肺、肝、肾等重要脏器功能不佳,生殖器异常尚未矫治或性病未彻底治愈等情况下,更应暂缓受孕,特别是女方,妊娠会使病情加重,疾病又可能增加妊娠和分娩的并发症,对胎儿发育也不利,而且在患病期间,大多数需要使用药物,有的药物可对胎儿发育产生不良影响。

3.合理调配膳食,加强营养 妊娠早期胚胎所需要的营养,是直接从子宫内膜储存的养料中得到的,所以孕前的营养很重要。为了在孕前调养好身体,应该合理地调配膳食,吃各种含营养素较多的食物,如肉类、豆制品、蔬菜和水果等。近年的研究证明,孕前及孕初服用叶酸,可降低胎儿神经管畸形的发病率。因此,孕前应多食含叶酸丰富的食物如肝、肾、蛋等动物性食品和菠菜、芹菜、橘子等蔬菜、水果或在医生的指导下加服叶酸片。

4.避免不利因素的干扰 外界环境中的某些不良刺激往往会影响精子、卵子的发育成熟,降低精子、卵子的质量。所以在计划受孕前,应尽力排除以下几种不利因素的干扰,创造一种良好的受孕氛围:

(1)烟酒危害。烟酒对生殖细胞和胚胎发育的不良影响已被公认。烟草中含有尼古丁、一氧化碳、烟焦油等多种有毒物质,尼古丁和一氧化碳可减少血液携氧能力和引起血管收缩,烟中的镉可降低胎盘对锌的转运。丈夫嗜烟成癖对于后代的影响是显而易见的,可使精子活动力明显下降,畸形率升高,影响精子的质量。孕妇吸烟或被动吸烟,可使子宫及胎盘血管收缩,影响胎儿发育,导致胎儿宫内发育迟缓,造成出生体重过低、大脑发育迟缓、先天性心脏病等,而且流产、死胎、早产、新生儿死亡的发生机会增加。

酒精对生殖细胞发育的危害,常表现为胎儿发育迟缓、智力低下。所谓"星期日婴儿病"就是指假日狂饮后孕育的低能儿。孕妇饮酒过量会增加胎儿患"酒精综合征"的机会,可表现为体重过低、面部和小头畸形,并影响胎儿神经系统的发育,甚至造成严重畸形、智力迟钝等。

(2)理化刺激。在工作或生活的周围环境中,某些理化因素会影响受孕的质量,如高温环境可使男性精子减少,活动力降低,畸形增多;电离辐射具有很强的穿透能力和电离作用,大剂量可以引起胎儿死亡;剂量较小时可以引起组织损伤;即使剂量很小,有时也可以影响机体发育、引起染色体畸变或基因突变,导致胎儿畸形。最典型的是1945年8月美国在日本广岛、长崎投下的原子弹,爆炸时发射出强烈辐射。受辐射孕妇生出了小头畸形、智力低下的婴儿,甚至受辐射的婴儿、儿童患白血病、甲状腺癌、乳腺癌等的发病率也增高。有些化学物质如铅、汞、镉、砷等金属,苯、甲苯、二甲苯等有机溶剂,氯代烯、苯乙烯等高分子化合物的单体,某些农药等有害于妊娠的发展和胎儿的发育,应当在受孕前尽可能避免接触。

(3)病原体感染。迄今已知有10多种病毒能通过胎盘危害胎儿,可引起死胎、早产、胎儿发育迟缓、智力障碍或畸形。明确有致畸作用的有风疹病毒、巨细胞病毒、单纯疱疹病毒、流感病毒等,其中以风疹病毒危害最大。早孕期间,如感染风疹病毒,可造成胎儿先天性白内障、先天性心脏病、神经性耳聋等严重后果。1940年澳大利亚风疹大流行及1964年美国风疹大流行造成大批畸形儿出生已证实孕妇感染风疹病毒可致畸。注射风疹疫苗是一种有效的免疫接种,但在受孕前3个月内及受孕期间应禁止注射。

弓形虫病原体是一种流行很广的人畜共患疾病,可累及人体多数器官。但如果孕妇得病,约有 40% 的机会传播给胎儿,可造成流产、畸形或严重神经系统损害。在孕早期、中期、晚期发生感染时胎儿受感染发病率分别是 17%、25%、65%。早期受感染率低,但后果严重,多造成流产和先天畸形。弓形虫病原体存在于狗、猫、鸟、鸽子等动物粪便及其他排泄物中,借动物作为媒介传染给人。故在受孕前即应停止接触猫、狗及其他家畜,如果与小动物接触较多,一定要告诉医生,通过临床检测进行确诊。不吃未煮熟的鱼、肉,接触生肉后要洗净双手和用具。

患梅毒的孕妇可通过胎盘血液传染给胎儿,患了梅毒的胎儿出生后,发育缓慢,似消瘦小老头,肝脾肿大。神经梅毒,则有智力发育迟缓、麻痹性痴呆及脊髓痨,还可造成心血管梅毒,使心脏发生畸形和损伤。患艾滋病的孕妇不论产前、产时和产后,都可以传染给胎儿和新生儿。其他的如淋病等均可影响胎儿的发育。因此,患有性病的妇女应进行积极彻底的治疗,最好短期内不要受孕。

(4)药物致畸。由于治疗疾病或避孕等需要,正在应用某些可能有害于受孕的药物,或虽已停用但其作用消失之前,均应避免受孕。女方直接承担孕育后代的重任,更应重视用药问题;有些药物如利血平、马利兰等还有影响精子发育的作用,男方也应注意。

(5)环境因素。国内外大量医学研究表明,环境优劣可直接影响胎儿质量。医学家和心理学家认为,孕妇应避免高温与噪音影响。澳大利亚新南威尔斯大学和悉尼大学联合研究小组指出,孕妇体内温度升高超过 2℃,就会伤害胎儿的脑组织,造成初生婴儿思维迟钝等;妇女在妊娠早期洗蒸汽浴、打球、长跑或高温环境下作业等,都会使体温上升,造成胎儿脑细胞受热死亡。心理学家通过实验研究发现,孕妇在噪音环境下容易引起情绪紧张、烦躁,致使体内肾上腺皮质激素分泌增多,随着血液循环通过胎盘进入胎儿体内,引起胎儿唇裂、腭裂等畸形。同时,孕妇因受噪音影响而情绪紧张烦躁,也会使胎动比正常增加数倍。长时间的胎儿超量活动,可使子宫血液循环受阻,因缺血、缺氧而造成胎儿宫内窘迫,不利于胎儿健康地生长发育,并易发生神经系统后遗症。因此,孕妇应有一个优美、舒适的工作与生活环境。

(6)男方暂不要穿牛仔裤。优生不只是女方的事,国外研究人员发现男子穿牛仔裤,会把睾丸压向腹股沟而增温,造成生精功能减退。因此,准备做父亲的人最好暂时不要穿牛仔裤。总之,理想的计划受孕,必须具备良好的身心健康状态、融洽的夫妻感情、和谐的两性关系、安全舒适的周围环境。

三、特殊妇女的择时受孕

母体是孕育新生命的小环境,其健康状况和生活方式将会对新生命发生直接的影响。对于特殊情况的育龄妇女,更应注意以下几点:

1.服避孕药者 避孕药的主要成分是雌激素和孕激素,这些性激素可干扰胎儿特别是性器官的正常发育,避孕药半衰期较长,排泄缓慢,比如服用一个月避孕药,要使其完全排出体外约需要半年时间。因此,为了确保胎儿安全,长期口服避孕药后一般要在停药后 6~8 个月再受孕为佳。

2.X光照射者 X 射线具有很强的穿透力,当其进入人体后会产生各种不同影响。微强度经常照射能引起组织损伤、基因突变;高强度照射可能导致卵细胞染色体断裂,致胎儿多发性畸形和智力障碍。因此,新婚女性或育龄妇女平时应尽量少做 X 射线检查,特别是长期接触放射线的女性,除了要求做好日常防护外,怀孕期间最好及时调离放射环境。一般来讲,刚照过 X 射线的妇女(尤其是腹下部的照射),需在 4 周后受孕较为安全。

3.嗜酒者 酒精是生殖细胞的大敌,已受酒精损害的卵细胞不会立即随酒精代谢而消失,它仍可与精子结合形成受精卵,以致出现畸形胎儿。酒精代谢物通常在停饮后 2～3 天即可排尽,但一个卵细胞至少要在体内停留 14 天以上,因此,为增加安全性应安排在完全戒酒后 1 个月以上受孕。

4. 吸烟者 近年来,年轻女性烟民不断增加。烟草中化合物可对人体造成危害,尼古丁、氰化物和一氧化碳等,可引起卵细胞遗传物质的改变,这种异常的卵细胞受精而成的胎儿,自然质量低下。另外,男方吸烟可使精子数目减少,精子活动能力减弱,畸形比例增加,同样不利于孕育一个优质的胎儿。因此,男女双方在准备受孕前 3 个月就应开始戒烟,以利优生。

5. 放环者 避孕环取出后,需待子宫内膜在组织上和功能上完全恢复,月经正常来潮 2～3 次,表现为月经期和月经量、月经色状均基本正常,生殖系统无炎性病变再考虑怀孕为好。这时的子宫内膜恢复了孕育胎儿的能力,故发生流产等危险的可能性大大减少。

6. 流产者 流产可使子宫等器官因突遭打击而受到不同程度的损伤,机体需要一定时间的重新调整,才能承担受孕的重任。这个时间至少需要 1 年。早产者也一样,在不到 1 年的时间内不宜再次受孕。还要注意,如为葡萄胎流产者,按完全性葡萄胎术后追踪观察规定则要在 3 年以后方可再孕。

7. 预防接种者 预防接种(俗称"打预防针"),是达到预防相应传染病最安全、最简便、最有效的一种方法。常用的活疫苗如风疹疫苗,可致胎儿畸形;其他活疫苗如甲肝、麻疹、流感等疫苗,也可通过胎盘进入胎儿体内,影响胎儿的生长发育。因此,育龄妇女接种这类活疫苗后至少要待 1～2 个月后受孕为宜。至于用化学或物理方法杀死的微生物制成的疫苗,如乙肝疫苗、狂犬疫苗、乙脑疫苗等,则无碍于受孕。

8. 患病者 疾病与某些药物均可对胎儿产生不利影响,所以患病期间忌受孕。以肺结核为例,患者一旦受孕,不仅会加重病情,而且可感染胎盘而危及胎儿,同时,抗结核药物对胎儿成长发育也有一定影响,如产生先天性耳聋或畸形等。因此,孕前查出有肺结核者,应暂缓怀孕,并积极治疗,只有在临床检查各项指标正常或稳定 1 年以上,方可考虑受孕。患有其他重要脏器慢性疾病,如心脏病、肾炎、肝炎、糖尿病、甲亢、哮喘等,应积极治疗,视脏器功能情况征求医生的意见酌情妊娠;盆腔、腹腔、乳腺、甲状腺等部位有良性肿瘤者,应酌情治疗或适时手术,以免孕期加重难以处理;亚急性或慢性经常发作的阑尾炎也应孕前治疗,以免孕期发作时用药、手术可能的影响或造成流产。

9. 接触毒物者 接触农药、杀虫剂、二氧化硫、二硫化碳、铜、镉、汞、锌等有害物质过久,体内残留量一般都要在停止接触后 6 个月～1 年以上才基本消除,此间不宜受孕,否则易导致胎儿畸形。

四、成功的受孕

据统计,婚后不采取任何避孕措施的夫妇,在不长时间内均能怀孕,其中 60% 夫妇在婚后 6 个月内怀孕,在 9 个月内怀孕的占 80%,85%～90% 在一年内怀孕,大约有 4% 的夫妇在婚后第二年怀孕。但确实有一部分夫妇婚后一直未孕,而这些未孕夫妇可能是由男女双方的疾病所引起,女方可能有的疾病如先天性卵巢发育不全、子宫病变、内分泌代谢疾病(甲亢或甲减等)、垂体肿瘤等引起卵巢功能紊乱及生殖系统的炎症感染等。男方可能有的疾病如精索静脉曲张、隐睾、慢性消耗性疾病(如肝炎、肾炎等)、睾丸、前列腺炎症等。如果是由于疾病所造成的不孕,那么男女双方应以积极的态度治疗疾病为主。但更为常见的是,一些未受孕夫妇是由于男女双方缺乏性生活的知识,或由于夫妇双方因长期不孕过分焦虑而造成的精神紧张等。

要使受孕成功首先必须具备四个条件：①要有排卵功能及健全的卵子；②要有排精功能及成熟健康的精子；③卵子和精子必须有机会相遇，而且两者经过的道路必须畅通无阻；④精子和卵子会合后的受精卵要按时回到子宫腔，植入于子宫内膜，在那里生长发育。在排除了男女双方疾病的情况下，不妨同时采取一些有效措施。

1. 消除紧张情绪　由于男女双方过度紧张，担忧可能影响受孕，所以要情绪稳定、心态平衡、顺其自然，不能急于求成。有的夫妇，经各方检查没有疾病，泰然处之，进行正常的性生活，不久则怀孕了。

2. 合理的性生活　性生活的安排应在排卵期间进行，因为卵子排出后一般能存活 $12\sim24$ 小时，精子在女性生殖道内通常只生存 $1\sim3$ 天，最多为 5 天。因此，一般从排卵前 3 天至排卵后 1 天最容易受孕，称为"易孕阶段"，选择"易孕阶段"性交才有可能使计划受孕成功。平时应节制性生活，保持一次射精时有较多的精子数量，性交时体位要合适，使健康的精子能进入子宫内，进而到达输卵管与卵子结合而受孕。

常用计算"易孕阶段"的方法有三种。

(1)日程推算法。大部分妇女排卵发生于下次月经来潮前 $12\sim16$ 天（平均 14 天）。日程推算法是根据以往 12 个月以上的月经周期记录，推算出目前周期中的"易孕期"和"不易受孕期"。以下公式可供参考：

以往最短周期天数 -19：排卵前"不易受孕期"的末一天。次日即为"易孕期"开始。

以往最长周期天数 -10：排卵后"易孕期"的末一天。

这样，就可算出"易孕期"的具体日期。但单独使用日程推算法并不十分可靠，因为排卵日期可受环境、情绪、患病或某些药物等因素影响而发生变化，而且月经周期过长、过短或不规则者不适宜用此法。

(2)基础体温测量法。受体内孕激素的影响，正常妇女基础体温在月经周期中呈周期性变化，一般在月经过后体温维持在较低水平，排卵后体温开始上升，维持到下次月经来潮前。一般排卵发生在基础体温上升前一天或由低向高上升的过程中，在温度处于升高水平的 3 天内为"易孕期"，从第 4 天起直至下次月经来潮前即为"不易受孕期"。体温升高幅度一般应为 $0.3\sim0.5\,^{\circ}\!\mathrm{C}$。若上升呈阶梯式，则必须连续 3 天都高于 6 天平均体温 $0.2\,^{\circ}\!\mathrm{C}$ 以上。基础体温的升高提示排卵已经发生，但这种方法不能预测排卵。

怎样测试基础体温呢？在睡眠 $6\sim8$ 小时之后，清醒状态下，不起床、不饮水、不进食、不说话、不做任何动作，即用口表测试体温，然后将读数记录于基础体温单内。每日测记，不得中断。

(3)宫颈黏液观察法。受卵巢分泌的性激素影响，妇女宫颈黏液的性状会随着月经周期中性激素水平的变化而有所变化，雌激素水平较低的月经期前后，黏液比较稠厚，而且量少，甚至毫无黏液，阴部感觉干燥。接近月经周期的中期，当雌激素水平逐步升高时，黏液会随之增多，越来越薄，越接近排卵期，越变得清澈透亮，状似蛋清，并且富于弹性，拉丝度高（图 8-1），阴部滑润感最明显。在出现这种黏液的最后一天称为"高峰日"，其后 48 小时之间会发生排卵，这种排卵期的宫颈黏液对受孕最有利，能对精子起到保护、营养、增强、引导穿透等作用。出现阴部湿润感的阶段可认为"易孕期"。妇女凭自身阴部的湿润度，可自行观察黏液性状变化，从而掌握本人的排卵规律，选择排卵前的"湿润期"至"高峰期"后 3 天内性交，有利于计划受孕的成功。

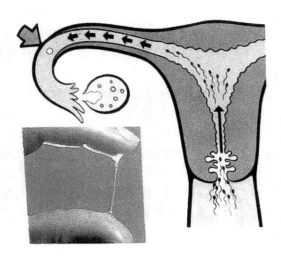

图 8-1　宫颈黏液观察

　　以上三种方法都具有安全、简便、经济、有效的优点,但必须在夫妻双方密切配合下才能增加成功的机会。

（杨最素）

第九章
孕期保健与优生

第一节　孕期营养

一、孕期营养与胎儿生长发育

营养是保证胎儿正常生长发育的物质基础,孕母营养是胎儿营养的来源。科研证明,孕期营养不仅影响胎儿的正常发育,也关系到出生后婴幼儿的体质和智力。因此,孕期的饮食营养,对优生有十分重要的意义。孕期的饮食应根据其营养特点进行安排。

(一)孕期及胎儿需要的营养素

孕母与胎儿生长发育需要蛋白质、脂肪、碳水化合物、维生素和矿物质等营养素。胎儿发育必需的氨基酸、脂肪酸、各种维生素、无机盐及微量元素等,都需要从体外摄入而不能在体内制造和互相转换。胎儿发育期间所需的全部营养都是通过胎盘由母亲的血液循环来运输完成的。

从受孕开始,孕妇既要维持自身的营养需要,又要保证胎儿的生长发育,其体内代谢水平较孕前明显增高。孕妇如果营养不足,胎儿发育会受到障碍,不仅体格发育迟缓,还会引起胎儿大脑发育不良,日后小儿的智力受到影响;孕妇如果缺乏蛋白质、铁、维生素等,容易发生缺铁性贫血或巨幼红细胞贫血,影响胎儿发育,甚至流产、早产、死胎等。同时,孕妇会因营养不良而抵抗力下降,极易感染病毒、细菌,患感染性疾病,影响胎儿的正常发育。

(二)孕期营养应充足

受精卵在母体子宫内经过 266 天,出生时增长至 3000g 左右的胎儿,需要大量的营养。同时,母体的子宫、胎盘等也随着怀孕发育而增大;母体的新陈代谢、消化功能都增强,这些变化也需要大量的营养。

如果孕妇在孕期不注意增加营养或偏食,会造成胎儿先天不足,使胎儿发育迟缓或异常,也会损害孕妇的身体健康。因此,孕妇的饮食宜多样化,才能营养全面。

在妊娠的头 3 个月,胚胎的变化主要是分化发育,所需要的营养有限。妊娠 4 个月后,胎儿生长发育加快,所需要的各种营养量也增加,应及时增加各种营养丰富的食物。因此,在妊娠的中、后期,尤其应重视营养的摄入,为胎儿的快速生长提供全面、丰富的营养。

孕妇每天膳食应包括以下食物:

主食:400～500g(大米、面粉或各种谷类、薯类食品)。

副食:(1)鱼、肝、肉类100～150g。

(2)鸡蛋或鸭蛋1～2个。

(3)豆类及其制品100～150g。

(4)新鲜蔬菜400～500g,最好有一半是绿叶蔬菜,如菠菜、油菜、小白菜等,其他如芹菜、胡萝卜等。

(5)新鲜水果100～150g,如橙、苹果、梨、香蕉、西瓜等。

(6)鲜牛奶250ml,或奶粉、豆浆等。

主食和副食不可偏废。主食是人体热能的主要来源。谷类含碳水化合物较多,约70%,还有8%～15%的蛋白质,约2%的脂肪,1.3%～3%的无机盐。谷类的外胚层和胚芽中,含有丰富的维生素B、维生素E和无机盐。薯类含碳水化合物20%左右,蛋白质1%～2%,脂肪0.2%,红薯中还含有一定量的胡萝卜素。土豆中含有少量维生素C,其他维生素和无机盐含量较少。

副食包括肉、蛋、奶、蔬菜和水果等。大豆及其制品含有碳水化合物20%～30%,蛋白质35%～40%,脂肪15%～20%,并有丰富的钙、磷、铁及维生素B,是很好的营养素来源。肉类(包括鱼类、畜类、禽类)、蛋及奶都能提供优质蛋白质、无机盐和维生素。蔬菜和水果是粗纤维、维生素C、胡萝卜素及维生素E的重要来源,也含有丰富的无机盐。硬果类是脂肪、蛋白质、铁、钙的来源,有的还含有维生素B_1和B_2。食用菌类及木耳是钙和铁的来源,并含有部分蛋白质。妊娠期间主食和副食应合理搭配,使热量、蛋白质、钙、铁等均能满足供给量标准,才能获得合理的营养。在不同地区、季节可以选择不同的肉类、蔬菜、水果等,以满足孕期营养需要。

(三)孕期营养与胎儿的脑发育

1. 孕期营养与胎儿的脑发育　胎儿的大脑发育是胎儿智力发育的基础,而孕期摄入充足的营养物质又是胎儿大脑发育的基本条件。近年来,国内外研究证明,营养不良有阻碍胎儿脑发育的作用,其后果与脑发育的阶段不同有关。

妊娠第10～18周时,胎儿神经细胞开始增殖;到第23周时,大脑皮层的部分结构已成型;第25周起是神经细胞增殖的第二个高峰,也是神经系统发育的完善阶段。胎儿在出生前已形成140亿个神经细胞,细胞增殖基本结束,出生时神经细胞的数目与成人大致相同,出生后不再增加,只是神经细胞体积增大,形成神经纤维的髓鞘和建立突触连接。脑细胞的增殖是一次性完成的,如果在脑细胞发育的关键时期,孕妇发生营养缺乏,可导致胎儿脑细胞数量减少,影响小儿的智力发育,以后也无法弥补。1969年国外学者比较了死于营养不良儿童的脑组织,发现其脑质量、DNA、RNA和蛋白质都低于正常儿童。动物实验证明,在脑细胞发育最快的时期,脑组织质量和神经髓鞘脂质增长迅速,不断产生维持脑功能的重要酶系统,该期对营养不良的反应最敏感。营养不良可致脑组织中的胆固醇、脑糖苷、磷脂乙醇胺等含量减少,髓鞘化进程明显减慢。因此,孕期营养对胎儿的大脑发育非常重要。

2. 促进胎儿智力发育的食物　近年的研究结果表明,孕妇的饮食营养对胎儿的智力发育有明显的影响。人的大脑需要由脂类、蛋白质、碳水化合物、维生素B族、维生素C、维生素E和钙等营养成分构成。充分保证这些营养成分的供应,能在一定程度上促进胎儿脑细胞的发育。因此,含有这几类营养成分的食物为益智食品。

根据我国的国情和膳食习惯,常见的益智食物如下:

主食类:大米、小米、玉米、红小豆、黑豆等。

副食类:核桃、芝麻、黑芝麻、松子、葵花子、杏仁、红枣、黑木耳、金针菜、海带、紫菜、花生、鹌鹑蛋、鸡肉、牛肉、羊肉、葡萄、橘子、苹果、香蕉、猕猴桃、西红柿、胡萝卜等。

孕妇可经常吃一些益智食品,这些益智食物中各种营养成分的含量不相同,如能搭配食用则能互相弥补不足,增加营养含量。

(四)孕期营养与胎儿的体格发育

妊娠 8 周内,是胚胎分化阶段,该期生长速度相对较慢,需要的营养量较少,但对质量要求较高。如果此期缺乏营养,则蛋白质、核酸合成障碍,使细胞分裂、增殖、分化受阻,引起器官的细胞数量减少或畸型,导致器官永久性损害。在妊娠中、后期,胎儿生长加快,出生时达 3000g,体重增加 500 倍。此阶段,需要大量的营养素,如果孕妇营养不足,容易引起胎儿发育不良、早产甚至死胎等。孕妇营养不良对胎儿的影响与营养缺乏持续时间的长短有关,长期营养不良可使胎儿细胞数量、体积及组织成分发生改变,影响胎儿的组织结构,导致功能障碍。据华西医科大学调查,我国 1961—1962 年困难时期与 1964—1965 年期间低出生体重儿的发生率,分别是 9.1％和 3.6％,可见营养不良可导致低出生体重儿的发生率增高。

二、孕期的营养需要

孕妇怀孕后,身体的各个系统、器官增加了孕育胎儿的负担,发生了很大的生理变化,基础代谢率增高,甲状腺功能增强,泌尿系统、消化系统负担加重,以及血容量增多、子宫增大等。而胎儿的变化更大,在 266 天内由单细胞生物发育为胎儿,需要大量的营养素作为物质基础来满足孕妇的热能消耗,保证胎儿的正常发育。

(一)对热能的需要

热能是胎儿生长发育所需要的能源,产生热能的营养素为碳水化合物、脂肪和蛋白质。妊娠期间,孕妇除了要负担胎儿的生长发育外,还要维持本身热能的需要和胎盘以及母体组织增长所需要的能量,热能消耗较孕前增加 15％,所以孕期应增加高热能的食物,否则,容易造成氨基酸充足而热能不足,没利用的氨基酸可形成酮酸,影响胎儿大脑发育。

热能的计算单位在营养学上常用千卡(kcal),1kcal 相当于 1kg 水的温度由 15℃升高到 16℃所需的热能。经过测定,1 克碳水化合物能提供 4.0kcal 热量;1 克脂肪能提供 9.0kcal 热量,1 克蛋白质能提供 4.0kcal 的热量。每日热能有 60％来自碳水化合物,20％来自脂肪,20％来自蛋白质比较合理。食物中的各种谷物、薯类如红薯,以及糖类是碳水化合物的主要来源。食物中的油脂类,部分坚果类如核桃、瓜子、杏仁等是脂肪的重要来源。食物中的肉类、蛋类、鱼类及豆类是蛋白质的主要来源。

碳水化合物又称为糖类,是热能的主要来源。食物中的碳水化合物主要是淀粉,由每天膳食中的米、面粉及番薯等所提供;淀粉是一种多糖,它在小肠被水解为单糖(主要是葡萄糖)后被肠道吸收。

蛋白质在体内主要是构成细胞组织,主要功能不是提供热能。碳水化合物的产热量虽然比脂肪低,但大量摄入无油腻感,既经济又易得,能较快地释放和供给热能,满足机体需要,最后产生二氧化碳和水,容易排出。因此,碳水化合物是胎儿最主要的热能来源。

碳水化合物参与许多生命过程,是构成机体的一种重要物质,它构成糖蛋白、粘蛋白和糖脂,糖蛋白是细胞膜的组成成分之一,粘蛋白是结缔组织的重要成分,糖脂在神经组织中维持其正常功能,参与核酸的构成。体内的脂肪代谢必须有碳水化合物参与,碳水化合物与蛋白质同时摄入,碳水化合物可以增加蛋白质的合成与储存。

碳水化合物是孕妇和胎儿代谢所必需的营养物质,如供给不足,机体就不得不氧化脂肪和蛋白质来代替葡萄糖的作用,造成不利的影响。一般孕妇每天的膳食中,至少应有 $150\sim200g$ 的糖类。

从妊娠后 4 个月起,每天需增加 300kcal 的热能,以满足孕妇的需要。

如孕期进食过度可致孕妇体内脂肪储积,组织弹性减弱,分娩时容易造成滞产或大出血;肥胖孕妇容易发生妊娠中毒症、合并糖尿病、肾炎等,产后恢复较困难。另外,容易出现巨大儿(体重超过 4000g),增加分娩时的困难,易造成难产及颅内出血。

判断孕妇是否营养过剩,可观察其体重的增加程度,一般孕妇孕早期体重增加 $0.75\sim1.5kg$,以后每周增加 $0.4kg$,至足月妊娠时,体重共增加 $12.5kg$ 为宜。

如体重增长过快,应适当限制主食,少吃甜食及脂肪类食品,适当增加活动量,把体重控制在合理的水平线上。在早孕期不要过分进食,一般不吃高热能、低营养的食品等。

(二)对蛋白质的需要

蛋白质是生命的物质基础,是胎儿脑组织生长、发育和代谢不可缺少的营养素。人体的组织、细胞都是由蛋白质组成的。蛋白质的代谢过程还可提供部分机体活动所需要的热能。胎儿在生长发育过程中,需要许多蛋白质来构成机体组织和实行蛋白质的各种功能,尤其是脑的发育,缺少蛋白质会导致胎儿脑发育不良,影响出生后的智力。充足的蛋白质可以预防妊娠毒血症等合并症,调整产褥期的生理过程。要保证摄入充足、优质的蛋白质。

组成蛋白质的基本单位是氨基酸,共有 20 种,其中必须由食物供给的氨基酸称为必需氨基酸,有 8 种,即赖氨酸、苏氨酸、色氨酸、蛋氨酸、苯丙氨酸、缬氨酸、亮氨酸和异亮氨酸。各种必需氨基酸在构成人体组织和细胞的蛋白质中有一定的比例,因此要求食物中的蛋白质所含的必需氨基酸也要有一定比例,否则氨基酸的利用就会受到限制。在食品中,蛋白质营养价值最高的是鱼和奶,它不仅必需氨基酸的构成比例合适,而且接近 100% 可以被身体利用;其次是肉类;第三是植物性的蛋白质。为了孕妇和胎儿很好地利用食物中的蛋白质,孕妇应适当地进食动物蛋白质,如鱼、虾、蛋、奶、鸡肉、猪瘦肉等,以利于胎儿发育。

孕期每天蛋白质摄入量为 $170\sim200g$,大约是孕前的 2 倍。这些蛋白质可以从 3 个鸡蛋、500ml 牛奶或新鲜鱼肉和瘦肉中得到。

(三)对脂类的需要

脂类是组成人体组织细胞的重要成分之一。脂类主要分两大类,脂肪是人体内含量最多的脂类,是体内的一种重要能量来源;另一类叫类脂。脂肪经消化分解为脂肪酸和甘油,前者分为饱和脂肪酸及不饱和脂肪酸,不饱和脂肪酸是机体不可缺少又不能合成的物质,称为必需脂肪酸,主要是亚油酸和花生四烯酸等。在脑发育过程中如缺少必需脂肪酸,可推迟脑细胞的分裂和增殖。脂类还提供磷脂和胆固醇,是胎儿脑、心、肝等器官组织分化、发育中合成新细胞所需要的重要物质。脂肪还能帮助脂溶性维生素的吸收。

胎龄 34 周以后,胎儿身体脂肪迅速增长,这些脂肪除作为储备、必要时参加脂肪代谢供给热能外,也可以保持体温,支持和保护体内脏器和关节等。

孕妇膳食中应包括适量的脂肪。富含脂肪的食品有动物油脂、肉类、蛋黄、乳、植物油、大豆、花生、芝麻、葵花子等,脂溶性维生素如维生素 A、胡萝卜素、维生素 D 等往往随脂肪一起被吸收。

孕妇饮食中脂肪供给占总热量的20％～30％,孕期脂类需要量每天约60g,其中必需脂肪酸需要3～6g,植物油中含不饱和的必需脂肪酸较多,营养价值较高。妊娠期不应进食过多的脂肪,以免引起不良的后果。

(四)对无机盐与微量元素的需要

由于胎儿生长发育的需要,孕妇对无机盐与微量元素的需求量有所增加,特别是钙、铁、锌、碘等元素,对孕妇及胎儿的健康必不可少。在无机盐及微量元素中,已经知道功能的有钙、磷、镁、钾、钠、铁、锌、铜、硒、碘等。这些元素都是身体必需的,一般可从膳食中摄取满足需要。

1. **钙**　钙是人体骨骼、牙齿的重要组成成分,参与神经、骨骼和肌肉代谢,并维持正常神经肌肉的兴奋性。孕妇自身的钙要不断地更新,胎儿的骨骼也要钙化,尤其是妊娠8个月以后钙化开始加速。胎儿的骨骼等发育离不开钙,胎儿共约需要30g钙,母体需供给胎儿足够的钙,如果母体摄入的钙不足,则从母体的骨骼和牙齿中转移出来供给胎儿,可引起孕妇肌肉痉挛、牙齿脱落、骨质软化症等,婴儿出生后易患先天性佝偻病。

目前我国孕妇的每日饮食中钙只有800mg左右,而且有很多不利因素影响钙的吸收,例如植酸盐、纤维素及草酸等,这些物质易与钙结合成不溶性的钙盐而致钙不能被吸收。

我国建议孕妇的钙供给标准是每日1.5g。饮食不能提供足够的钙时,在妊娠的最后两个月孕妇应补充钙质。提倡孕妇喝奶及进食奶制品,每天最好能喝250～500ml牛奶,牛奶中的钙易吸收。富含钙的食品还有硬果类、芝麻酱、虾皮、鱼、蛋黄等,都是钙、磷的良好来源。

维生素D可以促进钙的吸收,多晒太阳,可产生足够的维生素D促进钙吸收。也可用动物骨头,加少量食醋熬煮,使骨质内的钙溶解于汤中。饮食中蛋白质充足,也有利于钙吸收。

有的孕妇惟恐胎儿缺钙,每天吃许多钙片及维生素D,这样有可能导致新生儿高血钙症,严重者将影响胎儿的智力。

2. **铁**　铁是组成血红蛋白的主要成分之一。妊娠过程中红细胞要增加20％。妊娠最初3个月,胎儿发育慢,铁的需要量如常人;妊娠3个月以后,随着胎儿月龄的增加,从母体摄取的铁量也增加,除了满足自身造血和肌肉组织需要外,胎儿肝脏还要储存部分铁,以备出生后6个月的使用。因此,孕妇每日需从膳食中摄取更多的铁,孕妇每日铁的供应量约为28mg。

如果孕妇铁摄入不足,易发生缺铁性贫血,机体抵抗力降低;而胎儿则体内的铁储存减少,生后易出现贫血。孕妇患重度贫血时,常并发早产或死胎。

富含铁的食物有猪肝、海带、瘦肉、鸡蛋、黑木耳、桃子、杏干、红枣以及绿色蔬菜等。妊娠期应定期观察血红蛋白,如有缺铁性贫血,应补充铁剂和维生素C,维生素C可促进铁的吸收。

3. **锌**　锌是许多重要金属酶和碳酸酐酶的组成成分。这些酶包括DNA、RNA聚合酶、胸腺嘧啶核苷酸酶等。许多研究证明,锌与核酸的复制和蛋白质的合成有密切的关系。碳酸酐酶等参与脑细胞的分化、发育,与脑细胞代谢有关。锌对胎儿的视觉和性器官的发育也有影响。

动物实验发现,缺锌可引起染色体畸变,导致胎仔发育受阻、畸胎和流产,子代的记忆和学习能力下降。锌严重缺乏则减少脑细胞DNA合成,在胚胎器官形成期缺锌,可导致中枢神经系统畸形。

孕早期缺锌对胎儿的致畸作用最敏感,可引起发育不良、无脑儿、脊柱裂、尿道下裂、隐睾等先天畸形,增加流产、早产、死胎等发生率。妊娠晚期缺锌可出现难产及产后出血。

人体所需要的锌来自膳食,动物性食物中锌的含量高于植物性食物。我国的传统饮食习惯以植物性食物为主,这可导致部分人体内缺乏锌。

随着胎龄的增加,孕妇对锌的需要量逐渐增多,每天锌的需要量约为 20mg。孕妇应多食含锌丰富的动物性食物如肉类、海产品、鱼类食品,小麦、玉米、花生、核桃仁、豆类等含锌也较丰富。植酸和食物纤维可抑制锌的吸收,在日常饮食中,食物不要过于精细,不要偏食。

严重缺锌的孕妇应在医师指导下服用锌制剂,如复方硫酸锌片、复合蛋白锌等,剂量不可过大。

4. 碘　碘在甲状腺素的合成和代谢中具有重要作用,缺碘可导致甲状腺肿大。甲状腺素能促进蛋白质的合成,促进胎儿生长发育。妊娠期孕妇对碘的需要量增加,每天需要量约 $175\mu g$。孕早期缺碘可引起先天性克汀病。甲状腺素缺乏可引起脑发育障碍,脑皮层神经元体积及突触减少,髓鞘化延迟,脑内许多重要酶活力降低。发育中的脑细胞线粒体内膜上有 T_3、T_4 受体,脑发育成熟时这些受体消失,如孕早期缺碘未能及时补充,T_3、T_4 受体消失后再进行治疗则效果不大。妊娠早期缺碘还可致胎儿内耳发育不良,出生后的听力受损。

碘主要含于海产品中,如海带、海菜、海鱼等及含碘食盐中。1kg 干海带含有 $240\mu g$ 碘,每日摄入适量海带可以获得足够的碘,预防孕期碘缺乏。含碘药物与胎儿畸形有着密切关系,孕妇不可大量或长期应用含碘药物。

5. 镁　镁是人体必需的矿物质元素,镁是体内酶系统的激活剂,参与体内许多酶促反应,参与糖代谢和蛋白质合成,与钙、钾、钠协同调节并抑制肌肉、神经的兴奋性。镁是骨骼和牙齿的重要组成部分,与钙合用,可帮助钙的吸收利用。动物实验表明,镁对维持正常妊娠十分重要,大鼠体内严重缺乏镁时可引起仔鼠唇裂,脑积水,心、肺、肾畸形。孕母缺镁,对胎儿的造血系统有明显影响,可引起红细胞形态及细胞膜改变,导致溶血。

孕妇镁的每日膳食推荐量是 450mg。人体一般不会出现镁缺乏症,膳食中草酸等过多会影响镁的吸收,腹泻会使镁排出增多而造成镁摄入量不足。

镁广泛地存在于各种食物中,如谷物、绿叶蔬菜、肉类、海产品、豆类等;花生、全麦粉、小米、香蕉等也含有较多的镁。

6. 铜　铜参与形成 30 多种重要酶,如细胞色素氧化酶、酪氨酸氧化酶、过氧化物歧化酶等,铜对维持胚胎和胎儿的正常发育十分重要。动物实验证实,缺铜可患共济失调、运动障碍和贫血。铜缺乏可致运动神经元缺少细胞色素氧化酶而引起脑发育异常。铜是造血的要素,并有促进铁吸收的作用。妊娠期血中铜水平下降,提示胎盘功能不足或胎儿有死亡的危险。血铜水平增高提示妊娠中毒症。铜过量有致畸作用,也可引起锌缺乏。妊娠后期铜摄入不足,会使胎儿体内铜储量下降,出生后不及时补充,可致铜缺乏,引起厌食、腹泻、贫血和生长发育障碍。

孕妇每日需铜量为 $3\sim 4mg$,动物肝脏、鱼类、坚果中含铜较丰富。

7. 锰　锰是许多重要酶的激活剂,可激活胆碱酯酶、磷酸化酶等,还参与一些酶系统的构成,与能量代谢及脂质代谢有关。锰对维持肌体的正常骨骼发育、生殖、神经系统正常功能及智力发育都有重要作用。动物实验证实,大鼠在妊娠期间缺锰会影响硫酸软骨素的合成,使骨骼发育受限。动物缺锰还会引起体内线粒体结构异常和功能下降,含锰的超氧化物歧化酶活力降低,导致脑功能下降。缺乏锰影响生殖能力,可能使后代发生先天性畸形,骨和软骨的形成不正常等。人群调查发现,孕期缺乏锰可引起胎儿脑发育障碍,出生后出现惊厥和智力发育迟缓。

成人每日需锰量为 $5\sim 10mg$,孕期应适当增加锰摄入。锰的主要食物来源有坚果、茶叶、核桃、谷类、豆类和叶类等。

(五)对维生素的需要

维生素在膳食中也占有重要位置。胎儿体内合成细胞的每一个步骤,都需要维生素来促成。数量虽然不多,却是维持生命必不可少的营养素。孕妇缺少维生素会引起机体代谢紊乱。各种维生素对胎儿的生长发育都非常重要。

维生素分为两大类,一类是能够溶于脂肪的维生素,称为脂溶性维生素,包括维生素 A、维生素 D、维生素 E 和维生素 K;另一类是能够溶于水的维生素,称为水溶性维生素,包括维生素 B_1、B_2、B_6、B_{12}、维生素 C、叶酸和尼克酸等。

国外学者曾对妊娠 3 个月内的孕妇做血中叶酸、维生素 C 和维生素 D_2 水平的测定,发现孕妇血中这三种物质的含量较正常低者,有可能分娩神经系统畸形儿。医学家们试用些维生素来对抗畸形儿的发生,获得了良好效果。

但是,妊娠期间摄入维生素过量,同样也会引起胎儿畸形。美国对 300 位生有神经系统畸形儿的母亲进行统计,发现有 60% 的母亲怀孕前后不同程度地盲目服用过复合维生素制剂。因此,在饮食方面应注意合理营养,平衡膳食,不可随意服用维生素制剂。

1. 维生素 A　维生素 A 是一种脂溶性维生素,它能保持人体皮肤和眼睛的健康,如怀孕时缺乏维生素 A,会引起皮肤干燥、皮屑增多,出现毛囊丘疹、头发干燥等,由于使视网膜中感光色素合成不足,眼睛夜间视物不清,又称"雀目",重者会造成角膜软化和失明。

妊娠期维生素 A 每日维持母体正常生理功能外,还供给胎儿生长发育的需要。维生素 A 在胎儿肝脏中有所储存,以备出生后的需要。孕期维生素 A 缺乏易引起胎儿发育障碍,动物实验发现,缺乏维生素 A 与发生先天性畸形有关。有报告,维生素 A 过多对动物有致畸形作用,并影响胎儿骨骼的发育。

我国孕妇维生素 A 的每日供给标准是 3300IU。含维生素 A 较多的食品有动物肝、蛋类、黄鳝等,胡萝卜、菠菜等有色蔬菜中的 β-胡萝卜素可在小肠转化为维生素 A。也可遵医嘱服少量鱼肝油等以预防维生素 A 缺乏,不可量大。

2. 维生素 D　维生素 D 是人体骨骼正常生长的必要营养素。维生素 D 可以促进肠道中钙和磷的吸收,保持血液中钙和磷的比例适宜,使骨骼能正常钙化。孕期缺乏维生素 D,可导致孕妇和胎儿钙代谢紊乱,引起母亲骨软化病,新生儿先天性佝偻病和低钙血症。骨软化病早期表现为髋关节及背部疼痛,较重者容易发生骨折、骨盆畸形或脊柱畸形。先天性佝偻病患儿不仅骨骼发育障碍,全身各系统发育均受影响,大脑皮层功能异常,智力发育落后。

孕期对维生素 D 的需要增加,我国孕妇维生素 D 的每日供给标准是 400IU。动物肝脏、鱼肝油和蛋类含维生素 D 丰富。多晒太阳可使体内的维生素 D 前体转化为有活性的维生素 D,是获得维生素 D 最简便的办法。维生素 D 强化奶粉也是预防骨软化病的较好食品;在南方温带多雾、多雨地区可以口服维生素 D 来解决。

3. 维生素 E(生育酚)　维生素 E 在体内是一种抗氧化剂。动物实验表明,缺乏维生素 E 会使睾丸变性,孕育异常,肌肉营养不良,中枢神经系统受损等。缺乏维生素 E,可致孕鼠发生死产、流产及多发畸形。孕期缺乏维生素 E,可致新生儿发生巨细胞性贫血、水肿等。

维生素 E 存在于麦胚油、玉米油、花生油、芝麻油、莴笋叶等绿色蔬菜中,也存在于肉类、奶类、蛋类及鱼肝油中。我国营养学会推荐膳食中每日供给量为 12mg(孕妇、乳母等),一般膳食中极少发生不足。

4. 维生素 B_1(硫胺素)　维生素 B_1 参与机体的糖代谢,可促进食欲,帮助消化,促进胎儿的生长,维持神经系统和心脏的功能健全。缺乏时易引起神经和肌肉损伤,表现为周围神经炎、肌力下降,重症可发生肌肉萎缩、痉挛或颅神经、膈神经受损,心肌代谢失常、心脏扩大、心律失常、心力衰竭,下肢水肿及渗出。孕期摄入的热量增加,维生素 B_1 的需要量也随之增加,需要量为每日 1.8mg 左右。

维生素 B_1 在米和麦的外胚层中含量较高,多次碾磨会大量损失,精米中的维生素 B_1 只有糙米的 1/3。吃糙米或标准面粉可以预防维生素 B_1 缺乏,豆类、瘦肉、动物肝等含维生素 B_1 也较丰富。

5. 维生素 B_2(核黄素) 维生素 B_2 是机体中许多酶的组成部分,参与体内蛋白质、核酸代谢及能量代谢。缺少维生素 B_2 可引起胎儿发育不良。动物实验证实,维生素 B_2 缺乏能引起胎儿畸形。有报告,缺乏维生素 B_2 的孕妇早产率及死亡率增高。孕期维生素 B_2 每日需要量为 1.8mg。据调查,我国孕妇维生素 B_2 多摄入不足。

动物性食物含维生素 B_2 较高,如动物肝、肾、蛋类和奶类,豆类和绿色蔬菜等也是重要的维生素 B_2 来源,菌藻类食物也含大量核黄素。主食中只有小麦胚粉维生素 B_2 含量较多。

6. 维生素 B_6(吡哆醇) 维生素 B_6 参与体内许多重要酶系统的辅酶组成,参与氨基酸、能量和脂肪代谢。缺乏维生素 B_6 可能出现小细胞低血色素性贫血、骨髓再生不良、食欲减退、脂溢性皮炎等。许多研究报道:维生素 B_6 对于防止妊娠期轻度恶心与呕吐有效。动物实验证实,膳食中缺乏维生素 B_6 的妊娠大鼠,死胎率升高,仔鼠体重下降。

孕期维生素 B_6 的需要增加,每日约 3mg。维生素 B_6 广泛存在于蛋黄、肉、鱼、奶、谷类、豆类、马铃薯、胡萝卜和蔬菜等食物中。可选择含维生素 B_6 丰富的食物来预防缺乏。

7. 叶酸 叶酸对维持人类正常胚胎发育有重要作用。缺乏叶酸,孕妇易患巨细胞性贫血,重症贫血可引起流产、死胎、新生儿死亡、妊娠高血压综合征、胎盘早剥等。多项研究证实,叶酸水平与胎儿神经管畸形有关。如果孕早期妇女缺乏叶酸,会影响胎儿大脑和神经系统的正常发育,可引起胎儿神经管畸形增加,重者会导致胎儿脊柱裂或无脑畸形。

据中国妇婴保健中心的调查结果,我国孕妇叶酸缺乏较严重。孕期叶酸每日需要量为 400μg。

叶酸多存在于蔬菜、水果中,如绿色蔬菜(菠菜、小白菜等)、动物肝脏、肾脏、鱼、豆类及豆制品等。叶酸对热不稳定,应尽量避免将蔬菜长期贮存或长时间烹调。多吃新鲜的绿叶蔬菜。

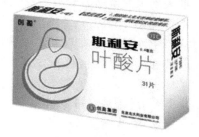

有人调查后发现,补充叶酸者的神经管畸形发生率不到不补充叶酸者的一半,两组之间有明显差异。在孕前及孕早期服用叶酸是预防胎儿先天性神经管畸形的重要措施。计划怀孕的妇女可在医师指导下服用叶酸增补剂。目前推广的叶酸增补剂是"斯利安"片,每片含叶酸 0.4mg,每天服 1 片。可在计划怀孕前 1 个月开始服用,服至怀孕后 3 个月。不能用叶酸片来代替叶酸增补剂。

8. 维生素 B_{12} 维生素 B_{12} 对合成 DNA 起重要作用,它可增加叶酸的利用,促进细胞的发育和成熟。孕期缺乏维生素 B_{12},可引起 DNA 合成障碍,孕妇患大细胞性贫血。动物实验表明,大鼠缺乏维生素 B_{12} 可引起仔鼠神经系统及骨骼系统发育不全,出现畸形。孕早期补充维生素 B_{12} 和叶酸对预防神经管缺陷有一定作用。世界卫生组织建议孕期维生素 B_{12} 每日供给量为 3mg。肉类是维生素 B_{12} 的主要来源,动物内脏肾、肝、海产品等食品中含量比较高。由于植物中没有维生素 B_{12},素食的人会发生维生素 B_{12} 缺乏。

9. **维生素 C(抗坏血酸)** 维生素 C 参与体内氧化还原反应,是胚胎发育的必需营养素,与成纤维细胞、成骨细胞等生长有关,对胎儿的骨骼、肌肉和脑组织等发育有明显的促进作用,在血细胞生成中起重要作用,能够防治坏血病;提高人体应激反应的能力,在消化道中可以加强铁的吸收。维生素 C 有抗氧化的作用,可以节约人体内的 B 族维生素、维生素 A 和 E。

妊娠过程中母血中的维生素 C 减少,严重摄入不足者可导致坏血病,引起皮肤黏膜出血、牙龈炎等。孕妇维生素 C 缺乏易引起流产和早产。孕期供给足够的维生素 C 对胎儿和母体都十分重要。我国孕妇维生素 C 的每日供给标准为 100mg,人必须从膳食中获得。维生素 C 广泛存在于新鲜蔬菜和水果中,如绿色蔬菜、橘子、柠檬、枣、西红柿等。市售的各种添加维生素 C 的饮料,也能供给一定量的维生素 C。维生素 C 易溶于水,遇热破坏,故洗、煮时间不宜过长。

第二节　孕期保健

父母亲的遗传素质是优生的基础,孕期保健则是优生的重要保证。受孕后,胚胎在母体内发育是否良好,取决于母体的状况。

卵子受精是妊娠的开始。妊娠是胎儿在母体内发育生长的过程,胎儿及其附属物的排出是妊娠的终止。整个妊娠期(也就是怀孕期)为 280 天,共有 40 周,以 4 周为一个妊娠月,即 10 个妊娠月,称为十月怀胎。整个孕期分三个时期,即孕早期、孕中期与孕晚期。

一、孕早期保健

怀孕的前 12 周,称为孕早期。一般停经 6 周后可出现嗜睡、食欲不振、恶心、呕吐等,喜爱吃酸味、清淡可口的食物,厌恶油腻等,这些称"早孕反应"。12 周以后,即孕早期结束后早孕反应多数自行消失。从妊娠第 8 周起,因增大的子宫压迫膀胱,孕早期可出现尿频,子宫越出盆腔后症状可消失。

怀孕 3 个月内,是受精卵发育至全身各器官雏形的早期阶段,胎儿初具成形,对来自各方面的影响较大,孕妇稍不注意,可致流产或胎儿畸形。

已婚妇女一旦停经,应去医院检查是否已怀孕;如果已经妊娠,则应根据健康状况去医院有关科室进行咨询是否可以继续妊娠,如果不能继续妊娠则需进行人工流产,如果可以继续妊娠则应注意在日常生活中要遵循的问题。

孕妇的营养、妊娠早期的病毒感染、照射 X 射线、用药、吸烟、酗酒等均可对迅速发育的胎儿产生极大的影响,所以要避免有害物的侵袭及 X 射线的照射,预防病毒感染、正确合理用药、不应吸烟、酗酒等是孕早期的重要保健内容。

妊娠后要去产科进行产前检查,除了询问病史、测血压、查尿液、测血红蛋白、体重、身长、骨骼、全身体格检查外,还要进行妇科检查,以了解子宫的大小与停经的天数是否相符合,以判断胚胎的生长是否正常。这种检查对发育正常的胚胎没有什么影响。如果有特殊情况,应先向医生说明。

孕早期胎盘尚未形成,主要依靠卵巢所分泌的各种激素来维持囊胚的种植、存活、发育。孕早期性生活可造成盆腔充血、血流加快等,可使子宫收缩,导致流产。

孕早期妊娠反应如呕吐较严重,需注意补充营养及水分。此时孕妇还应注意休息,有足够的睡眠,避免过重的体力劳动。

二、孕中期保健

妊娠第 13~28 周,称为孕中期。此期胎儿发育迅速,子宫逐渐增大,腹部逐渐膨隆。怀孕 16 周时,子宫底部在耻骨联合与脐部连线的中点;孕 20 周时,能在孕妇腹壁上触到子宫内的胎体,在脐下二横指处可摸到子宫底部。孕 24 周时,子宫底部约在脐部稍上一点。怀孕 16~20 周的孕妇可感觉到胎儿在子宫内活动,称为胎动。

该期产前检查的重点是了解胎儿在子宫内的生长发育情况是否正常(如有无胎动、胎心情况、胎儿大小与妊娠月份是否相符)。必要时可以进行 B 型超声波检查头部的双顶径(判断头的大小)、测量上肢骨及下肢骨的长度(以排除软骨营养不良)。如果上一胎有遗传代谢性疾病或其他异常情况,可通过羊水穿刺化验,做生化或细胞染色体检查,以诊断疾病;如为异常,不能继续妊娠则应引产,避免将来娩出异常的新生儿。

孕妇可以通过测胎动、听胎心来监测胎儿的情况。从孕第 16~20 周开始出现胎动,正常胎儿一般每小时胎动不少于 3~5 次,12 小时内胎动 30~40 次。如果胎动突然增加或减少1/3要重视,考虑胎儿是否有宫内缺氧。最简单的方法是早、中、晚各测 1 小时内的胎动数,相加后再乘 4。如果 12 小时内少于 20 次,提示胎儿宫内缺氧,应警惕;如果少于 10 次,提示胎儿有危险,必须采取措施;如果 12 小时内没有胎动,表示胎儿可能在 24~48 小时内死亡,必须送医院抢救。

孕中期发生流产或早产的机会较少。适当增加营养可使胎儿健康地生长,但不宜过多;如果经产科检查后认为胎儿有宫内发育迟缓,则应增加摄入总能量、蛋白质和维生素,促进胎儿的生长发育。孕妇即使感到胎儿无异常情况,仍应按规定定期去医院进行产前检查。

三、孕晚期保健

妊娠第 28 周以上,称为孕晚期。此期,孕妇体重增加得最多最快,每月增加 1000~2000g。如果孕妇体重增加太快,可能出现水肿、妊娠高血压;如果孕妇体重增加太慢或不足,可能影响胎儿,造成发育不良。

孕妇要定期进行产前检查,特别在孕后期,从每 1 个月检查 1 次,到每 2 周检查 1 次,最后每周检查 1 次。注意胎位是否正、胎动情况等。胎儿如果在 37 周前娩出称为早产儿,多数早产儿出生时体重在 2500g 以下(又称为低体重儿);由于早产儿发育未成熟,抵抗力差,患病率及死亡率均高。孕后期要预防早产,不要过度劳累,避免性生活,防止羊膜早破。

孕晚期要防止内科合并症的出现或加重。孕晚期孕妇的生理负担加重,全身主要脏器如心、肝、肾的负担增加,可因超负荷而出现异常,原来有病者可使病情加重。应定期产前检查,采取有效的防范措施。

妊娠期超过 42 周的是过期妊娠,过期妊娠时胎盘功能不良,胎盘发生钙化,血管硬化,通往胎儿的血流量减少,影响胎儿的发育及健康,所以妊娠接近 42 周而又无分娩先兆时应入院做好分娩的准备,过期愈多对胎儿愈不利。

整个孕晚期胎动及胎心的自我监测是很重要的保健内容。

由于接近分娩,要做好分娩及产后的准备,例如产妇要心情愉快,消除对分娩的顾虑,为产后的母乳喂养做好各种准备。

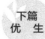

胎儿在此期增长迅速,营养供给仍然很重要。目前城市孕妇营养摄入过多而引起巨大儿(体重超过 4000g)的比例在逐年增加,导致分娩时产程延长,难产率增高,胎儿容易发生窒息。统计资料表明,孕妇体重增加超过 13kg 时,围产期胎儿的死亡率比普通孕妇高 2～5 倍。由于胎儿期身体脂肪细胞大量增殖,出生后引起终生肥胖。

（张雷家）

第十章
胎教与优生

　　胎教是对胎儿进行的教育，它是优生的一个重要内容。孩子健康聪明程度将会给孩子的一生带来深远影响。近年来，胎教在国内外逐渐受到重视，许多研究结果表明，受过胎教的婴儿，智商高于未受过胎教的婴儿。经过胎教训练的婴儿朦胧期短，智力发育快，语言能力强，动作协调敏捷。胎教的目的是通过外界的刺激，使胎儿接受更多的优良信息，让他发育得更好、更聪明、更健康。对胎儿有益的事情都可以归入胎教的范畴。从孕前的准备、环境的改善、情绪的调节，到听音乐、散步、和宝宝说悄悄话等都是胎教的内容。

第一节　胎教的定义与意义

　　所谓胎教，广义上讲就是给孕妇创造优美的环境，通过母亲与胎儿正常的信息交流，使胎儿受到良好的宫内教育，促使胎儿身心健康地生长发育。胎教的内容包括孕妇的孕期保健，外界环境对孕妇的影响和孕妇情绪。其中母亲良好的精神生活尤为重要。为了给胎儿营造一个和谐的环境，孕妇必须注意自己的心理卫生以及母子之间的心理感应，这是胎教的实质。狭义的胎教是指通过一定的手段，如对话、抚摸孕妇腹部、听柔和的音乐、适当的锻炼等对胎儿进行早期教育。

　　据美国著名心理学家对千余名儿童的多年研究，得出的结论是：人的智力获得，50%在4岁以前获得，30%在4～8岁之间获得，另20%在8岁以后完成。4岁以前完成的50%就包括胎教在内。婴儿出生前形成的大脑旧皮质，是出生后形成的大脑新皮质的基础，只有在大脑旧皮质良好的基础上才能使大脑新皮质得到更好的发育，达到较高的智力水平。现代科学研究已证明，胎儿不仅具有视觉、听觉、活动和记忆能力，而且能够感受母亲的情绪变化。在妊娠期间，采取适当的方法和手段，有规律地对胎儿的听觉和触觉实施良性刺激，通过神经系统传递到大脑，可促进胎儿大脑皮质得到良好的发育，不断开发潜在能力，使优秀人才所具备的丰富想象力、深刻洞察力、良好记忆力、敏捷的思维能力和动手能力等在胎儿期通过胎教得到潜在的培养。古今中外大量事实也表明,胎教对促进人类智商的提高是至关重要的。为此,许多国家在胎教方面都做了大量研究,并成立了胎儿大学或胎教指导中心,推广普及胎教知识,以培养更多的早慧儿童。

第二节　胎教的作用机制

国内外大量的科学研究已经证明:胎儿在子宫腔内是有感觉、有意识、能活动的一个小生命,他能对外界的触、声等刺激产生反应。孕妇思维所产生的神经递质,也能传入胎儿脑部,为胎儿脑神经细胞发育,创造一个相似的环境。胎教就是根据这些理论基础,在孕期调节和控制母体的内外环境,避免不良刺激,在怀孕 5 个月开始有针对性地、主动地给予各种有益的信息刺激,促进胎儿身心健康和智力的发育。

和其他的科学一样,胎教理论来源于胎教实践,反过来又从更高的层次上来指导日常胎教活动,并在胎教的实践过程中得到检验和发展。胎教的研究方面较多,其理论基础也比较丰富。

1. **胎教的生理学理论基础**　这一理论倾向于把胎教过程看作一种生理过程,重视胎教的生理机制,认为一切来自母体外部的社会心理因素,都首先引起母体内部的生理变化,进而再影响胎儿的生长发育。因此,胎教的主要任务就是为胎儿创造出一个良好的生物化学环境和生物物理环境,如保证孕妇血液循环、正常的内分泌和子宫内温度、压力等的恒定。

2. **胎教的心理学理论基础**　这种理论强调暗示、期望、焦虑、应激等心理现象对胎儿生长发育的影响,注重用心理学的有关原理去分析、研究孕妇的心理变化和胎儿心理的发生发展规律,主张教给孕妇必要的心理科学常识,使之能够把握自己的心理活动,以愉快的情绪和积极的心态对待胎教。

3. **胎教的教育学理论**　这一理论认为,胎教实质上是对胎儿开展的超早期教育,是人一生中所接受的全部教育中最基础的部分。因此这种理论重视孕妇在胎教过程中的主导作用,主张胎教必须从孕妇自身做起,认为加强孕妇的知识、道德修养、培养孕妇良好的行为习惯和审美情趣是胎教的关键。

4. **胎教的优生学理论**　这种理论从优生优育的观点出发,认为制约和影响胎儿生长发育的因素很多,而胎教实质上是对这些因素进行人为的控制,以消除不良刺激对胚胎和胎儿的影响,使之得到更顺利、更完善的发展。具体地说,像合理营养、预防疾病、谨慎用药、忌烟戒酒、节制性交、保持心情愉快、远离射线和毒物等均属于胎教范围。胎教的优生学理论,实际上是运用教育学、心理学、生理学、医学、卫生学等多种学科的知识,对胎教进行综合研究,代表了胎教理论发展的方向。

第三节　胎教的方法

胎教的方法,一般有音乐胎教、语言胎教、抚摸胎教、其他胎教等。

一、音乐胎教法

通过健康的音乐刺激,使母亲得到安宁与享受,促进孕妇分泌酶和乙酰胆碱等物质,促进胎盘供血,同时使胎儿心律平稳,对胎儿的大脑发育进行良好的刺激。音乐带分两种,一种是给腹中宝宝听的,一种是给孕妇自己听的。孕妇自己听的胎教音乐,叫《孕妇专用胎教音乐》,可用耳机听,也可以从扬声器里放出来听,音量不宜太大。优美的音乐能调节孕妇的心理情绪和生理功能,使孕妇精神放松、情绪愉快,使心血管、消化器官乃至内分泌系统都处于正常的状态中,有利于胎儿的发育。《胎儿专用胎教音乐》是给胎儿听的胎教音乐带,在频响、节奏以及情感特征等方面都有特殊的要求。给胎儿听音乐带,要在怀孕的第5个月开始,这时,胎儿已具备了听力。每天给胎儿听1～2次,每次15分钟,选择旋律优美的钢琴、小提琴乐曲,不要用刺激性较强的摇滚乐等,音量不要开太响。为了便于胎儿记忆,每段乐曲重复放10天左右。

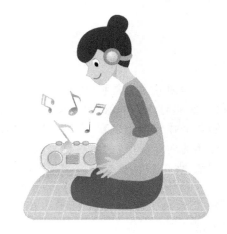

人智力的优劣与神经元的发育直接关联。脑神经元表面有一大的分支称为轴突,有很多小的称为树突,两个神经元之间依靠轴突、树突相互接触而传递冲动(即沟通信息),其接触的部位称为突触,而胎儿的脑发育需要音乐的良性刺激。音乐胎教是通过对胎儿不断地施以适当的乐声刺激,促使其神经元轴突、树突及突触的发育,为优化后天的智力及发展音乐天赋奠定基础。

医学研究表明,音乐胎教可以使胎儿的神经元增多,树突稠密,突触数目增加,甚至使本无关联的神经元相互连通。医学研究还表明,胎儿在子宫内最适宜听中、低频调的声音,而男性的说话声及唱歌声正是以中、低频调为主。因此,父亲是音乐胎教中的最佳"科任老师"。

音乐胎教可以分为3个方面实施:

1. 孕妇用音乐熏陶法与哼歌谐振法贯彻整个围产期。音乐熏陶法是指通过听录音磁带或唱片中的轻音乐,让休闲生活中充满优美的乐声,从而使孕妇精神愉悦。母亲用柔和的声调唱轻松的歌曲,同时想象胎儿正在静听,从而达到爱子心音的谐振称为哼歌谐振法。

2. 父教子"唱"法:具体做法是父亲采用练习音符发音,例如"1,2,3,4,5,6,7","7,6,5,4,3,2,1",反复轻声教唱若干遍。

3. 胎教器传声法,从妊娠22周左右开始。

二、语言胎教法

父母通过与胎儿的对话,使胎儿接收到语言波的信息,刺激胎儿大脑的生长和发育。在妊娠后期,胎儿已经具备了最初的听力和感觉能力,对外界的语言刺激会有一定的反应,并在胎儿大脑中形成了记忆。

孕妇或家人用文明、礼貌、富有哲理的语言,有目的地对子宫中的胎儿讲话,给胎儿期的大脑新皮质输入最初的语言印记,为后天的学习打下基础,称为语言胎教。动物的脑从内侧往外分为古皮质、旧皮质、新皮质三部分。古皮质起着爬虫类脑的作用,旧皮质起着哺乳类脑的作用,唯有人类有区别于其他动物的特别发达的新皮质,新皮质是用来学习知识和进行精神活动的,一生(包括胎儿期)可储存1000万亿个信息单位。

医学研究表明,父母经常与胎儿对话,能促进其出生以后在语言方面的良好教育。如果先天不给胎儿的大脑输入优良的信息,只是一部没有储存软件的"电脑"。

语言胎教的题材很多,父母可以与数胎动结合进行,还可以拟订语言胎教的常规内容进行讲述,例如,母亲对胎儿喃喃自语地讲述一天的生活,早上起床的第一句话是"早上好!我最可爱的小宝贝。"打开窗户时说:"太阳升起来了……"等等。妊娠18周开始有胎动后,通过母亲对胎儿的高度注意,对胎儿体态的丰富想象及胎动的生动描述:"这一下是头在撞宫壁,练的是头功;这一下是踢足,大有足下生风,击球射门之势……"一边联想一边喝彩鼓励,这样既增进了母子之间的感情交流,又监护了胎动。

三、抚摸胎教法

通过抚摸腹壁,使胎儿的肢体感受到刺激,有规律地抚摸胎教,就像是妈妈与胎儿的对话一样,形成良好的反应与互动,对提高胎儿大脑的发育很有帮助。

孕妇本人或者丈夫用手在孕妇的腹壁轻轻地抚摸胎儿,引起胎儿触觉上的刺激,以促进胎儿感觉神经及大脑的发育,称为抚摸胎教。

医学研究表明,胎儿体内绝大部分细胞已具有接受信息的能力,并且通过触觉神经来感受体外的刺激,而且反应渐渐灵敏。父母可以通过抚摸的动作配合声音与子宫中的胎儿沟通信息。这样做可以使胎儿有一种安全感,使孩子感到舒服和愉快。

抚摸胎教通常安排在妊娠20周后,与胎动出现的时间吻合,并注意胎儿的反应类型和反应速度。如果胎儿对抚摸的刺激不高兴,就会用力挣脱或者用蹬腿来反应。这时,父母应该停止抚摸。如果胎儿受到抚摸后,过了一会儿才以轻轻的蠕动做出反应,这种情况可继续抚摸。

抚摸从胎儿头部开始,然后沿背部到臀部至肢体,轻柔有序。每晚临睡前进行,每次抚摸以5~10分钟为宜。抚摸可与数胎动及语言胎教相结合,这样既落实了围产期的保健,又使父母及胎儿的生活妙趣横生。

四、其他胎教法

(一)生活中的胎教

1. 怀孕初期——生活中的胎教　怀孕后,皮下脂肪日益丰腴,汗和皮脂也增多,如不经常清洗,会使皮肤发痒,很容易得皮炎。因此,要经常洗澡净身。夏天出汗较多,最好每天都洗。沐浴时,水不要太热,太热易使人疲劳;水也不要太凉,太凉会引起子宫收缩和出现蛋白尿;水温最好控制在40℃左右。同时,注意洗的时间不要超过5~6分钟,洗得时间太长,会引起头晕,更易着凉感冒,还会使纤维组织变软。洗时动作要轻缓,注意身体平衡,千万不要跌跤。洗后,最好能有身心舒畅、食欲增大、夜间安睡的效果。

怀孕初期皮肤会变得粗糙、敏感,皮脂腺会分泌失调。所以,不必乱抹药或者更换化妆品。如果情况特别糟糕,不必着急,也不必求医,仍可用以往的化妆方法,需要注意经常洗脸,保持脸部清洁,充分休息,摄取适当的营养,到了第5个月,一切都会好转。

由于妊娠反应强烈,饭吃得很少,营养跟不上,脸色会失去以往的红润,所以化妆要尽量明亮,给人以爽朗明快的感觉。最好不要浓妆艳抹,以免损害敏感的皮肤。晚上要保养皮肤,先用不含去垢剂的中性乳液洗脸;然后,用凉水将皮肤洗净,用冷霜敷在脸上,轻轻按摩,最后用热毛巾擦掉,用乳液滋润。这样,可以不经化妆,便得到娇艳的脸庞。

肚子没有高高隆起前,没有必要买孕妇装。整理一下现成的服装,选出较为宽大的,或把腰部放大就可以穿了。怀孕时对寒冷的抵抗力很差,一定要注意保暖,寒冷时要比平常多穿一件衣服。热了,要穿吸汗、凉快的衣服。不能只注意好看而不管是否舒服。

每天早上要用温水清洗乳头,以保持乳房的清洁。由于乳房日渐丰满,必须选择合适的乳罩托往乳房,使其保持原来的位置。即使乳房小而且结实,也要这样做。生育后乳房下垂的原因是孕期没有配戴合适的乳罩,而不是哺养孩子的结果,事实上,喂孩子反而会使胸部优美。乳房下垂胸肌不发达者更应注意乳罩的配戴,晚上,为了使胸部肌肉不太紧张,依旧要戴上乳罩。

从这时起,孕妇要注意牙齿。最好在怀孕前就把牙病医好,该补的补齐,该拔的拔掉。俗语说"生一个孩子掉一颗牙",虽然实际上没有这么糟糕,但孕妇的牙齿和牙龈的确非常容易患病。为了防止出现龋齿,应少吃甜食,可选用防龋牙膏刷牙。刷牙时要轻轻地刷,上牙床要自上而下地刷,下牙床要自下而上地刷,磨牙要转着刷,将牙缝里的食物残渣都刷出来漱掉。最好每餐后都刷一次牙。

在饮食上,由于有妊娠反应,所以能吃进多少就吃多少。要注意积极地调整好情绪。聊天、郊游都能使心情开朗、舒畅;做些本人喜爱的事情,如画画、打毛衣等,舒畅的心情会使孕期的容颜更美丽。

2.怀孕中期——生活中的胎教 孕期要注意保养身体,关心饮食起居,例如,每天睡眠8小时以上,坚持步行,摄取足够的营养,回避烟酒。这样,孕妇可显得容光焕发。但是,怀孕4～6个月后,脸上会出现黄棕色斑点。不过,这是正常现象。一般这些斑点在分娩后会渐渐消失,但也有些孕妇脸上的斑点不再褪去,所以,最好能防止出现这种斑点,办法是不要让脸在阳光下暴晒,外出活动时,要在脸上涂一些油膏,或戴上一顶大沿帽子。

多数孕妇的皮肤在孕期越来越干燥。这时,不需要更换化妆品,应施行食物美容疗法,多吃含维生素多的食物。同时,要注意充分的休息和睡眠。为了使皮肤保持柔软和良好的弹性,应经常涂一层优质的护肤香脂以润滑皮肤。对脸部的保养依旧和怀孕初期一样,采取自然护肤法。干性皮肤要用油脂和冷霜,油性皮肤要用蜜类化妆品。这种护脸法不会刺激或伤害皮肤,分娩后最好也这样护肤。粉底类的化妆品对皮肤有伤害,不要使用。

孕妇在夏天很容易长湿疹和痱子,因此要讲究卫生,出汗后要马上擦干。应该多换内衣,内衣的料子要选吸汗性良好的。最好每天洗澡,以保持身体的清洁。如果已经长了湿疹和痱子,要悉心调养,注意不要让疙瘩破溃和感染。

怀孕中期,在乳房、腹部和臀部都可能会出现妊娠纹,从脐部一直延伸到耻骨区,有些人还会出现色素沉着。这些印迹在分娩后会自行消失,但有时很难消退,需要很长时间,预防的办法和防止妊娠黄褐斑一样,要尽量避免阳光。

妊娠时,口腔黏膜常感到不太舒服,牙龈可能肿胀,并且容易出血。牙龈炎一般在怀孕中期特别是第5个月最厉害,到分娩后会好的。服用维生素C可以减轻牙龈炎症状。妊娠期间有牙齿或牙龈疾患应到医院诊治,甚至在征求医生的意见后,可以拔牙。

妊娠不会损坏头发,反而可使头发更美。如果原先头发暗淡无泽,这时会显得柔软明亮。皮脂溢出也会减轻,甚至消失。这时保养头发的方法与平常一样。

每天要用梳子梳理好头发,但要梳得适度,不要过分用力。头发要梳理整齐,要用不易折断、拔掉头发的骨梳子、铁梳子。到了怀孕中期,头发会给人以散乱蓬松的感觉,要经常梳洗。这时烫发比孕早期和孕晚期安全,不要用电烫,而用温和的冷烫剂。最好在孕期第6个月烫最

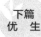

后一次,可以一直保持到产后。

为了不使乳房下垂,孕妇必须戴上乳罩,要选择不妨碍乳房发育的尺寸。最好买前开的乳罩,这样产后哺乳就方便了。

怀孕 6 个月后,要开始保养乳房。怀孕后,乳房一直在膨大,乳头开始发黑,5 个月后还会挤出分泌物。为了将来能为婴儿顺利地哺乳,孕妇从第 6 个月起要开始保养乳房。保养工作最好在沐浴时进行,这样非常方便,可先用肥皂水清洗乳头,擦干后敷上冷霜按摩,并让乳头突出。

怀孕第 5 个月以后,肚子明显地突出,腰围、臀围也加大,一般的衣服已不合身,这时要开始准备适合季节的孕妇装了。

孕妇装的式样、花色繁多,购买时要讲求实用,以穿脱方便为好,而且最好是容易改的,将来改了还能穿。不要买得太多,只要四五件能够换洗就行了。

这时要注意鞋子的式样,市面上卖的高跟鞋、拖鞋式的凉鞋、胶底鞋容易摔跤,对孕妇都不合适。最好买专为孕妇设计的后跟低、底部有凹凸纹路、穿来平稳的鞋子。

无论什么时候,都要坚持散步和做体操,这样既能使孕妇健康美丽,又能在分娩后很快恢复体型。

3. 怀孕后期——生活中的胎教 怀孕后期,皮肤很容易过敏,所以不要随意改用化妆品,可以用自己习惯了的,否则可能会使皮肤粗糙或留下斑点。化妆要尽量明快活泼一些,以掩饰脸部的憔悴。

这时,到医院检查的次数越来越多。体检时,就不要化妆了,不要涂胭脂、眼影、口红、指甲油,因为孕妇的脸色与指甲的颜色往往是医生判断孕妇身体情况的指标。如果它们被化妆品掩盖住,就很难做出正确的诊断了。

到了怀孕后期,鞋子应宽大一些,因为在这期间,双脚会有轻微肿胀的趋势。

应该选用布乳罩。合成纤维制作的乳罩会造成乳房的摩擦伤。不要用酒精涂乳头,因为酒精会使皮肤变得过分干燥,引起乳头裂伤,妨碍哺乳。

如果孕妇乳头扁平或下陷,到第 8 个月的时候,要开始做乳房按摩。将乳晕(乳头四周的深色部分)往上下左右的方向推压,每天 1~2 次,每次做数分钟。到第 9 个月时,要每天做促使乳腺畅通的按摩,将乳房用拇指食指扶住,轻轻推压,每次 1~2 分钟,每天坚持做,这种按摩能促使乳液的产生,并能使乳腺畅通。

怀孕后期,阴道分泌物增多,外阴部容易污染,所以要每天清洗以保持清洁。由于局部充血,皮肤黏膜特别容易受伤,所以洗澡时动作要轻缓,浴毕可使用爽身粉,保持身体舒适与清爽。在住院待产前,要事先洗好头,保持全身的清洁。怀孕后期,最好不要烫发。

为了弥补体型上的不足,应更加注意脸部的美容:头发要梳理得整齐美观,化妆要仔细、自然。头发要短一些,服贴一些,这样略显沉重的体型会显得轻松。可以把头发梳成一种使头显得小巧玲珑、完全露出脖子的发型。到了怀孕中期,身体日渐粗大,此时,质地太软、颜色灰暗、褶皱明显的衣料该避而远之。紧身的衣裙、粗毛绒衫或者肩缩领的衣服都不适宜,因为这些样式,穿了既别扭,又不雅观,愈加显得笨重。

应该露出脖子,夏天穿短袖或完全无袖的衣裙,会使人变得轻盈,惹人喜爱。

通过努力,孕妇会变得更加美丽可爱,身体更健康,精神更舒畅。这些会使腹内的胎儿处在一个安定、舒适的环境中,这对胎儿的发育大有好处;而且,这也是胎教的良好基础。

(二)父母与胎教

胎教一般针对母亲而言,而忽视了父亲的作用。专家指出,从某种意义上说,诞生聪明健康的小宝宝在很大程度上取决于父亲。孕妇的情绪对胎儿发育影响很大。妻子怀孕后,在精神、心理、生理、体力和体态上都将发生很大变化。如果孕妇在妊娠期情绪低落、高度不安,孩子出生后即使没有畸形,也会发生喂养困难、智力低下、个性怪癖、容易激动和活动过度等。所以,在胎教过程中,丈夫应倍加关爱妻子,让妻子多体会家庭的温暖,避免妻子产生愤怒、惊吓、恐惧、忧伤、焦虑等不良情绪,保持心情愉快,精力充沛。此外,丈夫应积极支持妻子为胎教而做的种种努力,主动参与胎教过程,陪同妻子一起和胎儿"玩耍",对胎儿讲故事,描述每天工作和收获,让胎儿熟悉父亲低沉而有力的声音,从而产生信赖感。另外,丈夫还应主动承担家务,搞好室内外卫生,防止感染疾病,戒烟忌酒,节制房事,协助妻子做好保健,避免感冒等。

第四节　孕早、中、晚期胎教的意义

一、孕早期——胎教的开始时期

(一)早孕反应对胎教的影响

早孕反应是正常的生理现象,怀孕3个月后会逐渐消失。在怀孕的前3个月,孕妇的生理反应,如恶心、呕吐、乏力、食欲不振等,往往影响孕妇的心情、情感与心理平衡,表现出烦躁、易怒或易激动、抱怨等情绪。此阶段是胎教的开始阶段,又是胚胎各器官分化的关键时期(胚胎在此阶段形成)。孕妇的情绪可以通过内分泌的改变影响胎儿的发育,孕妇在怀孕早期的不愉快心情,往往可以通过母子沟通的方式影响胚胎。因此,怀孕早期保持健康、愉快的心情是这一时期胎教的关键。

(二)胎教基本原则

胎教要从孕妇自我情绪调整和人为地对感官进行刺激两方面进行。其实,从怀孕之日起每个孕妇已经在自觉或不自觉地开始了胎教,这就是夫妇双方(尤其是孕妇)的情绪,对新生命的渴望,对饮食、起居的安排与调整。如果夫妇双方或孕妇对早孕反应过于敏感和紧张,往往会对怀孕早期的正常生理变化产生焦虑和不安,甚至反感和厌恶。这种情形不利于胚胎早期健康地形成,不利于胎儿的健康发育。

(三)胎教基本内容

主要是进行情绪调整,对胎儿进行感官良性刺激。除了孕妇的个人情绪调整以外,可以按照胎儿感觉机能发育的顺序,给予胎儿适当超前的良性感官刺激,是该时期胎教的另一个内容。怀孕3个月时,胎儿已具人形,对外界的压、触动作可以感应,孕妇可用轻柔的手法按摩下腹部,或在摇椅中轻轻摇动,通过羊水的震荡给予胎儿压、触觉的刺激,会促进胎儿神经系统的发育。但注意:切勿使用暴力或过于强烈的刺激。

二、孕中期——胎教的最佳时期

(一)利用第1次胎动

孕妇怀孕到第12～16孕周时,胎儿出现第一次胎动。此时,标志着胎儿的中枢神经系统已经分化完成;胎儿的听力、视力开始迅速发育,并逐渐对外界施加的压力、动作、声音做出相应的反应,尤其对母体的血液流动声、心音、肠蠕动声等更为熟悉。此时,胎儿对来自外界的声音、触动等单一刺激反应更为敏感。若借助胎儿神经系统飞速发展的阶段，给予胎儿各感觉器官适时、适量的良性刺激，就能促使其发育得更好，为出生后早期教育的延续奠定良好的基础。

（二）听觉训练

此阶段胎儿的听神经与听觉系统迅速发展，夫妇双方或孕妇可以很好地利用这一段时间，有意识地对胎儿进行相应的听觉训练，例如，可以给胎儿播放优美抒情的乐曲，把胎儿作为一个听众，对他聊天、讲故事、朗诵诗歌，进行有意义的对话等。这些方法都可以刺激胎儿的听觉发育，对孩子未来的听力很有帮助。为胎儿选择胎教音乐时，应避免高频率音乐对胎儿听力的影响。

（三）触觉与动作协调训练

此阶段神经系统发育迅速，胎儿对触觉与力量会很敏感。夫妇双方可对胎儿进行动觉、触觉训练，例如，轻轻拍打和抚摸腹部，与胎儿在宫内的活动相呼应、相配合，使胎儿对此有所感觉；按时触摸或按摩孕妇腹部，可以建立与胎儿的触摸沟通，通过胎儿反射性的躯体蠕动，促进其大脑功能的协调发育，尤其有助于孩子未来的动作灵活性与协调性。

三、孕晚期——胎教的巩固时期

怀孕晚期，孕妇常常动作笨拙、行动不便。许多孕妇因此而放弃孕晚期的胎教训练，这样不仅影响前期训练对胎儿的效果，而且影响孕妇的身体与生产准备。因此，孕妇在孕晚期最好不要轻易放弃自身的运动以及对胎儿的胎教训练。因为，适当的运动可以给胎儿躯体和前庭感觉系统自然的刺激，可以促进胎儿的运动平衡功能。为了巩固胎儿在孕早期、孕中期对各种刺激已形成的条件反射，孕晚期更应坚持各项胎教内容。孕晚期不建议继续进行抚摸胎教，因为频繁抚摸孕妇的腹部，容易刺激宫缩，引起早产。

胎教的方法很多，自始至终坚持胎教对夫妇双方或孕妇都不是件容易的事情。但每位计划要孩子的夫妇，都会为自己的孩子付出爱、耐心与时间。

胎教是胎儿期教育的方法，是正规教育的辅助方法，有理论依据与验证；孩子的聪明与智慧，与怀孕时的胎教有关。家长如认可并接纳胎教的理论、内容与方法，就可以尝试着去做。

第五节　胎教与智商的关系

智力发展包含着许多复杂的因素。智力以脑组织正常发育为物质基础。科学研究表明，大脑细胞分裂增殖主要是在胎儿期完成的，它有两个高峰期，第一个高峰期是怀孕的 2～3 个月，第二个高峰期是怀孕的 7～8 个月。如果在脑细胞分裂增殖的高峰期，适时地供给胎儿丰富的物质和精神营养，脑细胞的分裂便可趋于顶峰，为孩子具有高智商奠定了基础。首先要保证孩子的大脑完好，功能正常，再加上后天的教育，才会使孩子获得较高智力。因此，孕妇实施胎教，就必须处于一种良好的心理状态，注意营养，使胎儿的生长发育有一个良好的内外环境。胎教是有意识地对胎儿进行教育，在大脑形成期给予充分的营养和适当的信息诱导发育。大脑越发育大脑皮层的沟回相应地也越多，孩子也就越聪明。调查表明，受过胎教（包括音响胎教和运动胎教）的孩子比没有受过胎教的孩子，其智商和情商有明显的优势。

第六节 胎教中的问题

年轻父母出于对后代的责任感，比较关注胎教，愿意接受胎教、早教，但也容易出现操之过急、过度等情况。因此，实施胎教的时候要注意以下几方面：

一、科学的态度、正确的目的

胎教是为了使每个普通的孩子通过培训，心身发育更健康、更聪明，提高其综合素质水平。而不应像某些宣传误导的那样，是为了培养天才、神童。胎教的主要目的是让孩子的大脑、神经系统及各种感觉机能、运动机能的发展更健全完善，为出生后接受各种刺激、训练打好基础，使孩子对未来的自然与社会环境具有更强的适应能力。

二、必要的知识、冷静的头脑

现在社会上种类繁多的"方案"不断描述照此培养出的孩子如何"超常"、"早慧"，其中有些打着"科学"、"专家"旗号的"方案"在误导父母；有的指导思想是遗传决定论，有的明显违背儿童发展的自然过程，有的只是为了经济目的。因此，建议父母在准备怀孩子之前，应从正规的专业单位及渠道学习一些有关儿童发展方面的知识，包括孕期心理卫生、儿童心理与教育学及胎教、早教的有关常识，这可使家长善于识别和选择适合自己的方法。

三、适宜的程度、可靠的方法

目前为止，我国关于胎教失败的例子还极少见到，但有些情况也引起了有关专家的重视。无论哪种胎教方法，都有适宜的刺激方法和定时定量的问题。父母通过书报电视所了解的是一般的知识，具体实施胎教时还有些操作技术、技巧等问题，比如按摩胎教时的手法、按压的力度、所用的时间、胎儿的正常或异常反应等，还须在胎教专家、妇产科医生的指导下进行，以免发生意外。

总之，要有健康、聪明的孩子，需要进行适时适度的科学胎教。科学的胎教需要父母对胎教有正确的认识，学习相应的知识、技能，用科学的方法进行。科学的方法是：应按自然的发展规律，按胎儿的月龄及每个胎儿的发展水平做相应的胎教，做到不放弃施教的时机，也不过度人为干预。在自然和谐中有计划进行胎教，才可能获得希望的效果。

（傅晓艳）

参考文献

［1］　火忠礼，晓岩.苯及其同系物对职业女工生殖机能的影响［J］.中国妇幼保健，2004，19（4）：39-40

［2］　蒋汝刚，陈秀音.苯对作业女工月经及生殖机能影响的调查［J］.中国工业医学杂志，2005，18（4）：235-236

［3］　谢颖，唐明德.甲醛的生殖毒性［J］.工业卫生与职业病，2002，28（2）：118-120

［4］　Rubes J，Lowe X，Moore D，et al. Smoking cigarettes is associated with increased sperm disomy in leenage men. Fertil steril，1998，70：715-723

［5］　Vine MF. Smoking and male reproduction：a review. Int J Androl，1996，19：323-337

［6］　孙桂莲，李建云.化学性因素与优生［J］.医学理论与实践，2003，16（3）：249-251

［7］　牟素华.论环境因素与优生的关系［J］.湖北民族学院学报（医学版），2001，18（3）：25-28

［8］　刘风云，尹迎春，苏延友.环境因素与优生［J］.生物学通报，2004，39（7）：24-26

［9］　王谢桐，王玉.环境因素对胚胎发育各阶段的影响［J］.中国实用妇科与产科杂志，2003，19（12）：720-722

［10］　梁少联，郭晓玲，张练梅.流感病毒对早期妊娠胚胎影响的分析［J］.中国优生与遗传杂志，2004，12（1）：77

［11］　王鲜艳，姚英民，谢松敏.440例婴幼儿智力发展影响因素分析［J］.中国妇幼保健，2006，21：1351-1353

［12］　张帝开，罗燕.青春期妊娠与避孕［J］.实用妇产科杂志，2005，21（12）：716-718

［13］　任磊，杨方纬，谢风，等.屏障避孕法的研究进展［J］.现代医药卫生，2005，21（21）：2929-2930

［14］　张慰丰.优生学发展述评［J］.南京医科大学学报，2001，1（1）：54-58

［15］　王爱琴.遗传病流行病学的研究现状［J］.中华现代临床医学杂志，2003，1（1）：13-14

［16］　罗美瑜.我国出生缺陷的现状及干预［J］.海峡预防医学杂志，2006，12（5）：1-2

［17］　肖永义.优生优育［M］.第2版.重庆：重庆大学出版社，2005

［18］　李璞.医学遗传学［M］.北京：北京大学出版社，2003

［19］　乐杰.妇产科学［M］.第5版.北京：人民卫生出版社，2002

［20］　邹仲之，李继承.组织学与胚胎学［M］.第7版.北京：人民卫生出版社，2008

［21］　渠川琰.中国优生优育优教百科全书［M］：优生卷.广州：广东教育出版社，1999

［22］　许积德，顾菊美.优生优育［M］.上海：上海科学技术出版社，1999

［23］　黄民杰.胎教与优生［M］.第2版.福州：福建科学技术出版社，2006

［24］　朱爱娥.孕产妇饮食与营养手册［M］.长春：吉林科学技术出版社，2003

［25］　陈新，李竹.今日男性生殖健康［M］.上海：上海科学普及出版社，2004

［26］　沈樨芳，魏莎莉.生殖医学［M］.重庆：重庆大学出版社，2006

［27］　于爱莲，解瑞谦.实用生殖医学［M］.北京：中国协和医科大学出版社，2003

［28］ 姜乾金.医学心理学［M］.北京:人民卫生出版社,2005

［29］ 王临虹.生殖健康保健手册［M］.北京:中国协和医科大学出版社,2003

［30］ 史小林.人类生殖学［M］.北京:科学出版社,2002

［31］ 刘斌,高英茂.人体胚胎学［M］.北京:人民卫生出版社,1996

［32］ 张金萍,张雷家,寻玉风.中英对照计划生育优生优育词典［M］.北京:中国人口出版社,1999

［33］ 张丽华.医学遗传学基础［M］.北京:科学出版社,2003

［34］ 张学军.皮肤病学［M］.第5版.北京:人民卫生出版社,2001

［35］ 刘巧.性病诊疗手册［M］.北京:人民军医出版社,2005

［36］ 薛茜.大学生艾滋病知识读本［M］.北京:清华大学出版社,2006

［37］ 杨剑波.女性终身保健大全［M］.第2版.北京:中国医药科技出版社,1998

［38］ 谢体泉,孔丽.好父母从头来［M］.北京:气象出版社,2003

［39］ 张金萍.人体形态学［M］.杭州:浙江大学出版社,2012

［40］ 杨冬,石一复.小儿和青春期妇科学［M］.北京:人民卫生出版社,2003

［41］ 苏君玉,李炜光.胎教指南［M］.哈尔滨:黑龙江科学技术出版社,2007

［42］ 曲莉莉.胎教与优生［M］.长春:北方妇女儿童出版社,2007

［43］ 吴凌云.科学胎教宝宝更聪明［M］.北京:人民军医出版社,2006

［44］ 中华人民共和国卫生部.中国出生缺陷防治报告(2012).2012

图书在版编目(CIP)数据

生殖健康与优生/张金萍,张雷家主编. —杭州:浙江
大学出版社,2013.9(2024.8 重印)

ISBN 978-7-308-11902-3

Ⅰ.①生… Ⅱ.①张… ②张… Ⅲ.①生殖医学—教材
②优生优育—教材 Ⅳ.①R339.2②R169.1

中国版本图书馆 CIP 数据核字（2013）第 170928 号

生殖健康与优生

张金萍　　张雷家　　主编

责任编辑	阮海潮（ruanhc@zju.edu.cn）	
封面设计	林智广告	
出版发行	浙江大学出版社	
	（杭州市天目山路 148 号　邮政编码 310007）	
	（网址：http://www.zjupress.com）	
排　　版	杭州林智广告有限公司	
印　　刷	广东虎彩云印刷有限公司绍兴分公司	
开　　本	787mm×1092mm　1/16	
印　　张	10.75	
字　　数	282 千	
版 印 次	2013 年 9 月第 1 版　2024 年 8 月第 6 次印刷	
书　　号	ISBN 978-7-308-11902-3	
定　　价	23.00 元	